组织编写　南京中医药大学
参与编写　中国自然资源学会中药及天然药物资源专业委员会
江苏省高等学校科学技术协会

江苏中药资源与产业发展报告

顾　问　乔学斌

主　编　杨　烨　段金廒

副主编　严　辉　徐爱军　王小丁　喻小勇

编　委（按姓氏拼音排序）

戴仕林　郭　盛　胡　杨　李思蒙　刘　睿
刘圣金　牛　浩　濮春娟　瞿　城　宿树兰
田　方　王法琴　吴啟南　尹利民　张海波
周　虎　邹立思

秘　书　王祥磊　董　宇

人民卫生出版社
·北　京·

图书在版编目（CIP）数据

江苏中药资源与产业发展报告 / 杨烨，段金廒主编．北京 ：人民卫生出版社，2025．9．-- ISBN 978-7-117-38567-1

Ⅰ．R282 ；F426．77

中国国家版本馆 CIP 数据核字第 2025CE3659 号

人卫智网	**www.ipmph.com**	**医学教育、学术、考试、健康，购书智慧智能综合服务平台**
人卫官网	**www.pmph.com**	**人卫官方资讯发布平台**

江苏中药资源与产业发展报告

Jiangsu Zhongyaoziyuan yu Chanyefazhan Baogao

主　　编：杨　烨　段金廒
出版发行：人民卫生出版社（中继线 010-59780011）
地　　址：北京市朝阳区潘家园南里 19 号
邮　　编：100021
E - mail：pmph @ pmph.com
购书热线：010-59787592　010-59787584　010-65264830
印　　刷：北京盛通印刷股份有限公司
经　　销：新华书店
开　　本：787 × 1092　1/16　　**印张：**14
字　　数：289 千字
版　　次：2025 年 9 月第 1 版
印　　次：2025 年 10 月第 1 次印刷
标准书号：ISBN 978-7-117-38567-1
定　　价：79.00 元

打击盗版举报电话：010-59787491　E-mail：WQ @ pmph.com
质量问题联系电话：010-59787234　E-mail：zhiliang @ pmph.com
数字融合服务电话：4001118166　E-mail：zengzhi @ pmph.com

前　言

我国高度重视中药资源保护与产业发展工作，为摸清我国中药资源的本底情况，中华人民共和国成立后，国家开展了四次全国范围的中药资源普查。作为中国经济发达、文化底蕴深厚的省份，江苏以其丰富的中药资源与蓬勃发展的中药产业，为中医药传承创新发展奠定了重要的资源基础。2014—2022 年，在国家中医药管理局和江苏省中医药管理局的领导和支持下，由南京中医药大学牵头组织，对全省 96 个县级行政区划单位开展了中药资源普查工作，全面摸清了江苏省中药资源家底。面对新时代的新要求，如何更好地挖掘和利用江苏丰富的中药资源，推动中药产业的高质量发展，成为摆在我们面前的一项紧迫任务。为此编纂《江苏中药资源与产业发展报告》，通过系统梳理江苏中药资源的现状，深入分析中药产业的发展趋势，提出针对性的策略与建议，为江苏乃至全国的中医药事业发展提供有益的参考。

江苏地处长江中下游平原，气候温和，雨量充沛，土壤肥沃，为中药材的生长提供了得天独厚的自然条件。第四次全国中药资源普查结果显示，江苏省共发现植物药、动物药和矿物药中药资源种类达 2 289 种。其中，不乏如茅苍术、苏薄荷、苏芡实等道地药材，以及具有独特生态价值和巨大经济潜力的水生、耐盐药用植物资源。这些资源的合理开发与利用，不仅有助于丰富中医药的临床应用，还能为地方经济的可持续发展贡献力量。

本报告进一步探讨了江苏中药资源的价值挖掘与利用途径，通过构建中药资源动态监测体系，实现对中药材生产全过程的溯源，确保中药材的质量与安全。同时，针对江苏代表性水生、耐盐药用植物资源品种，本报告提出了具体的发展建议，通过科技创新和生态种植等方式，提升中药材的产量与品质，满足日益增长的市场需求。

中药产业作为中医药事业的重要组成部分，其发展水平直接关系到中医药的传承与创新。近年来，江苏中药产业在产业结构优化、产品研发创新、市场拓展等方面取得了显著进展。本报告从中药产业结构与格局、主要产品与服务内容、市场规模与研发创新等多个维度，对江苏中药产业的发展现状进行了全面剖析。通过选取盐城市射阳县洋马镇菊花产业、南京同仁堂（全称为“南京同仁堂药业有限责任公司”）、连云港康缘药业（全称为“江苏康缘药业股份有限公司”）、孟河中医药特色小镇和泰州中国医药城等多个具有代表性的案例，深入剖析了它们在江苏中药产业发展中的成功经验与启示，系统指出了江苏中药产业面临的机遇与挑战，并提出策略与建议，为未来的发展提供了清晰的思路。

政策法规是保障中医药事业健康发展的基石。本报告在政策法规篇中，对江苏中药材资源可持续利用、中药饮片管理以及医疗机构中药制剂配制调剂等方面的政策法规进行了系统梳理与分析，并提出了针对性的完善建议，旨在通过建立健全的政策法规体系，为中药产业的规范发展提供有力保障。在中药材资源可持续利用方面，强调了生态经济学评价的重要性，提出了加强资源保护与可持续利用的政策建议；在中药饮片管理方面，建议加强社会共治，提升中药饮片的质量与安全水平；在医疗机构中药制剂配制调剂方面，提出了完善管理制度、加强监管力度等对策建议，旨在促进医疗机构中药制剂的合理使用与规范发展。

本书顾问为乔学斌。由王小丁牵头编写第一篇；严辉牵头编写第二篇；徐爱军牵头编写第三篇；喻小勇牵头编写第四篇。全书由杨烨、段金廒统筹定稿，编写过程中参阅了相关专家、学者的研究成果，得到了中国自然资源学会中药及天然药物资源专业委员会、江苏省高等学校科学技术协会的支持与指导，在此一并表示衷心感谢！书中可能存在疏漏与不足，敬请读者以及专家学者批评指正。

主编
2025 年 3 月

目　录

第一篇　新时代江苏中医药高质量发展的科学指引

第二篇　江苏中药资源篇

第三篇　产业经济篇

第四篇　政策法规篇

第一篇

新时代江苏中医药高质量发展的科学指引

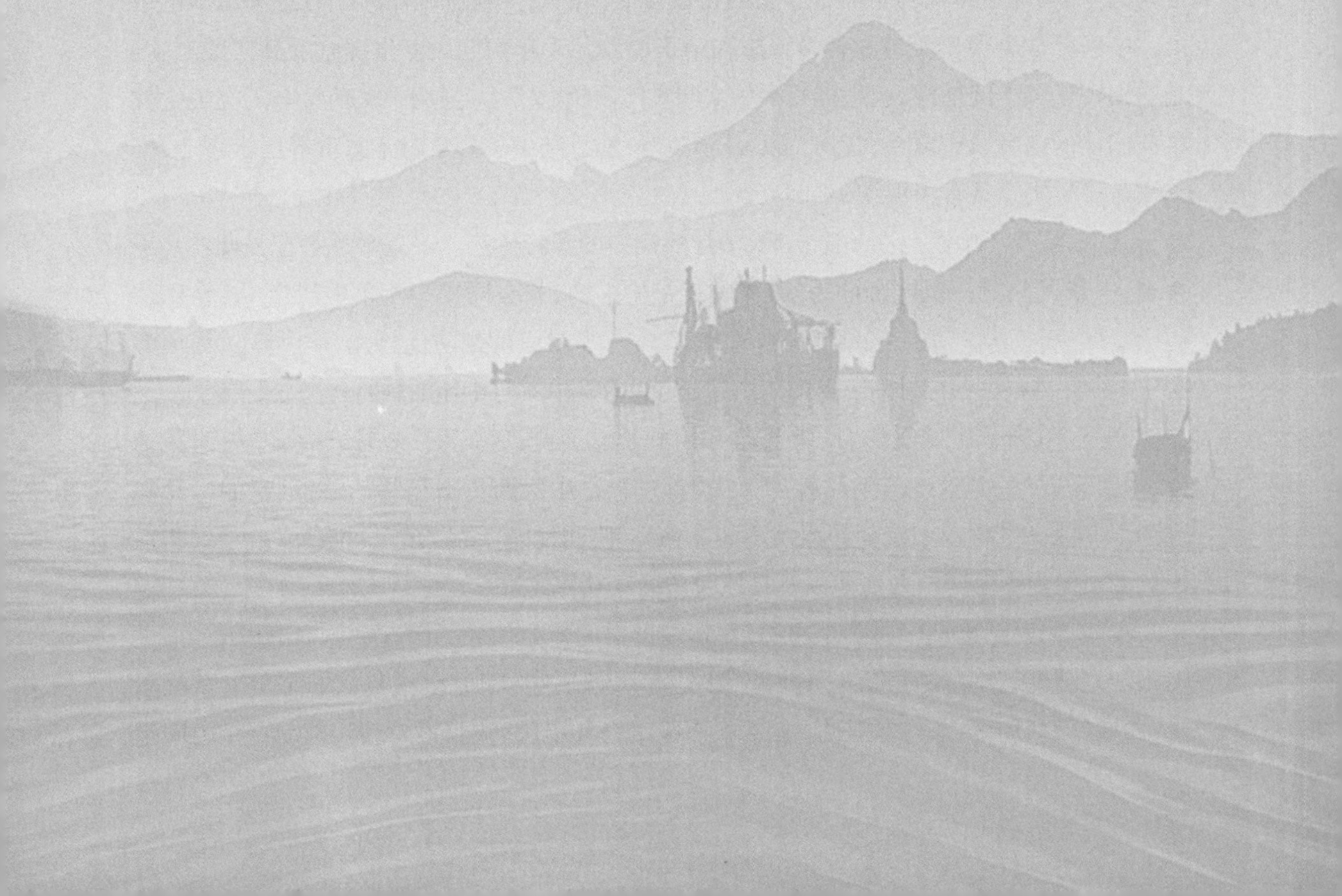

习近平总书记关于中医药工作的重要论述同中医药高质量发展是一个具有密切联系的重大论题，这一重要论述赋能江苏中医药高质量发展具有高度的现实性和可行性。新时代新征程，江苏深入学习贯彻习近平总书记关于中医药工作的重要论述，全面强化中医药科技创新和文化知识普及，努力将中医药各项宝贵资源有机融入经济社会发展之中，从而为构建中医药自主知识体系、推进中医药现代化、实现中医药高质量发展提供了有力支撑。在习近平总书记关于中医药重要论述的正确指引下，江苏中医药正面临前所未有的大好机遇。新时代推动江苏中医药高质量发展，必须全面贯彻落实习近平总书记关于中医药的重要论述，创造有利条件促使中医药资源优势更好地转变为高质量发展优势，在守正创新中赓续江苏发展文脉。

一、习近平总书记关于中医药重要论述的内涵意蕴

党的十八大以来，习近平总书记从国家强盛、民族复兴、人民健康的战略高度重视中医药传承创新发展，围绕中医药学、中西医结合、中西药并用、中医药事业、中医药产业、中医药现代化、中医药国际交流与合作等方面，提出了一系列新思想、新观点、新论断。习近平总书记关于中医药工作的重要论述深刻回答了“什么是中医药”“为什么要振兴发展中医药”“当前中医药发展面临什么样的挑战”“新时代新征程如何振兴发展中医药”等重大课题，为推动中医药实现高质量发展提供了根本遵循和科学指南。

其一，明确了中医药学在中华文明传承发展中的重要地位和作用。习近平总书记指出：“中医药学凝聚着深邃的哲学智慧和中华民族几千年的健康养生理念及其实践经验，是中国古代科学的瑰宝，也是打开中华文明宝库的钥匙。”[1]强调中医药学与人类卫生健康共同体的内在紧密联系，指出“深入研究和科学总结中医药学对丰富世界医学事业、推进生命科学研究具有积极意义”[1]。

其二，明确了中医药在预防疾病、治疗疾病中的独特优势。习近平总书记强调：“几千年来，中华民族能一次次转危为安，靠的就是中医药，并在同疫病斗争中产生了《伤寒杂病论》《温病条辨》《温热论》等经典著作。”[2]其所具有的预防优势、治疗优势、“简便廉验”优势日益彰显，并共同构成了中医药在防病治病中无与伦比的独特优势。

其三，明确了中西医结合、中西药并用的理念原则。习近平总书记指出“中西医结合、中西药并用，是这次疫情防控的一大特点，也是中医药传承精华、守正创新的生动实践”[2]，并强调“推动中医药和西医药相互补充、协调发展”[3]。可见，推动实现中医药现代化必须促使中医药与西医药以及其他医药体系互促共进。

其四，明确了推动中医药走出国门、走向世界的使命任务。习近平总书记指出“推进中医药现代化，推动中医药走向世界，切实把中医药这一祖先留给我们的宝贵财富继承好、发展好、利用好”[4]，并强调“促进中西医结合及中医药在海外发展，推动更多中国生

产的医药产品进入国际市场”[5]。如今，中医药已经成为中国推动构建人类卫生健康共同体的重要支撑。

二、习近平总书记关于中医药重要论述的价值意义

习近平总书记关于中医药工作的重要论述既有满足人民美好生活需要、加快建设健康中国和平安中国的战略深意，又有探索治愈人类疾病、推动构建人类卫生健康共同体的实践新意。

其一，这一重要论述继承并创新了毛泽东、邓小平、江泽民、胡锦涛关于中医药的发展思想，其实现理论创新的过程深刻展现了中国共产党中医药思想既一脉相承又与时俱进的显著特征。

其二，这一重要论述是对传统中医药理论作出的原创性贡献，为我国成功推进和拓展中医药现代化提供了根本遵循，为加快中医药产业化、数字化、国际化转型步伐指明了前进方向。

其三，这一重要论述为增强中医药文化软实力注入了强大动力，为强化中医药文化知识普及、构建中医药自主知识体系、推动实现高水平中医药科技自立自强提供了智力支持。

其四，这一重要论述为加快建设健康中国、推动构建人类卫生健康共同体描绘了新图景，为加强完善疾病治疗与预防、不断满足世界各国人民日益增长的健康需求带来了新福音。

三、习近平总书记关于中医药重要论述的江苏实践

作为中医药宝库中的瑰宝，江苏中医药具有独特的发展优势。新时代以来，江苏注重因地制宜培育和发展新质生产力，积极推动中医药高质量发展，不断加快本省中医药产业化、数字化、国际化转型步伐。经过长期努力，江苏中医药相关政策文件体系优化，中医药教育教学改革创新取得了良好成效，中医药科技研发能力和发展水平进一步提高，中医药专业型人才自主培养质量和数量不断攀升，中医药临床诊疗能力和综合服务能力持续增强，中药制药企业和“中医药+”特色产业呈现蓬勃发展态势，中医药文化认同全面增强、对外交流与合作日益密切。

（一）政策出台和实施

中医药的振兴发展离不开党和国家的政策支持，加快建设中医药强省同样需要加大政策支持力度。江苏立足本省省情陆续出台相关政策文件，全力支持中医药传承创新发

展。2017 年出台《江苏省中医药发展战略规划(2016—2030 年)》,2018 年出台《江苏省中医药事业高质量发展行动计划(2019—2022 年)》,2020 年出台《江苏省中医药条例》《医疗保障支持促进中医药发展的若干措施》《关于促进中医药传承创新发展的实施意见》,2021 年出台《江苏省"十四五"中医药发展规划》,2022 年出台《江苏省中医药事业发展专项资金管理办法》,2023 年出台《江苏省推动中医药振兴发展重大工程实施方案》,2024 年出台《江苏省改善中医药服务行动实施方案(2023—2025 年)》。以上这些政策文件为促进江苏中医药发展提供了重要遵循,指明了前进方向,贡献了智慧力量,注入了强劲动能。此外,省内一些城市陆续推出促进中医药发展的行动计划或实施方案,如 2024 年出台了《苏州市促进中医药振兴发展三年行动计划(2024—2026 年)》《镇江市改善中医药服务行动实施方案(2023—2025 年)》《常州市推动中医药振兴发展重大工程实施方案》《太仓市中医药高质量发展三年提升行动方案(2024—2026 年)》《昆山市促进中医药振兴发展三年行动计划(2024—2026 年)》,2025 年出台了《连云港市中医药发展三年行动方案(2025—2027)》。以上这些政策文件聚焦服务江苏中医药高质量发展大局,牢牢立足本市市情,既符合时代特征,也契合中医药发展需求。

(二) 教育改革创新

中医药的振兴发展离不开教育这个基础性工程,加快建设中医药强省同样需要深化教育改革创新。江苏作为中医药大省,中医药文化底蕴深厚,中医药教育教学资源丰富,中医药师资力量雄厚。南京中医药大学为新中国高等中医药教育培养输送了第一批师资、编撰了第一套教材、制订了第一版教学大纲,被誉为"中国高等中医教育的摇篮"。2017 年,南京中医药大学入选首批"双一流"建设高校名单。2022 年,南京中医药大学再次入选"双一流"建设高校名单。南京中医药大学的中药学学科连续两次被列为"双一流"建设学科,意味着江苏的中药学学科经过长期积淀开始迈入高质量发展新阶段。此外,南京中医药大学中医、中西医结合学科是省优势学科建设单位,从理论与实践相结合上探索推动中医药与西医药以及其他医药体系互促共进具有诸多便利条件。当前,江苏省内中医药院校紧密结合学生学情,积极探索教育教学改革创新,注重将习近平总书记关于中医工作的重要论述融入中医药院校思想政治理论课教学,推动中医药文化进校园、进讲堂、进课本,推动中医药教育、科技、人才一体化融合发展,创造有利条件促使中医药学自主知识体系入脑、入心、入行,引导医学生在学懂弄通做实上下功夫。

(三) 科技自立自强

中医药的振兴发展离不开科技这个关键性引擎,加快建设中医药强省同样需要激发科技创新活力。江苏深入推进高水平科技自立自强,充分运用现代科技激活传统中医药的文明力量,坚持独立自主推进科技强省建设,不断加快中医药科技成果向现实生产力转化，在高质量推进中医药现代化中走在前、做示范。新质生产力条件下，高质量发展成为首要任务。其中，科技创新已经成为高质量发展的强大引擎。江苏举全省之力打造科技创新发展高地，因地制宜发挥比较优势，充分激活资金、人才、技术、数据、市场等要素潜能，积极推动中医药关键技术瓶颈突破及其产业化应用。南京中医药大学段金廒教授主持的“中药资源产业化过程循环利用模式与适宜技术体系创建及其推广应用”项目、“经典方剂类方研究模式与中药配伍禁忌规律性发现的关键技术及应用”项目，分别荣获2018年度国家科学技术进步奖二等奖、2023年度国家科学技术进步奖二等奖。如今，江苏中医药领域高水平科技的创新创造正在不断涌现，一系列拥有完全自主知识产权的医药技术成果逐渐应用在医疗卫生服务行业，有着显著治疗成效的中医药健康产品及特色服务正在惠及8 500万江苏人。

（四）人才自主培养

中医药的振兴发展离不开人才这个重要蓄水池，加快建设中医药强省同样需要发挥人才支撑作用。江苏始终坚持教育优先发展，牢固树立“人才是第一资源”理念，充分发挥教育作为人才“蓄水池”的重要作用，始终坚持独立自主培养科技人才，注重培养和选拔“又红又专”的优秀人才，努力造就中医药高层次拔尖创新人才，从而以源源不断的人才供给有效激活中医药现代化的“内驱力”。“两个大局”背景下，科技自主创新同人才自主培养日益紧密联系，破解“卡脖子”技术难题的关键在于一流人才，尤其是要注重自主培养“高精尖缺”人才。作为中医药大省，江苏省拥有国医大师6人、院士1人、全国名中医4人、省名中医534人、岐黄学者8人。南京中医药大学、中国药科大学、南京医科大学等江苏高校聚焦中医药人才自主培养，通过深化本硕博教育教学改革不断提升人才培养质量，多年来为中医药行业输送了大量的专业型人才，这些宝贵的人才资源构成了江苏作为中医药大省的基础性、战略性支撑。

（五）服务直达基层

中医药的振兴发展离不开便捷的医疗服务体系，加快建设中医药强省同样需要提升医疗服务能力。江苏始终坚持人民至上、生命至上，注重发挥中医药在医疗服务体系中的兜底保障作用，不断强化药品安全治理，牢牢维护人民健康权益。当前，江苏13市的常住人口已经突破8 500万。迈向高质量发展新征程，江苏中医药发展的主要矛盾已经转化为江苏人民日益增长的健康生活需要和江苏中医药不平衡不充分的发展之间的矛盾。推动实现共享发展，建立健全江苏优质中医药服务资源直达基层的长效机制，以中医药健康产品及服务的充足供给不断满足人民有效需求，已经成为当务之急。鉴于此，江苏全面落实中医药惠民服务，更加注重织密织牢基层中医药服务网络。三级综合医院100%建有中医科，全国综合医院中医药工作示范单位有36个。[8]“十三五”期间，覆盖全省城乡的中医药服务体系日益健全，中医医疗机构增至2 689个，中医床位增至68 988张，分别较“十二五”末增长101%、47%。[8]以上这些“大数据”改善了基础医疗设施条件，强化了江苏基层中医药服务体系的保障能力。

（六）产业转型升级

中医药的振兴发展离不开产业结构的优化调整，加快建设中医药强省同样需要推动产业转型升级。江苏积极打造现代中医药产业集群，通过综合运用市场和政府两种资源配置方式，统筹好、协调好、处理好有效市场和有为政府的关系，打通“产学研用”全链条，鼓励、支持和帮扶中医药企业发展壮大，推动中医药资源优势更好转化为中医药产业发展优势。“江苏中药产业在国内总体处于第一梯队，在三方面取得了重大成就：一是中药创新成果显著，获批上市新药数量仅次于北京，居全国第二；二是培育了不少中药大品种；三是以江阴天江药业为代表的江苏药企，在中药配方颗粒领域领跑全国。”[6]经过长期努力，江苏培育了一批具有代表性的先进制药企业。比如，南京培育了先声药业、圣和药业、金陵药业等制药企业，泰州培育了扬子江药业、济川药业、华尔康药业等制药企业，连云港“培育了恒瑞医药、正大天晴、豪森药业、康缘药业等一批行业领跑者”[7]，扬州培育了联环药业、奥锐特药业等制药企业，镇江培育了天晟药业、吉贝尔药业等制药企业……以上这些制药企业比学赶超、争创一流，在合作中竞争，在竞争中合作，从而共同推动了江苏中医药产业的繁荣发展。此外，“中医药 + 餐食”“中医药 + 茶饮”“中医药 + 服饰”等日常生活消费模式逐渐兴起。这些新兴特色中医药产业培育出了新的消费增长点，释放出了经济发展新动能，进一步推动了产业结构的优化和转型升级，并切实增强了人们对中医食疗文化和养生文化的认同。

（七）文化交流传播

中医药的振兴发展离不开文化传播与文明交流，加快建设中医药强省同样需要加强文化交流合作。江苏是习近平总书记关于“中医药学是中国古代科学的瑰宝，也是打开中华文明宝库的钥匙”[8]这一重大论断的首次提出地和积极践行者，新征程上继续写好江苏中医药创新发展新篇章是时代赋予的使命。南京中医药大学努力打造中医药文化研究高地，通过设立习近平中医药重要论述研究中心，成立中医药文献研究院、中医文化研究院，着力推动新时代党的创新理论进教材、进课堂、进头脑。依托江苏省习近平新时代中国特色社会主义思想研究中心南京中医药大学理论研究基地，持续深化思想政治理论研究，讲好新时代党的创新理论的道理学理哲理，不断促进科研和教育教学质量提升。举办“马克思主义视域下中医药文化与中华文明”学术论坛，学习领会习近平总书记关于“中医药学是打开中华文明宝库的钥匙”的重大论断，从理论与实践相结合、历史与现实相贯通、国内与国际相联动的复合维度深入研讨中医药文化与中华文明的内在统一关系，推进“第二个结合”的理论意蕴与实践要求研究。如今，习近平总书记关于中医药工作的重要论述已经在江苏大地成功转化为中医药高质量发展的生动实践。在对外交流与合作中，江苏中医药的国际知名度和品牌影响力不断提升。针灸、刮痧、拔罐、推拿等中医特色疗法享誉海外，备受国际友人青睐。2018 年，江苏还分别与美国、法国、葡萄牙、荷兰、日本、马来西亚、澳大利亚、罗马尼亚、泰国、柬埔寨等数十个国家和地区开展了中医药交流与合作，进一步提升了江苏中医药的国际影响力。此外，江苏还积极参与“一带一路”建设，同相关国家和地区就中医药领域加强交流合作。“一带一路”中医药文化国际传播与认同持续推进，“一带一路”中医药企业、产品及服务贸易蓬勃发展。值得一提的是，数字化传播平台建设步伐加快，数字技术的进步极大地拓展了江苏中医药文化的传播途径，从而切实增强了江苏中医药文化自信与软实力。

参考文献

[1] 杜尚泽, 李景卫. 习近平出席皇家墨尔本理工大学中医孔子学院授牌仪式 [N]. 人民日报, 2010-06-21 (001).

[2] 中共中央党史和文献研究院. 习近平关于统筹疫情防控和经济社会发展重要论述选编 [M]. 北京: 中央文献出版社, 2020.

[3] 习近平. 习近平谈治国理政: 第二卷 [M]. 北京: 外文出版社, 2017.

[4] 习近平. 习近平致中国中医科学院成立 60 周年贺信 [N]. 人民日报, 2015-12-23 (001).

[5] 杜尚泽. 习近平会见世界卫生组织总干事陈冯富珍 [N]. 人民日报, 2013-08-21 (001).

[6] 樊骏. 市场前景广阔 政策暖风呵护 企业领跑全国 江苏中药产业渐入佳境 [N]. 江苏经济报, 2022-11-25 (A02).

[7] 张东梅. 连云港多措并举推进医药产业快速发展 [N]. 江苏经济报, 2021-12-17 (B01).

[8] 习近平. 习近平书信选集: 第一卷 [M]. 北京: 中央文献出版社, 2022.

第二篇

江苏中药资源篇

第一章
江苏中药资源现状

一、江苏中药资源普查工作简介

江苏省第四次中药资源普查工作是在国家中医药管理局的统一部署下，在以黄璐琦院士牵头领导的全国资源普查技术专家组的帮助支持下，在江苏省委、省政府领导担任组长的江苏省中药资源普查领导小组的统筹领导下，在依托江苏省中医药管理局设立的、由局长亲任主任的江苏省中药资源普查办公室的直接领导下，在项目牵头单位南京中医药大学的组织协调和有力推动下启动实施的。项目经过普查试点和全面普查两个阶段，整体工作历时近十年，前后投入 20 余支普查大队、数百余名普查专业骨干，动员参加人员千余人，共开展四批次工作，实现了对全省 96 个县级行政区划单位中药资源的全域调查。

江苏省第四次中药资源普查首批试点工作依托于国家中医药公益性行业专项“我国水生、耐盐中药资源的合理利用研究”启动。该项目由南京中医药大学段金廒教授与吴啟南教授牵头，联合辽宁、山东、浙江、福建、广东五省共计二十余所高校、科研院所开展的沿海六省 109 个县(市、区)中药资源调查工作。2014 年，江苏省由南京中医药大学牵头，联合江苏省中国科学院植物研究所、江苏省海洋水产研究所、中国药科大学、南京农业大学、江苏省中医药研究院启动首批 20 个县(市、区)的中药资源普查试点工作，该项工作于 2018 年 7 月 31 日顺利通过国家验收。

2017 年，江苏省中医药管理局以公共卫生专项方式，支持南京中医药大学作为项目牵头单位联合省内科研院所和高校启动了江苏省第二批 16 个县(市、区)的中药资源普查工作，并于 2020 年 1 月 14 日顺利通过国家验收。

2018 年和 2019 年，江苏先后启动了第三批、第四批各 30 个县(市、区)的中药资源普查工作。2022 年 9 月 25 日，江苏后两批共 60 个县(市、区)的普查工作全部顺利通过国家验收。

至此，通过采用科研专项支持的形式，经过分阶段、分批次普查工作任务的落实，实现了对江苏省辖区内所有县(市、区)的中药资源调查全覆盖(表 2-1-1)。

表 2-1-1　江苏省中药资源普查工作分批次部署及实施表

批次部署	实施时间	普查县(市、区)/个	普查县(市、区)
第一批	2014—2017 年	20	句容市、高淳区、大丰区、宝应县、江宁区、溧水区、铜山区、连云区、泗洪县、洪泽区、东台市、射阳县、盱眙县、浦口区、兴化市、宜兴市、吴中区、溧阳市、海门区、启东市
第二批	2017—2018 年	16	金坛区、常熟市、丹徒区、滨海县、海安市、新沂市、赣榆区、东海县、金湖县、泗阳县、高邮市、淮安区、邳州市、六合区、沭阳县、丰县
第三批	2018—2019 年	30	栖霞区、玄武区、滨湖区、锡山区、睢宁县、沛县、贾汪区、武进区、新北区、太仓市、如东县、如皋市、灌云县、灌南县、淮阴区、涟水县、阜宁县、响水县、建湖县、盐都区、亭湖区、仪征市、润州区、丹阳市、姜堰区、海陵区、靖江市、泰兴市、宿城区、宿豫区
第四批	2019—2020 年	30	秦淮区、建邺区、南京市鼓楼区、雨花台区、惠山区、梁溪区、新吴区、江阴市、徐州市鼓楼区、云龙区、泉山区、天宁区、钟楼区、虎丘区、相城区、姑苏区、吴江区、张家港市、昆山市、崇川区、港闸区、通州区、海州区、清江浦区、广陵区、邗江区、江都区、京口区、扬中市、高港区

二、江苏中药资源种类介绍

江苏省第四次中药资源普查结果显示，药用植物资源种类共 1 822 种，分布涉及 192 科、850 属，其中水生药用植物 220 种，耐盐药用植物 116 种；药用动物资源 401 种；药用矿物资源 66 种。与第三次资源普查的 1 384 种相比种类显著增加。

（一）植物类中药资源

江苏省药用植物有 1 822 种。其中藻类、菌类、地衣类低等植物，有 13 种，分属 7 科、10 属；苔藓类、蕨类、种子植物类高等植物，有 1 809 种，分属 189 科、839 属。

种子植物药用种类有 1 734 种，分属 166 科、798 属，见表 2-1-2。裸子药用植物 89% 的种类集中于针叶树种，最主要的为柏科，有 9 属、13 种，其次为松科，有 3 属、9 种，卷柏科和红豆杉科各有 5 种。被子植物各科含有的药用种类最多的达 167 种，最少者仅含 1 种，含 10 种以上的有 45 科，排在前 10 位的科见表 2-1-3。

江苏省境内海岸线长，是我国海岸滩涂资源较为丰富的省份，且湖泊众多，水网纵横，水生、耐盐药用植物资源较为丰富。该类药用植物资源也是江苏极富地域生态特点的优势药材资源。据调查，江苏省共有水生药用植物 220 种，耐盐药用植物 116 种，其中不乏一些常用、重要的中药资源品种。资源储量大且具有一定优势的特色水生药用植物资源主要有芡实、莲、黑三棱、香蒲、泽泻、灯心草、芦苇等；耐盐药用植物资源主要有菊花、蒲公英、益母草、罗布麻、牛皮消、浙贝母、栝楼、延胡索、珊瑚菜、枸杞等。这些特色药用资源的产业布局可在江苏区域农业产业结构调整及乡村振兴中发挥重要作用。

表 2-1-2　药用苔藓类、蕨类、种子植物分类统计结果

类别	科数	属数	种数
苔藓植物门	4	5	5
蕨类植物门	19	38	70
裸子植物亚门	7	19	36
被子植物亚门	159	778	1 698
双子叶植物	128	622	1 403
单子叶植物	31	156	295

表 2-1-3　药用被子植物大科种类统计结果

科名	属数	种数
菊科	78	167
豆科	50	114
蔷薇科	23	98
禾本科	60	91
唇形科	31	77
莎草科	11	41
蓼科	8	40
十字花科	18	36
毛茛科	11	36
伞形科	25	35

（二）动物类中药资源

动物药是我国传统中医药的重要组成部分，我国对药用动物的研究和利用已有几千年的历史。江苏省地处华东，海洋及淡水资源丰富，南部丘陵山区植被丰富，为野生动物的栖息及养殖提供了基础。第四次全国中药资源普查结果显示，江苏省共发现药用动物资源 401 种，分属 8 门、26 纲、218 科、328 属，其中多孔动物门 1 种，刺胞动物门 3 种，环节动物门 8 种，星虫动物门 1 种，软体动物门 64 种，节肢动物门 93 种，棘皮动物门 14 种，脊索动物门 217 种，其中鱼纲 93 种、两栖纲 14 种、爬行纲 30 种、鸟纲 50 种、哺乳纲 30 种。江苏省常用动物药材信息见表 2-1-4。

表 2-1-4 江苏省常用动物药材

序号	药材名	原动物	品种拉丁学名	药用部位	功效	产地
1	九香虫	九香虫	*Coridius chinensis* Dallas	全体	理气止痛，温中助阳	宜兴、溧阳
2	土鳖虫	地鳖	*Eupolyphaga sinensis* Walker.	全体	破血逐瘀，续筋接骨	常州、镇江
3	五倍子	五倍子蚜	*Melaphis chinensis*（Bell）Baker	虫瘿	敛肺降火，涩肠止泻，敛汗，止血，收涩敛疮	镇江市丹徒区
4	瓦楞子	毛蚶 泥蚶 魁蚶	*Scapharca kagoshimensis*（Tokunaga） *Tegillarca granosa*（Linnaeus） *Scapharca broughtonii* Schrenck	贝壳	消痰化瘀，软坚散结，制酸止痛	连云港、盐城、南通
5	牛黄	牛	*Bos taurus domesticus* Gmelin	胆结石	清心豁痰，开窍凉肝，息风解毒	徐州
6	乌梢蛇	乌梢蛇	*Zaocys dhumnades* Cantor	全体	祛风，通络，止痉	泰兴
7	水牛角	水牛	*Bubalus bubalis* Linnaeus	角	化瘀止血，收涩止痢	江苏各地
8	水蛭	蚂蟥 水蛭 柳叶蚂蟥	*Whitmania Pigra* Whitman *Hirudo nipponica* Whitman *Whitmania acranutata* Whitman	全体	破血，逐瘀，通经	南京、扬州、南通、宿迁
9	石决明	杂色鲍 皱纹盘鲍	*Haliotis diversicolor* Reeve *Haliotis discus hannai* Ino	贝壳	平肝潜阳，除热，明目	南通、盐城、连云港
10	地龙	通俗环毛蚓 威廉环毛蚓 栉盲环毛蚓	*Pheretima vulgaris* Chen *Pheretima guillelmi*（Michaelsen） *Pheretima pectinifera* Michaelsen	全体	清热定惊，通络平喘，利尿	徐州、南通
11	虫白蜡	白蜡虫	*Ericerus pela*（Chavannes）Guerin 的雄虫群栖于木犀科植物白蜡树 *Fraxinus chinensis* Roxb.、女贞 *Ligustrum lucidum* Ait. 或女贞属他种植物枝干上分泌的蜡	蜡经精制而成	止血生肌。作为赋形剂，制丸、片的润滑剂	江苏各地
12	血余炭	人	*Homo sapiens* Linnaeus	人发制成的炭化物	收敛止血，化瘀，利尿	江苏各地

续表

序号	药材名	原动物	品种拉丁学名	药用部位	功效	产地
13	全蝎	东亚钳蝎	*Buthus martensii* Karsch	全体	息风镇痉，通络止痛，攻毒散结	邳州
14	牡蛎	近江牡蛎 大连湾牡蛎 长牡蛎	*Crassostrea ariakensis*（Wakiya） *Crassostrea talienwhanensis*（Crosse） *Crassostrea gigas*（Thunberg）	贝壳	重镇安神，潜阳补阴，软坚散结	东台、南通、连云港
15	龟甲	乌龟	*Mauremys reevesii* Gray	背甲及腹甲	滋阴潜阳，益肾强骨，养血补心，固精止崩	徐州、扬州
16	龟甲胶	乌龟	*Chinemys reevesii* Gray	龟甲经水煎煮、浓缩制成的固体胶	滋阴养血，止血	徐州、扬州
17	鸡内金	家鸡	*Gallus gallus domesticus* Brisson	沙囊内壁	健胃消食，涩精止遗	江苏各地
18	珍珠	三角帆蚌 褶纹冠蚌	*Hyriopsis cumingii* Lea *Cristaria plicata* Leach	受刺激形成的珍珠	安神定惊，明目消翳，解毒生肌，润肤祛斑	无锡、苏州、扬州
19	珍珠母	三角帆蚌 褶纹冠蚌	*Hyriopsis cumingii* Lea *Cristaria plicata* Leach	贝壳	平肝潜阳，安神定惊，明目退翳	无锡、苏州、扬州
20	哈蟆油	东北林蛙	*Rana dybowskii* Günthe	雌蛙的输卵管	补益肾精，养阴润肺	南京
21	穿山甲	穿山甲	*Manis pentadactyla* Linnaeus	鳞甲	活血消癥，通经下乳，消肿排脓，搜风通络	苏南丘陵山区
22	海马	克氏海马 刺海马 库达海马 三斑海马 小海马（海蛆）	*Hippocampus kelloggi* Jordan et Snyder *Hippocampus histrix* Kaup *Hippocampus* kuda Bleeker *Hippocampus trimaculatus* Leach *Hippocampus japonicus* Kaup	全体	温肾壮阳，散结消肿	东台、南通、连云港
23	海龙	刁海龙 拟海龙 舒氏海龙	*Solenognathus hardwickii* Gary *Syngnathoides biaculeatus*（Bloch） *Syngnathus schlegeli* Kaup	全体	温肾壮阳，散结消肿	沿岸海域

续表

序号	药材名	原动物	品种拉丁学名	药用部位	功效	产地
24	海螵蛸	曼氏无针乌贼 金乌贼	*Sepiella maindroni* Rochebrune *Sepia seculenta* Hoyle	内壳	收敛止血，涩精止带，制酸止痛，收湿敛疮	东台、南通、连云港
25	桑螵蛸	中华大刀螂 棕污斑螳 广斧螳	*Tenodera sinensis* Saussure *Statilia maculata*（Thunberg） *Hierodula patellifera*（Serville）	卵鞘	固精缩尿，补肾助阳	江苏各地
26	蛇蜕	黑眉锦蛇 王锦蛇 乌梢蛇	*Elphe taeniura* Cope *Elphe carinata*（Güenther） *Ptyas dhumnade*（Cantor）	蜕下的干燥表皮膜	祛风定惊，解毒退翳	溧阳
27	猪胆粉	猪	*Sus scrofa domesticus* Brisson	胆汁的干燥品	清热润燥，止咳平喘，解毒	江苏各地
28	鹿角	梅花鹿	*Cervus nippon* Temminck	已骨化的角	温肾阳，强筋骨，行血消肿	宜兴、淮安
29	鹿茸	梅花鹿	*Cervvus nippon* Temminck	雄鹿未骨化的密生茸毛的幼角	重镇安神，潜阳补阴，软坚散结	南京、淮安、苏州、扬州、无锡
30	斑蝥	南方大斑蝥 黄黑小斑蝥	*Mylabris phalerata* Pallas *Mylabris cichorii* Linnaeus	全体	破血消癥，攻毒蚀疮，引赤发泡	南京、溧阳
31	紫河车	人	*Homo sapiens* Linnaeus	健康产妇的干燥胎盘	温肾补精，益气养血	江苏各地
32	蛤壳	文蛤 青蛤	*Meretrix meretrix* Linnaeus *Cyclina sinensis* Gmelin	贝壳	清热利湿，化痰软坚	南通、盐城、连云港
33	蜈蚣	少棘巨蜈蚣	*Scolopendra subspinipes mutilans* L. Koch	全体	息风镇痉，通络止痛，攻毒散结	南京市浦口区
34	蜂房	果马蜂 日本长脚胡蜂 变侧异腹胡蜂	*Polistes olivaceous*（DeGeer） *Polistes jahakamae* Radoszkowski *Parapolybia varia*（Fabricius）	巢	攻毒杀虫，祛风止痛	江苏各地

续表

序号	药材名	原动物	品种拉丁学名	药用部位	功效	产地
35	蜂胶	西方蜜蜂	*Apis mellifera* Linnaeus	工蜂采集的植物树脂与其上颚腺、蜡腺等分泌物混合形成的具有黏性的固体胶状物	补虚弱，化浊脂，止消渴；外用解毒消肿，收敛生肌	南京、连云港、南通
36	蜂蜡	东方蜜蜂 西方蜜蜂	*Apis cerana* Fabricius *Apis mellifera* Linnaeus	蜡	解毒敛疮，生肌止痛	南京、连云港、南通
37	蜂蜜	东方蜜蜂 西方蜜蜂	*Apis cerana* Fabricius *Apis mellifera* Linnaeus	所酿的蜜	补中，润燥，止痛，解毒；外用生肌敛疮	江苏各地
38	蝉蜕	黑蚱蝉	*Cryptotympana atrata*（Fabricius）	若虫羽化时脱落的皮壳	疏散风热，利咽透疹，明目退翳，解痉	徐州 东台
39	蕲蛇	尖吻蝮	*Deinagkistrodon acutus*（Güenther）	全体	祛风通络，止痉	泰兴
40	僵蚕	家蚕	*Bombyx mori* Linnaeus	4~5 龄的幼虫感染（或人工接种）白僵菌 *Beauveria bassiana*（Bals.）Vuillant 而致死的干燥体	息风止痉，祛风止痛，化痰散结	镇江、南通、南京、淮安
41	蟾酥	中华大蟾蜍 黑眶蟾蜍	*Bufo bufo gargarizans* Cantor *Bufo melanostictus* Schneider	耳后腺或皮肤的分泌物	解毒止痛，开窍醒神	启东、兴化
42	鳖甲	中华鳖	*Pelodiscus sinensis*（Wiegmann）	背甲	滋阴潜阳，退热除蒸，软坚散结	苏州、淮安

（三）矿物类中药资源

根据中华人民共和国成立以来出版的文献中关于江苏省矿物药分布的记载以及江苏省第四次中药资源普查结果，结合江苏省国土资源厅关于江苏省矿产资源统计、勘查及年报记载数据，江苏省共有药用矿产资源约 70 种，形成矿物类中药约 110 种，按阳离子类型分类情况如下：钠化合物类 8 种，钾化合物类 1 种，镁化合物类 8 种，钙化合物类 23 种，铝化合物类 13 种，硅化合物类 5 种，锰化合物类 1 种，铁化合物类 14 种，铜化合物类 9 种，锌化合物类 1 种，砷化合物类 1 种，汞及其化合物类 6 种，铅及其化合物类 6 种，自然元素类 3 种，其他矿物类 11 种。

目前，江苏省药用矿产资源大多用于建材、轻化工领域，很少作为药用资源进行开发利用。如苏州已有近 60 年的高岭土开采历史，所产高岭土主要用于陶瓷、电子产品、纸、橡胶、石油催化剂、涂料、耐火材料等的生产，是国内重要的高岭土产业基地；盱眙凹凸棒石黏土供应了吸附白土、矿物干燥剂和矿物凝胶的生产，主要用于建材、纺织、环保、燃料油脱色、食用油脱色等领域，其中食用油脱色、净化用吸附白土的国内市场占有率为 65% 以上，干燥剂国内市场占有率为 50% 以上。

（四）珍稀濒危药用植物

《江苏省珍稀濒危药用植物名录》（表 2-1-5）是基于江苏省第四次中药资源普查结果，依据《中国物种红色名录》（植物部分）[1]、《濒危野生动植物种国际贸易公约》（CITES）（附录）[2]、《世界自然保护联盟濒危物种红色名录》[3]（以下简称为“IUCN 红色名录”）、《中国珍稀濒危药用植物资源调查》[4]等编制而成，以期为制定精准有效的中药资源保护与利用策略和实施办法提供基本参考和依据。

三、江苏中药资源现状分析

江苏位于水平气候带和海陆气候的过渡地带，具有温暖湿润和四季分明的气候特点，既有利于自然界植物的繁殖和演替，也有利于南北植物属种的交流[5]。因此江苏的中药资源既有较多温带、暖温带的属种[6]，也有不少亚热带属种，并依据全省地形地貌、土壤、植被、水文及其生态环境条件等呈现出一定的分布特点。

（一）低山丘陵区

江苏全省低山、丘陵及岗地面积约 1.52 万 km^2，仅占全省总面积的 14.3%，主要包括东北部低山丘陵、西南部低山丘陵，以及太湖沿湖低山丘陵区，是全省中药资源品种分布较集中的区域。

表 2-1-5 《江苏省珍稀濒危药用植物名录》

序号	中文名	拉丁学名	《中国植物红皮书》收载情况	CITES 收载情况	IUCN 红色名录收载情况	《中国珍稀濒危药用植物资源调查》收载情况
1	安徽石蒜	*Lycoris anhuiensis* Y. Xu et G. J. Fan			濒危（EN）	
2	凹叶厚朴	*Magnolia officinalis* Rehd. et Wils. var. *biloba* Rehd. et Wils.	1			1
3	霸王鞭	*Euphorbia royleana* Boiss.		Ⅱ		
4	白花蛇舌草	*Hedyotis diffusa* Willd.				1
5	白及	*Bletilla striata*（Thunb.）Reichb. f.		Ⅱ	濒危（EN）	
6	白术	*Atractylodes macrocephala* Koidz.				1
7	斑叶兰	*Goodyera schlechtendaliana* Rchb. f.		Ⅱ	近危（NT）	
8	伯乐树	*Bretschneidera sinensis* Hemsl.	1	Ⅱ	近危（NT）	
9	苍术	*Atractylodes lancea*（Thunb.）DC.				1
10	藏报春	*Primula sinensis* Sabine ex Lindl.			濒危（EN）	
11	茶	*Camellia sinensis*（L.）O. Kuntze	1			
12	春兰	*Cymbidium goeringii*（Rchb. f.）Rchb. f.		Ⅱ	易危（VU）	
13	莼菜	*Brasenia schreberi* J. F. Gmel.		Ⅱ	极危（CR）	
14	粗榧	*Cephalotaxus sinensis*（Rehd. et E. H. Wilson）H. L. Li			近危（NT）	
15	大花斑叶兰	*Goodyera biflora*（Lindl.）Hook. f.		Ⅱ	近危（NT）	
16	大花无柱兰	*Amitustigma pinguicula*（Rchb. f. et S. Moore）Schltr.		Ⅱ		
17	大花香水月季	*Rosa odorata*（Andrews）Sweet var. *gigantea*（Collett ex Crep.）Rehder et E. H. Wilson		Ⅱ		
18	大叶榉树	*Zelkova schneideriana* Hand.-Mazz.		Ⅱ	近危（NT）	

续表

序号	中文名	拉丁学名	《中国植物红皮书》收载情况	CITES 收载情况	IUCN 红色名录收载情况	《中国珍稀濒危药用植物资源调查》收载情况
19	单瓣缫丝花	*Rosa roxburghii* Tratt. f. *normalis* Rehder et E. H. Wilson			近危（NT）	
20	东北红豆杉	*Taxus cuspidata* Sieb. et Zucc.		Ⅱ	濒危（EN）	
21	东亚舌唇兰	*Platanthera ussuriensis*（Regel）Maxim.		Ⅱ	近危（NT）	
22	独花兰	*Changnienia amoena* S. S. Chien	1	Ⅱ	濒危（EN）	
23	杜衡	*Asarum forbesii* Maxim.			近危（NT）	
24	杜鹃兰	*Cremastra appendiculata*（D. Don）Makino		Ⅱ	近危（NT）	
25	杜松	*Juniperus rigida* Sieb. et Zucc.			近危（NT）	
26	杜仲	*Eucommia ulmoides* Oliv.	1		易危（VU）	
27	对萼猕猴桃	*Actinidia valvata* Dunn			近危（NT）	
28	盾叶薯蓣	*Dioscorea zingiberensis* C. H. Wright		Ⅱ	无危（LC）	
29	多花黄精	*Polygonatum cyrtonema* Hua			近危（NT）	
30	多花兰	*Cymbidium florbundum* Lindl.		Ⅱ	易危（VU）	
31	朵花椒	*Zanthoxylum molle* Rehd.			易危（VU）	
32	鹅掌楸	*Liriodendron chinense*（Hemsl.）Sarg.	1	Ⅱ	无危（LC）	
33	反瓣虾脊兰	*Calanthe reflexa* Maxim.		Ⅱ	无危（LC）	
34	防风	*Saposhnikovia divaricata*（Turcz.）Schischk.				1
35	凤丹	*Paeonia ostii* T. Hong et J. X. Zhang		Ⅱ		
36	福建柏	*Fokienia hodginsii*（Dunn）A. Henry et H. H. Thomas	1	Ⅱ	易危（VU）	
37	干香柏	*Cupressus duclouxiana* B. Hickel			近危（NT）	

续表

序号	中文名	拉丁学名	《中国植物红皮书》收载情况	CITES 收载情况	IUCN 红色名录收载情况	《中国珍稀濒危药用植物资源调查》收载情况
38	葛枣猕猴桃	*Actinidia polygama*（Sieb. et Zucc.）Maxim.			无危（LC）	
39	珙桐	*Davidia involucrata* Baill.	1			
40	狗枣猕猴桃	*Actinidia kolomikta*（Maxim. et Rupr.）Maxim.			无危（LC）	
41	骨碎补	*Davallia trichomanoides* Blume			近危（NT）	
42	寒兰	*Cymbidium kanran* Makino		Ⅱ	易危（VU）	
43	核桃	*Juglans regia* Linn.	1		易危（VU）	
44	红豆树	*Ormosia hosiei* Hemsl. et Wils.	1	Ⅱ	濒危（EN）	
45	厚朴	*Magnolia officinalis* Rehder et E. H. Wilson	1		近危（NT）	
46	虎头兰	*Cymbidium hookerianum* Rchb. f.		Ⅱ	濒危（EN）	
47	花榈木	*Ormosia henryi* Prain		Ⅱ	易危（VU）	
48	华东唐松草	*Thalictrum fortunei* S. Moore			近危（NT）	
49	华中五味子	*Schisandra sphenanthera* Rehd. et Wils.			近危（NT）	
50	华重楼	*Paris polyphylla* var. *chinensis*（Franch.）H. Hara			易危（VU）	
51	黄檗	*Phellodendron amurense* Rupr.	1	Ⅱ	易危（VU）	
52	黄花蒿	*Artemisia annua* Linn.				1
53	黄兰	*Michelia champaca* Linn.			易危（VU）	
54	黄连	*Coptis chinensis* Franch.	1	Ⅱ	易危（VU）	1
55	黄芩	*Scutellaria baicalensis* Georgi				1
56	黄山木兰	*Magnolia cylindrica* E. H. Wilson	1			

续表

序号	中文名	拉丁学名	《中国植物红皮书》收载情况	CITES 收载情况	IUCN 红色名录收载情况	《中国珍稀濒危药用植物资源调查》收载情况
57	黄檀	*Dalbergia hupeana* Hance		Ⅱ	近危（NT）	
58	蕙兰	*Cymbidium faberi* Rolfe		Ⅱ		
59	鸡爪槭	*Acer palmatum* Thunb.			易危（VU）	
60	建兰	*Cymbidium ensifolium*（Linn.）Sw.		Ⅱ	易危（VU）	
61	江苏石蒜	*Lycoris houdyshelii* Traub			易危（VU）	
62	金钗石斛	*Dendrobium nobile* Lindl.		Ⅱ	易危（VU）	
63	金柑	*Citrus japonica* Thunb.			濒危（EN）	
64	金兰	*Cephalanthera falcate*（Thunb.）Blume		Ⅱ		
65	金毛狗	*Cibotium barometz*（Linn.）J. Sm.		Ⅱ		
66	金钱松	*Pseudolarix amabilis*（J. Nelson）Rehd.	1		易危（VU）	
67	金荞麦	*Fagopyrum dibotrys*（D. Don）H. Hara		Ⅱ	无危（LC）	
68	乐昌含笑	*Michelia chapensis* Dandy			近危（NT）	
69	雷公藤	*Tripterygium wilfordii* Hook. f.				1
70	连香树	*Cercidiphyllum japonicum* Sieb. et Zucc.	1		无危（LC）	
71	裂瓣玉凤花	*Habenaria petelotii* Gagnep.		Ⅱ	数据缺乏（DD）	
72	领春木	*Euptelea pleiosperma* Hook. f. et Thomson	1			
73	流苏贝母兰	*Coelogyne fimbriata* Lindl.		Ⅱ		
74	芦荟	*Aloe vera*（Linn.）Burm. f.		Ⅱ		

续表

序号	中文名	拉丁学名	《中国植物红皮书》收载情况	CITES 收载情况	IUCN 红色名录收载情况	《中国珍稀濒危药用植物资源调查》收载情况
75	庐山石韦	*Pyrrosia sheareri*(Baker.) Ching				1
76	罗汉松	*Podocarpus macrophyllus*(Thunb.) Sweet			易危(VU)	
77	绿玉树	*Euphorbia tirucalli* Linn.		Ⅱ		
78	毛萼铁线莲	*Clematis hancockiana* Maxim.			近危(NT)	
79	玫瑰	*Rosa rugosa* Thunb.	1	Ⅱ	濒危(EN) 易危(VU)	
80	美花石斛	*Dendrobium loddigesii* Rolfe		Ⅱ	易危(VU)	
81	蒙古黄芪	*Astragalus mongholicus* Bunge	1		易危(VU)	
82	密花舌唇兰	*Platanthera hologlottis* Maxim.		Ⅱ	无危(LC)	
83	明党参	*Changium smyrnioides* Wolff.	1		易危(VU)	1
84	墨兰	*Cymbidium sinense*(Jacksson ex Andrews) Willd.		Ⅱ	易危(VU)	
85	牡丹	*Paeonia suffruticosa* Andrews	1	Ⅱ		
86	南方红豆杉	*Taxus wallichiana* Zucc. var. *mairei*(Lemée et H. Lév.) L. K. Fu et N. Li		Ⅱ	易危(VU)	
87	南京椴	*Tilia miqueliana* Maxim.		Ⅱ	易危(VU)	
88	牛鼻栓	*Fortunearia sinensis* Rehder et E. H. Wilson.			易危(VU)	
89	苹果	*Malus pumila* Mill.			濒危(EN)	
90	萍蓬草	*Nuphar pumila*(Timm) DC.		Ⅱ	易危(VU)	
91	蒲葵	*Livistona chinensis*(Jacq.) R. Br. ex Mart.			易危(VU)	
92	全缘贯众	*Cyrtomium falcatum*(Linn. f.) C. Presl		Ⅱ	易危(VU)	

续表

序号	中文名	拉丁学名	《中国植物红皮书》收载情况	CITES 收载情况	IUCN 红色名录收载情况	《中国珍稀濒危药用植物资源调查》收载情况
93	忍冬	*Lonicera japonica* Thunb.				1
94	软枣猕猴桃	*Actinidia arguta*（Sieb. et Zucc.）Planch. ex Miq.			无危（LC）	
95	莎草	*Cyperus rotundus* Linn.				1
96	山核桃	*Carya cathayensis* Sarg.			易危（VU）	
97	山茱萸	*Cornus officinalis* Sieb. et Zucc.			近危（NT）	1
98	珊瑚菜	*Glehnia littoralis* F. Schmidt	1	Ⅱ	极危（CR）	1
99	少花红柴胡	*Bupleurum scorzonerifolium* Willd. f. *pauciflorum* Shan et Y. Li			易危（VU）	
100	舌唇兰	*Platanthera japonica*（Thunb.）Lindl.		Ⅱ	无危（LC）	
101	蛇足石杉	*Huperzia serrata*（Thunb. ex Murray）Trevis			濒危（EN）	1
102	石韦	*Pyrrosia lingua*（Thunb.）Farw.				1
103	石仙桃	*Pholidota chinensis* Lindl.		Ⅱ	无危（LC）	
104	绶草	*Spiranthes sinensis*（Pers.）Ames		Ⅱ	无危（LC）	
105	水蕨	*Ceratopteris thalictroides*（Linn.）Brongn.			易危（VU）	
106	水杉	*Metasequoia glyptostroboides* H. H. Hu et W. C. Cheng	1		极危（CR）	
107	水松	*Glyptostrobus pensilis*（Staunton ex D. Don）K. Koch		Ⅱ	易危（VU）	
108	苏铁	*Cycas revoluta* Thunb.		Ⅱ	极危（CR）	
109	穗花杉	*Amentotaxus argotaenia*（Hance）Pilg.	1			
110	桫椤	*Alsophila spinulosa*（Wall. ex Hook.）R. M. Tryon	1	Ⅱ	近危（NT）	
111	泰山前胡	*Peucedanum wawrae*（Wolff）Su			近危（NT）	

续表

序号	中文名	拉丁学名	《中国植物红皮书》收载情况	CITES 收载情况	IUCN 红色名录收载情况	《中国珍稀濒危药用植物资源调查》收载情况
112	天冬	*Asparagus cochinchinensis*(Lour.)Merr.	1	Ⅱ		1
113	天竺桂	*Cinnamomum japonicum* Siebold	1		易危(VU)	
114	铁海棠	*Euphorbia milii* Des Mouli.		Ⅱ		
115	铁皮石斛	*Dendrobium officinale* Kimura et Migo		Ⅱ	极危(CR)	
116	通脱木	*Tetrapanax papyrifer*(Hook.)K. Koch				1
117	望春玉兰	*Magnolia biondii* Pamp.				1
118	尾瓣舌唇兰	*Platanthera mandarinorum* Rchb. f.		Ⅱ		
119	乌头	*Aconitum carmichaelii* Debeaux				1
120	无柱兰	*Amitostigma gracile*(Blume.)Schltr.		Ⅱ		
121	吴茱萸	*Euodia rutaecarpa*(Juss.)Benth.				1
122	蜈蚣兰	*Cleisostoma scolopendrifolium*(Makino)Aver.		Ⅱ		
123	喜树	*Camptotheca acuminata* Decne.			无危(LC)	
124	细茎石斛	*Dendrobium moniliforme*(Linn.)Sw.		Ⅱ		
125	细辛	*Asarum sieboldii* Miq.			易危(VU)	
126	虾脊兰	*Calanthe discolor* Lindl.		Ⅱ	无危(LC)	
127	狭叶瓶尔小草	*Ophioglossum thermale* Kom.	1			
128	狭叶重楼	*Paris polyphylla* var. *stenophylla* Franch.			近危(NT)	
129	夏枯草	*Prunella vulgaris* Linn.				1
130	夏蜡梅	*Calycanthus chinensis* W. C. Cheng et S. Y. Chang	1	Ⅱ	濒危(EN)	

续表

序号	中文名	拉丁学名	《中国植物红皮书》收载情况	CITES 收载情况	IUCN 红色名录收载情况	《中国珍稀濒危药用植物资源调查》收载情况
131	香水月季	*Rosa odorata*(Andrews) Sweet	1			
132	香樟	*Cinnamomum camphora*(Linn.) J. Presl			无危(LC)	
133	小舌唇兰	*Platanthera minor*(Miq.) Rchb. f.		Ⅱ	无危(LC)	
134	小叶猕猴桃	*Actinidia lanceolata* Dunn			易危(VU)	
135	延胡索	*Corydalis yanhusuo* W. T. Wang			易危(VU)	
136	野大豆	*Glycine soja* Sieb. et Zucc.		Ⅱ		
137	野菱	*Trapa incisa* Sieb. et Zucc. var. *quadricaudata* Gluck.			数据缺乏(DD)	
138	银杏	*Ginkgo biloba* Linn.	1	Ⅱ	极危(CR)	
139	油杉	*Keteleeria fortunei*(A. Murray bis) Carr.			易危(VU)	
140	有柄石韦	*Pyrrosia petiolosa*(Christ) Ching				1
141	玉蝉花	*Iris ensata* Thunb.			近危(NT)	
142	玉兰	*Magnolia denudata* Desr.		Ⅱ	近危(NT)	
143	玉竹	*Polygonatum odoratum*(Mill.) Druce				1
144	长筒石蒜	*Lycoris longituba* Y. Hsu et G. J. Fan			易危(VU)	
145	朱兰	*Pogonia japonica* Rchb. f.		Ⅱ	近危(NT)	
146	猪笼草	*Nepenthes mirabilis*(Lour.) Druce		Ⅱ	易危(VU)	
147	紫玉兰	*Magnolia liliiflora* Desr.		Ⅱ	易危(VU)	

1. 西南低山丘陵区

本区北起盱眙，南至宜溧山地，地处北亚热带与中亚热带2个生物气候带，其植被类型属于北亚热带落叶阔叶与常绿阔叶混交林类型和亚热带常绿阔叶林类型。本区既是江苏省主要低山丘陵区，也是江苏省野生药材的主要产地。

按地貌类型、气候特点、地理位置等特征，本区又分为仪、六、浦、盱丘陵，老山山脉，宁镇-茅山低山丘陵及宜溧低山丘陵。由于仪、六、浦、盱丘陵和宁镇-茅山低山丘陵均处于北亚热带地区，所分布的药用植物、动物种类也大致相同，主要有桔梗、苍术、明党参、夏枯草、草乌、孩儿参、丹参、蜈蚣等。但位于长江以北的仪、六、浦、盱丘陵尚分布有一些省境其他地区未见的种类，如盱眙的知母、小叶锦鸡儿等。宜溧低山丘陵地处亚热带，以其得天独厚的自然条件和地理位置成为江苏省植物种类最丰富的地区，分布有较多的亚热带药用植物，如白花蛇舌草、绞股蓝、七叶一枝花、淡竹叶、青藤等。

2. 东北低山丘陵区

本区包括江苏东北部由鲁南山脉南延入境的低山丘陵和西部徐州一带孤岛状分布的石灰岩残丘。本区地处暖温带，其植被为暖温带湿润气候下的落叶阔叶林和暖温带半湿润气候下的半干旱落叶阔叶林。

由于海洋气候的影响，位于东北海岸的云台山植物种类繁多，并拥有不少亚热带种类，其植物种类数量仅次于江苏省植物种类最为复杂和丰富的宜溧低山丘陵，由于云台山的植物在暖温带地区呈孤岛状分布，因此其类型与邻近地区截然不同。就药用植物分布来看，云台山兼有南北方植物种类分布，主要的药用植物有桔梗、百部、酸枣、枫香树、紫草、野山楂等；位于江苏西北徐州一带的低山丘陵地区距离海洋较远，大陆性气候特征明显，其植物种类较为贫乏，但就药用植物种类分析，有不少北方种类在此分布，主要的药用植物有酸枣、侧柏、茵陈、枸杞、地榆等，主要的药用动物有全蝎。

3. 太湖沿湖低山丘陵区

本区因位于太湖沿岸，受水体的作用，是江苏水热资源条件最为优越的地区，具有多种亚热带药用植物、动物及矿物的分布，以小药材种类为特色，特产药材有凌霄花、大将军、紫石英、寒水石、无名异等。

（二）滩涂浅海区

江苏沿海滩涂处于由陆向海的过渡区域，高潮滩、中潮滩、低潮滩、浅海水域滩涂的含盐量依次增加，形成耐盐至盐生植物过渡区，潮间带主要分布着适应涨落潮环境的植物、动物，潮下带常年不露滩，生长有浅海生物。江苏沿海滩涂南北虽跨北亚热带和暖温带2个生物气候带，但受海洋气候影响，品种差异不大，主要在数量和密度上差异明显。中药资源分布特征主要表现为：淤泥质滩涂上主要分布有耐盐植物地肤、藜、芦苇、盐角草、补血草、白茅、枸杞、柽柳、罗布麻、茵陈、绶草、黄花蒿等；沙质滩涂上主要分布有野生北沙参、单叶蔓荆等；浅海药用动物资源较为丰富，浅海区又是广阔的渔场分布区，主要分布有尖海龙、小海马、盘大鲍、无针乌贼或金乌贼、牡蛎、毛蚶、泥蚶或魁蚶、玳瑁等。

（三）江、河、湖、泊水域

江苏有辽阔的水域，河流纵横，湖泊众多，内陆水域面积达 1.74 万 km^2，所分布的药用植物、动物多具有水生或湿生的生态习性，如：莲、芡实、蒲黄、泽泻、芦苇、黑三棱、白茅、水蛭、龟、鳖等。

（四）平原区

江苏以平原为主体，平原面积约 7 万 km^2，占全省面积的 70% 以上[7]。江苏平原区南北所跨气候带的差异引起水、热条件的变化，进而影响植物种类分布，由南向北植物种类逐渐增多且组成渐趋复杂。近年来，江苏区域平原大部分均已被垦植或用于工业化建设，在残存的荒滩、荒地和宅边、路旁及田埂边多生长草本类药材，主要植物类药材有蒲公英、马齿苋、紫花地丁、半枝莲、车前，主要动物类药材有蟾酥、蝉蜕、地鳖虫、僵蚕等。

（五）城镇、庭园绿化区

部分药用植物兼具园林绿化装饰功能，在城镇、庭园绿化过程中，兼顾林 - 药结合、花 - 药结合的园林绿化和庭园建设，也增加了不少中药资源，如南京浦口老山和盐城射阳种植的杜仲林，城镇绿化种植的女贞、香樟、槐、银杏、无患子、合欢、苦楝等均提供了数量可观的药用资源。

第二章
江苏道地及地产重点药材及生产统计

江苏是经济大省，同时也是医药工业大省。随着国民经济的快速发展，医疗、保健、轻工、化学等领域对中药资源的需求量猛增。随着江苏区域经济社会的快速发展，野生药用生物赖以生存的生态环境发生了巨大变化。第四次全国中药资源普查结果表明，与20世纪80年代的第三次全国中药资源普查结果相比，江苏境内野生中药资源蕴藏量有大幅下降的趋势，部分传统优势特色野生资源（如珊瑚菜、茅苍术、延胡索等）已近濒危；人工生产中药资源品种和规模发生较大变化，栽培品种和种植基地数量显著减少。但受省内中药制药企业发展带动，邳州的银杏叶、黄蜀葵、苏菊花及南通的浙贝母、金银花、青蒿等栽培资源品种已形成比较优势和规模效益。

一、江苏道地及重点中药资源品种生产发展概况

（一）伴随着城镇化和产业结构调整，江苏不同区域生态环境的面积及结构发生了明显改变，导致野生中药资源种类及其蕴藏量显著减少

根据江苏省第四次中药资源普查确定的省内181种重点调查野生中药资源品种调查结果显示，江苏境内野生蕴藏量较丰富的品种主要有萹蓄、马齿苋、白茅根、薄荷、南鹤虱、益母草、麦冬等，其中麦冬蕴藏量达187.32t/km^2。

江苏生态环境的改变以及人为因素的影响，导致部分野生优势品种资源量大幅度下降。如江苏多数丘陵山区出产的七叶一枝花、徐长卿、苏贝母、苍术、北柴胡、明党参等野生资源显著减少；黑三棱历史上主产于南京浦口，20世纪50年代中期蕴藏量不超过100t/km^2，但由于大面积垦荒造田，黑三棱的生存环境被破坏，导致黑三棱现处于濒危状态；泰州地区的半夏，因“旱改水”项目的推进，其生境遭到破坏，野生资源量急剧减少；典型沙生耐盐药用植物珊瑚菜，原为苏北海滩沙生植物群落的建群种，由于农田开垦及随意挖沙取沙等，其生境遭到严重破坏，现仅东西连岛后沙滩尚有残存，处濒危状态[8]。此外，作为野生药用植物主要分布区的丘陵山区，由于植树造林和大面积栽植桑、果树、茶等经济树种占用了大量丘陵岗地，野生药用植物的生存空间逐年被侵占，造成药用植物资源

量减少。

（二）在经济杠杆的调节和驱动下，江苏区域中药材的生产品种和发展规模呈现出诸多新变化、新亮点和新优势

1. 传统大宗道地药材栽培（养殖）品种及其生产规模和供给能力等资源优势显著减弱

近30年来，江苏中药栽培（养殖）品种发生较大变化，目前，全省中药资源栽培（养殖）规模达80余万亩（1亩≈667m^2），有60余种中药资源品种形成栽培（养殖）规模，但仅有少数品种拥有较大栽培面积，栽培面积超过万亩的品种不足10个，主要有银杏、菊花、黄蜀葵、芡实、浙贝母、女贞、栝楼等，目前形成规模优势的品种为银杏、菊花、浙贝母等少数品种，其中，仅银杏成片林就近40万亩，占江苏省中药资源栽培总面积的50%。

传统道地药材如苏薄荷、泰半夏、太子参、孟荆芥等已丧失规模优势。苏薄荷曾是江苏的道地药材，也是江苏地产栽培大品种，2000年前后，仅在东台市新曹镇就有30多万亩栽培规模，薄荷油提取是当地重要经济产业，但受国内外市场的冲击，目前南通地区薄荷栽培面积已大大缩减，只剩农户零星栽培，江苏薄荷产区已迁到泗阳。江苏南部因社会经济发展水平较高，药材栽培（养殖）规模整体呈大幅缩减态势。曾经主产于宜兴（西渚）、溧阳（平桥、陆笪、永和、竹箦、横涧、戴埠、沙河、新昌、上沛、上兴等乡）、句容（袁巷）、金坛等山区的太子参，当时产量达到国内总产量的20%以上，目前其栽培面积已缩减至不足万亩。传统“四小品种”产区，目前仅有宜兴、溧阳、句容、溧水尚有一定面积的中药材栽培；当年在苏南地区享有盛誉的蟾酥、土鳖虫、珍珠、鳖甲、龟甲等动物药品种，目前只有土鳖虫在丹阳地区有一定规模，蟾酥、珍珠、鳖甲、龟甲等已难以形成商品规模产量。

2. 水生、耐盐等种植（养殖）中药资源品种生产发展渐成亮点，特色突出，形成比较优势

目前江苏栽培面积较大的品种中，以具有水生、耐盐特色的品种为主，在我国药材市场有较大影响力，已形成规模优势。菊花、牛皮消、浙贝母等可耐轻度盐碱的品种，在盐碱地区域较为充裕的沿海滩涂以及黄河故道形成较大的栽培面积。江苏省自20世纪60年代末开始，从浙江桐乡引种白菊花和黄菊花，目前已建成以盐城市射阳县洋马镇为核心产区来带动周边地区的我国最大的菊花栽培基地，菊花种植面积近20万亩，药用及茶用菊花产量占我国总产量的30%以上，规模优势明显，且已初步形成苏菊品牌[9]，射阳县获得“中国药材之乡”的称号。盐城滨海县为白首乌基源植物牛皮消的主要栽培地区，栽培区域集中于沿海黄河故道地区，目前全县白首乌种植面积已发展到5万亩，白首乌鲜品年产量可达5万吨，我国95%的白首乌产于此。江苏南通地区已有60余年的浙贝母种植历史，目前已形成我国浙贝母的主要种源基地，我国90%的浙贝母种贝产自南通地区。

此外，江苏充分发挥生态优势，利用面积广大的湖荡，形成芡实、水蛭等品种的规模化

生产。江苏高邮湖、洪泽湖、金湖、淮安等地均有大面积栽培芡实，北芡栽培面积约 10 万亩，苏芡栽培面积约 3 万亩。

3. 随着国内外中药及天然药物等资源依赖性制造企业对中药资源的需求改变，原料药材生产品种与发展规模出现深刻适应性调整

江苏省为医药工业大省，中成药、中药饮片及中药配方颗粒等生产中药工业规模超过 1 000 亿元，位居我国前列，中医临床及健康产业对中药材及中药饮片的消耗量较大，间接拉动了省内部分中药品种的人工栽培生产。部分中药制药企业实行订单式生产，主动延伸产业链，如黄蜀葵花为苏中药业黄葵胶囊的主要原料，近年来，江苏地区黄蜀葵花年栽培面积稳定在 1.2 万亩以上；康缘药业在东海自建万亩金银花 GAP 基地、药用青蒿种子基地，以保障其热毒宁注射液原料药材的稳定供应；雷允上药业在南通自建了蟾酥基地以满足其六神丸生产需要；以岭药业在宝应投资建设了近 3 000 亩的水蛭养殖基地，以供应企业生产；天江药业在溧水、句容、宜兴等地兴建了一批种植基地，为企业定向生产南柴胡、徐长卿、太子参、栀子、延胡索、白芍、紫花地丁等药材。此外，在项目带动及产学研合作下，江苏已建成菊花、浙贝母、苍术、黄蜀葵花、银杏、芡实、桑、荆芥、青蒿等 10 余个中药资源品种种子种苗示范基地（表 2-2-1）。

表 2-2-1　江苏道地及重点中药材生产现状调查表

序号	药材名	类别（栽培 / 野生）	年产量（允收量）	备注
1	苍术	野生为主，零星栽培	野生年产量 100kg；栽培年产量 1t	野外挖种，根茎繁殖；1962 年收购量约 6t，1970 年后，因环境被破坏，年收购量仅 1t 多；引种栽培历史有 40 余年；实际大田栽培中存在植株早衰、坐果率及发芽率低的技术障碍，生长年限长。目前苍术野生抚育、组培快繁、良种选育及规范化栽培等研究取得突破，有望重新恢复道地产区苍术的种植规模；栽培区域在句容、溧阳等，亩产量 50~100kg
2	银杏叶（白果）	栽培	2 600t	就地制种，种子或嫁接繁殖；种植历史 1 500 余年；由于品种的选育不受重视，产出的优质银杏叶比例低，不同品种银杏叶混杂采集；栽培区域在邳州、泰州、扬州等地，亩产量 150~200kg
3	芡实	栽培	50~60t	就地制种，种子繁殖；种植历史近 40 年；主产于苏州、扬州、泰州、盐城、淮安、宿迁等地，亩产量 40~60kg
4	三棱	栽培	20~30t	就地制种，块茎繁殖；20 世纪 60 年代开始引种，种植历史超过 50 年；传统种植方式费工时，劳动力成本高，需要发展半机械化生产；主产于南京、宜兴、溧阳等地，亩产量 400~500kg

续表

序号	药材名	类别（栽培/野生）	年产量（允收量）	备注
5	蒲黄	野生为主，零星栽培	50~60t	产于江苏中部、北部湖泽地区，如淮安、盐城、徐州、泰州、南通等地，淮安地区有少量栽培
6	莲子（荷叶）	栽培	600t	就地制种，支藕、子藕繁殖；种植历史极长；主产于沛县、盱眙、宝应、高邮等地，亩产量 150~250kg
7	水蛭	养殖	800t	就地制种；养殖历史约 25 年；主产于盱眙、宝应、射阳等地，亩产量 30~50kg
8	半夏	栽培	500t	外省调种或野外挖种，块茎繁殖；20 世纪 60 年代开始野生变家种，1981 年徐州、扬州两地引种成功；种植过程中易发根腐病，严重影响产量，种质退化明显；主产于泰州、南通、徐州等地，亩产量 80~150kg
9	黄蜀葵花	栽培	750t	种子从省内外其他产区调入；本省栽培历史有 20 余年；连作障碍较明显，怕旱怕涝，亩产低；栽培区域在泰州、扬州、南通、盐城、淮安、徐州等地，亩产量 50~80kg
10	菊花	栽培	20 000t	就地制种，扦插和分株繁殖；种植历史约 60 年；栽培中病虫害问题严重，如根腐病，连作障碍明显；主产于盐城射阳洋马镇及周边地区，亩产量 150~200kg
11	苏薄荷	栽培	200t	就地制种，用根茎繁殖；在苏州地区有 500 多年种植历史；种质退化严重，传统上叶片大而厚的种植品种较少；主产于泗阳、通州、盱眙、句容等地，亩产量 150~200kg
12	连钱草	栽培	500t	就地制种，根茎繁殖；种植历史约 20 余年；主产于盱眙、徐州，亩产量 180~220kg
13	桑叶（桑椹）	栽培	800t	就地制种，嫁接繁殖；种植历史极为悠久；生产中亩产量较低，蚕桑叶被采集作药用；药用桑叶主产区在泗阳，江苏南部地区主要采集果实作食品原料，桑叶亩产量 150~200kg
14	夏枯草	野生	10t	劳动力成本增加，野生收购量在逐年减少，主产于句容、盱眙
15	太子参	栽培	100t	就地制种，从野外挖块根种植；种植历史 60 余年；未选育优良品种，加之根腐病严重，亩产低；主产于句容、溧阳、宜兴等地，亩产量 80~120kg
16	青蒿	栽培	200t	就地制种，用种子繁殖；种植历史近 10 年；主产于东海县，亩产量 100~150kg
17	金银花	栽培	200t	外省调种，扦插繁殖；种植历史约 30 年；栽培中采摘用工量过大，根腐病严重；主产于连云港、句容、宜兴，亩产量 80~100kg

续表

序号	药材名	类别（栽培 / 野生）	年产量（允收量）	备注
18	蟾酥	捕捉和养殖	5t	野外捕捉取蟾酥；江苏产销历史 60 年以上；主产于启东、海门等地，7 000~9 000 只蟾蜍取酥 1kg
19	地鳖虫	养殖	60~80t	20 世纪 60 年代养殖成功；养殖过程中雄虫死亡率较高；主产于镇江丹阳、常州、南通、徐州等地
20	栀子	栽培	800t	外省调种，种子繁殖；种植历史超过 25 年；栽培中品种较杂，未选育优良品种；主产于句容、溧阳等地，亩产量 150~250kg
21	凌霄花	栽培	50t	就地制种，扦插繁殖；种植历史超过 60 年；未选育优良品种；主产于连云港南城镇，亩产量 300~400kg
22	鳖甲	养殖	50~60t	养殖历史约 50 余年；主产于睢宁、扬州、南通、镇江、扬州、常州等地
23	瓦楞子	野生	20~40t	主产于江苏沿海地区
24	宜兴百合	栽培	200t	就地制种或外省调种，用鳞茎繁殖；栽培历史约 400 年；病虫害严重；主产于宜兴，亩产量 150~200kg
25	南柴胡	栽培	100t	就地制种，种子繁殖；种植历史约 30 余年；主产于句容，亩产量 150~180kg
26	淡竹叶	野生	10t	主产于宜兴、溧阳
27	蒲公英	栽培	100t	外省调入，种子繁殖；种植历史约 20 余年；主产于镇江、南通、盱眙、徐州等地，亩产量 250~300kg
28	芦根	野生	200t	主产于扬州、镇江、盱眙
29	香附	野生	50t	主产于徐州、盱眙、泰州等地
30	蜈蚣	野生	600 万条	主产于盱眙、徐州、句容等地

二、江苏中药资源动态监测体系

江苏省中药原料质量监测技术服务中心（简称“省级中心”）是国家基本药物中药原料资源动态监测和信息服务体系下辖的 28 个省级中心之一，中心主任为段金廒教授。省级中心在江苏省中医药管理局的领导下开展工作，依托南京中医药大学建设运行，联合射阳县洋马镇人民政府、泰州医药城国科化物生物医药科技有限公司、苏州市中医医院，分别在射阳县洋马镇、泰州医药城、苏州市吴中区建成苏北（简称“苏北站”）、苏中（简称“苏中站”）和苏南（简称“苏南站”）3 个动态监测站，均已按照国家要求购置了办公场地及进行中药材技术服务所需的全部仪器设备。3 个监测站分别负责江苏北部、中部及南部地区，并在省内各县（市、区）设立监测点，构建了覆盖全省的产地信息网络，重点围绕菊花、银杏叶、水蛭、黄蜀葵花、栀子、太子参、凌霄花、芡实、蟾酥、浙贝母10种重要中药原料资源的产量、流通量、质量、价格等信息进行监测和技术服务，并向国家中心平台报送有关信息。

省级中心及苏北、苏中、苏南3个监测站于2018年12月顺利通过国家中医药管理局组织的验收。

省级中心及监测站在建设过程中积极参加国家中心平台组织的各种培训和交流活动，加强组织建设及业务培训，并制作宣传及技术培训材料，积极服务于江苏省中药资源产业的信息动态监测及技术服务与普及。

目前，省级中心和3个监测站配合国家中心平台开展有关调研与服务、中国合格评定国家认可委员会（CNAS）多场所标准实验室认证等工作，并自主开展江苏省水生药材生产区划研究等工作，积极做好面向省内药农、药商、药企的信息收集和技术服务。

1. 江苏省中药原料质量监测信息收集与上报

省级中心构建了江苏“监测站-监测点-药材种植基地-种子种苗基地”中药资源信息收集网络，掌握江苏中药材产业基本数据。2015年11月—2021年12月，江苏省三个监测站共填报市场调查信息和产地调查信息6 725条，其中苏北监测站共填报2 049条，苏中监测站共填报2 066条，苏南监测站共填报2 610条。此外，省级中心还对江苏中药资源主要品种的产销信息进行动态监测，实时掌握其产销及价格变化趋势，可即时发布价格调控预警等信息，为江苏中药资源产业的健康发展提供了重要支撑。

2. 江苏省中药原料技术服务

（1）服务于区域中药材生产技术培训。省级中心和监测站积极对省内药农、药商、药企提供信息和技术服务。编制形成《江苏省常用中药材栽培技术手册》，进行技术咨询、开展培训共16次，发放宣传、培训手册1 000余本。

（2）服务于区域中药材栽培技术咨询与技术攻关。省级中心整合资源及技术优势，积极开展技术服务，通过向省内中药制药企业提供资源评估服务、原料药材基地建设指导等方式，积极开展运营机制探索及自我“造血”能力培养，为江苏省动态监测体系的良性发展提供了重要基础和经验积累。

近年来，省级中心联合监测站先后赴泰州海陵区、连云港东海县开展药材病虫草害应急处理工作。协助企业建成了四叶草、益母草、栀子、浙贝母、延胡索等药材基地。受江苏省中医药管理局委托，赴涟水县、丰县等地开展中药材产业扶贫技术指导工作，并为溧水区康养小镇建设提供技术咨询。为省内济川药业集团有限公司、江苏康缘药业股份有限公司、扬子江药业集团江苏龙凤堂中药有限公司、江苏融昱药业有限公司、江苏承开中药有限公司等大型中药制药企业提供原料药材资源评估、优质药源基地建设等技术服务，为江苏中药制药企业的快速发展提供了技术保障。

（3）服务于区域中药材产销对接及品牌塑造。省级中心依托自身学术优势，联合地方政府及龙头企业，以开展技术考察、产业发展论坛等多种形式积极服务于省内地产特色中药资源的产销对接和品牌塑造。2017 年 10 月 20 日，省级中心联合射阳县人民政府举办"射阳县菊花药材产业技术专家论坛"，邀请国内 20 余位中药材专家对射阳县洋马镇菊花基地进行考察，致力于苏菊品牌的塑造。2017 年 12 月 23 日，省级中心与苏北监测站开展的射阳菊花资源循环利用实践被中央电视台(CCTV)财经频道专题报道，对中药材资源的综合开发利用起到了示范带动作用，在国内产生了一定影响，进一步树立了苏菊品牌，为江苏菊花产业的高质量发展提供了重要支撑。

江苏中医药事业具有深厚的历史积淀和应用实践基础。中医医疗、健康保健及中药制药产业发展持续走强，中药饮片的需求逐年增加，中药材资源保障显得尤为重要。人口老龄化推动大健康产业发展，江苏中药制药产业更显勃勃生机。中医药医疗服务与大健康产业发展迫切要求提升中药饮片及配方颗粒的质量。因此，加强中药材生产基地及商贸流通体系建设，对江苏中医医疗、健康保健以及中药制药产业可持续发展具有重要意义。

江苏省中药原料质量监测与技术服务体系在江苏省中医药管理局的领导和支持下开展相关工作，目前已组建了中药材基源及真伪鉴定、中药材质量检测、中药材有害物质检测、种子种苗质量检测、中药材种植技术指导、中药材病虫害防治技术指导、中药材采收加工指导 7 个功能性服务平台，充分利用第四次全国中药资源普查工作中获得的产地药材专业合作社、本地药材经销大户信息，以及从政府科技部门、农林部门获得的药材种植、经营企业信息，增加信息填报点的覆盖面并提升专业素质，进一步完善江苏中药资源动态监测信息网络，充分做好中药资源相关资源的整合，以便更好地为政府主管部门及企事业单位服务，为江苏中药产业发展提供助力。

三、江苏中药材生产统计工作简介(以 2021 年为例)[10]

(一) 江苏省中药材生产统计情况

江苏省共有 96 个县级行政区划单元，总面积 10.72 万 km^2。根据江苏省中药资源普查办和中药材产业体系的岗站调查数据，2021 年全省中药材种植面积约 770.4km^2。

基于中国中药协会中药区划与生产统计专业委员会调查，获得江苏省 68 个县域 46 种中药材生产统计数据。68 个县域总面积达 8.69 万 km^2，占全省面积的 81.06%；县域数占全省县域数量的 71.58%。68 个县域中药材种植总面积约 770.4km^2，占全省总种植面积的 100.00%。2021 年 68 个县域中药材产量约 54.06 万吨。

1. 不同种类中药材生产统计分析

根据 68 个县域的调查数据，分析江苏省不同种类中药材种植面积占比，得出 46 种中药材中种植面积较大的种类主要有：侧柏叶、银杏叶 / 白果、山药、菊花、桑枝 / 桑椹 / 桑叶 /

桑白皮、莲子 / 莲子心 / 荷叶、芡实、牛蒡根、瓜蒌皮 / 瓜蒌子 / 天花粉、女贞子、浙贝母，上述 19 种中药材种植面积约占全省中药材种植面积的 90.40%。

将 68 个县域中药材种植面积按梯度进行统计分析，得出 68 个县域中药材种植面积大于 10 万亩的中药材种类有 5 种，(1,10］万亩的中药材种类有 20 种；(0.5,1］万亩的中药材种类有 6 种；(0.1,1］万亩的中药材种类有 7 种；(0,0.1］万亩的中药材种类有 8 种。由此可见，江苏省多数中药材种类的种植面积集中在(1,10］万亩。

2. 不同生活型中药材生产统计分析

根据 68 个县域的调查数据，46 种中药材中乔木类有 10 种，灌木类有 3 种，藤本类有 7 种，草本类有 26 种。对不同生活型中药材的种植面积和产量占比进行分析可知，江苏省中药材种类以草本类为主，种植面积约 41.04 万亩，占比为 35.51%，产量约 25.51 万吨，占比为 47.19%；乔木类种植面积最大，约 52.17 万亩，占比达 45.14%，产量 21.21 万吨，占比 39.23%；其次是藤本类，种植面积约 20.88 万亩，占比 18.07%，产量约 6.61 万吨，占比 12.23%；灌木类种植面积、产量占比均在 1% 左右。

应用 R 语言的方差分析和多重比较功能，对 68 个县域不同生活型中药材种植面积均值进行差异性分析，结果发现江苏不同生活型中药材种植面积有显著性差异(P=0.015 6，<0.05)(图 2-2-1)。

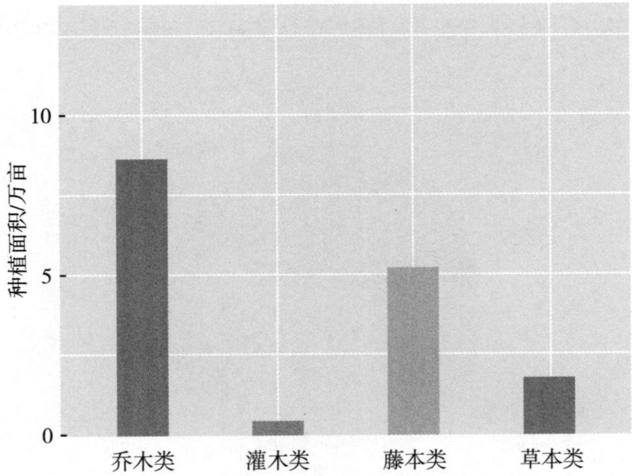

图 2-2-1　江苏不同生活型中药材种植面积均值的方差分析

3. 中药材种植面积统计分析

根据 68 个县域的调查数据，将江苏各中药材种类的种植面积划分为 3 个梯度，分别对种植面积在(0,2］万亩、(2,10］万亩、10 万亩以上的中药材种类、面积、产量进行统计分析，结果如下。

(1)种植面积 10 万亩以下中药材统计分析

种植面积(0,10］万亩的中药材种类有 41 种，占 68 个县域中药材种植种类数的

89.13%，种植面积约 52.49 万亩，占比为 45.42%，产量约 29.59 万吨，占比为 54.74%。其中种植面积在(0,2]万亩的中药材种类有 27 种，占比 58.70%；种植面积约 11.10 万亩，占比 9.61%，产量约 3.82 万吨，占比 7.07%。种植面积在(2,10]万亩的中药材种类有 14 种，占比 30.43%，种植面积约 41.40 万亩，占比为 35.83%，产量约 25.77 万吨，占比为 47.67%。说明江苏省 2 万亩以下的中药材种类较多，种植面积普遍较小。

(2)种植面积 10 万亩以上中药材统计分析

种植面积 10 万亩以上的中药材种类仅有 5 种，占 68 个县域中药材种植种类数的 10.87%；种植面积约 63.07 万亩，占比 54.58%，产量约 24.47 万吨，占比达 45.26%。其中木本类药材面积就占 10 万亩以上药材的 60% 以上，产量仅占 31.76%。

种植面积达到 10 万亩以上的中药材有侧柏叶、银杏叶 / 白果、山药、菊花，种植面积占 68 个县域总种植面积 50% 以上。侧柏、银杏是江苏省常见的造林树种和用材树种，种植密度较小，林地整体面积较大。

结合上述分析结果，剔除侧柏叶、银杏叶 / 白果的种植面积及产量，重新分析江苏中药材生产统计情况。其中山药、菊花、桑白皮 / 桑椹 / 桑叶 / 桑枝、荷叶 / 莲子 / 莲子心、芡实、牛蒡根、瓜蒌子 / 瓜蒌皮 / 天花粉、女贞子、浙贝母 16 个中药材的种植面积均在 2 万亩以上，种植面积 66.41 万亩，占 68 个县域种植面积的 85.68%(不含侧柏叶、银杏叶 / 白果的种植面积)；产量约 33.07 万吨，占比 89.64%(不含侧柏叶、银杏叶 / 白果的产量)。将种植面积 2 万亩以上的中药材种植面积占比绘制成饼图，结果如图 2-2-2 所示。

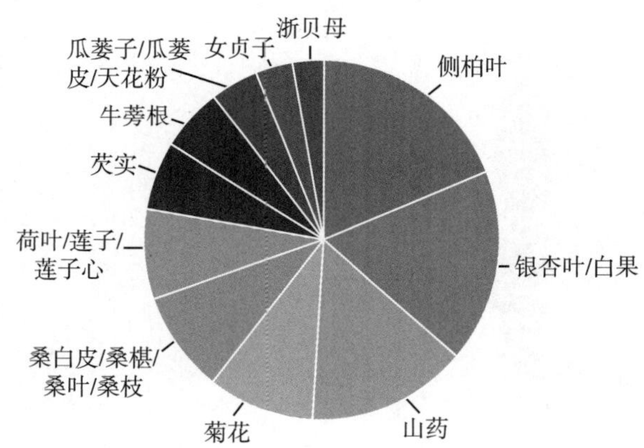

图 2-2-2 江苏种植面积 2 万亩以上中药材种类

4. 种植面积 2 万亩以上的中药材分布县域统计分析

根据 68 个县域的调查数据，种植面积 2 万亩以上的中药材种类有 19 种，其中瓜蒌皮 / 瓜蒌子 / 天花粉、莲子 / 莲子心 / 荷叶、银杏叶 / 白果、菊花、芡实、浙贝母分布在 8 个县域以上。瓜蒌皮 / 瓜蒌子 / 天花粉种植区域较广，主要种植在宿豫区、阜宁县、射阳县和淮阴区；其次是莲子 / 莲子心 / 荷叶，主要集中在宝应县和高邮市；银杏叶 / 白果主要在邳州市、高港区、海陵区、泰兴市有较大种植面积；菊花主产区在射阳县；芡实主要分布在高邮市和淮安区；浙贝母主要分布在海安市、大丰区和东台市。

（二）江苏省县域中药材生产统计情况

1. 各县域中药材种植面积空间分布

根据 68 个县域的调查数据，应用 R 语言对各县域中药材种植面积进行分级分析，结果显示，江苏省中药材种植面积在 10 万亩以上的县域有 4 个，(1，10］万亩的县域有 20 个，(0.1，0.5］万亩的县域有 22 个。(0，0.1］万亩的县域有 22 个。其中 1 万亩以上的 24 个县域总种植面积约 107.44 万亩，占比 92.97%，产量占比约 96.26%。综上所述，1 万亩以上的县域总面积及产量在江苏省各县域中具有代表性。

整体来看，江苏省西北部、中部和东部个别地区中药材种植面积较大。种植面积排名前十的县（市、区）从大到小依次为：泉山区、射阳县、邳州市、丰县、沛县、宝应县、高邮市、海安市、滨海县、高港区。应用 ArcGIS 分析江苏省 68 个县域中药材种植面积空间自相关性，江苏省各县域中药材种植面积呈现随机分布。

2. 各县域中药材产量空间分布

根据 68 个县域的调查数据，应用 R 语言对各县域中药材产量进行分级分析，结果显示，中药材产量超过 1 万吨的有 9 个县域，其中丰县、沛县、泉山区、邳州市、射阳县产量均超过了 3 万吨。各县域种植面积和产量并不成正比。因丰县、沛县主产山药、牛蒡等根茎类药材，产量相对较高。而射阳县主产菊花，虽种植面积较大，但花类药材亩产量较低，因此产量占比不高。对各县域中药材种植产量进行了空间自相关分析，结果显示，各县域中药材种植产量呈现正空间自相关，在 5% 显著水平下，空间分布呈现聚集现象。

3. 各县域中药材种植种类空间分布

根据 68 个县域的调查数据，应用 R 语言对江苏省各县域中药材种植种类数进行分级分析，结果显示，中药材种植种类数最多的是射阳县，种类达 15 种。种植种类数在 10 种以上的还有兴化市、如皋市、东台市、宜兴市、淮安区；4~10 种的有 25 个县（市、区）；2~3 种的有 23 个县（市、区）。此外，有 14 个县域中药材种植种类数仅有 1 种。整体而言，江苏省多数县域的中药材种植种类比较单一。应用 ArcGIS 分析对江苏省各县域中药材种植种类数进行了空间自相关分析，结果显示，各县域中药材种植种类数空间自相关性较弱，在 5% 显著水平上，空间分布呈现分散现象。

（三）江苏省重点中药材生产统计情况

江苏省种植 / 养殖中药材主要有银杏叶 / 白果、菊花、芡实、瓜蒌皮 / 瓜蒌子 / 天花粉、水蛭、蟾酥等 30 余种地产药材。根据 68 个县域的调查数据，分析江苏省重点中药材的种植面积、产量、产值，结果如下。

江苏省作为芡实、苍术、薄荷等中药材的传统道地产区，已形成了“苏芡”“茅苍术”和“苏薄荷”等知名药材。江苏省的菊花、银杏、侧柏叶的种植面积都已经超过了10万亩，产量均达到1万吨以上。菊花在江苏盐城、淮安、连云港、南通等地均有种植，品种主要为杭白菊和杭黄菊，尤以射阳县洋马镇及邻近地区产量较大，约占全国药用菊花总产量的一半。银杏叶/白果在江苏省北部地区大力发展种植，主要集中在邳州市、连云港市、射阳县、灌云县等地区，目前种植面积突破18万亩，产值达7亿元。芡实的品种分南芡和北芡，北芡又称刺芡，花紫色，为野生种，主产于江苏洪泽湖、宝应湖一带，适应性强，分布广泛；南芡又称苏芡，花色分白花、紫花两种，比北芡叶大，紫花芡为早熟品种，白花芡为晚熟品种，南芡主要产于江苏太湖流域一带；芡实的主要适宜产区分布在宿迁南部、淮安北部和中部、盐城西南部、苏州太湖流域和常州部分区域等。栝楼在江苏盐城、淮安、徐州、镇江、常州、无锡等地均有种植，面积达4.5万亩。随着经济的快速发展，江苏传统道地产区动物类中药材野生资源量日益减少，水蛭人工养殖基地多分布于江苏苏南和苏中低洼区域，苏州、宝应等地有一定规模人工养殖，养殖品种以宽体金线蛭 *Whitmania pigra* Whitman（即蚂蟥）为国内水蛭的主流商品。另外，江苏省启东和兴化部分地区还养殖中华大蟾蜍，其耳后腺分泌物华蟾酥毒基和酯蟾毒配基（药典质控指标）含量较高，所产的蟾酥药材质量较优。

第三章

江苏水生、耐盐药用植物资源及发展建议

一、水生、耐盐药用植物资源概述

通过本次“我国水生、耐盐中药资源的合理利用研究”国家公益性行业专项(201407002)研究，调查发现江苏省丰富的沿海滩涂及其海水浸蚀地域形成了独特的耐盐生物区系；江苏省域水网纵横、淡水资源丰沛，孕育形成庞大的水生生物区系。这里蕴藏着类型多元、种群多样的水生、耐盐药用生物资源，为广大民众的生产生活提供了重要保障，为社会经济的可持续发展提供了重要载体。在开展资源调查的基础上，对其资源特点、蕴藏量、资源价值及开发利用状况进行深入分析与挖掘，以期为该地区水生、耐盐中药资源的开发、利用以及保护提供参考，为特色区域经济产业结构优化调整与合理布局提供科学依据。

(一) 水生植物类群与水生药用植物资源

水生植物并非分类学概念，它是生态学范畴的类群界定。随着应用生态学的发展，尤其是湿地生态学的发展，一些具有陆生特征的植物在水生态系统中得到应用和发展，因而人们所理解的水生植物的范围也有所扩展。《高级水生生物学》中对大型水生植物的定义为：水生植物是指依附于水环境、至少部分生殖周期发生在水中或水表面的植物类群；是指除了小型水生植物以外所有水生植物类群，主要包括两大类：水生维管束植物和高等藻类[11]。该定义只是从生理特征上做了阐述，却未能对水生植物所包含的范围进行具体的种类界定。

在应用生态学领域，有很多沼生、湿生植物应用于水生态系统的生态治理。有学者报道滇池草海生态修复工程的植物种类中就有芦苇(*Phragmites australis*)、香蒲(*Typha orientalis*)等类群，它们更常见于水边沿岸带或沼泽地[12]。更多时候，人们所使用的水生植物概念既包括生长在真水域环境中的各类水生植物，还包括沼生植物和湿生植物等具有水生特性的植物类群。

（二）水生植物类型与代表性水生药用植物类群

《中国植被》中的植被分类系统将水生植被与沼生植被视为两个不同的植被型，与中药资源类群关联程度高的是水生植被[13]。水生植被是指生活于水环境中形成的一系列对于水环境的典型适应性特征的植物群落，主要体现在形态结构及其功能上。从形态上来看，由于水体的浮力，水生植物的根系明显退化，多为须根系，其固着、支持作用远不如陆生植物；水生植物的茎，由于生长于水环境，水分易得，不具有陆生植物防止水分蒸发的角质层，其输导组织的维管束都表现出不同程度的退化；在形态上，除了直立茎，还有匍匐茎、根状茎、球茎等；而水生植物的叶，具有挺水、浮水和沉水三种基本形态。

1. 挺水植物（emergent hydrophyte）

根生泥中，下部或基部在水中，茎、叶等光合作用部分暴露在空气中。茎秆一般直立，其维管束发育相对良好，能有效行使疏导作用。该类群有些植物挺水叶、浮水叶、沉水叶均有，如药食两用资源植物莲。该类群植物处于水陆过渡地带，因而叶表现出与陆生植物相似的结构，具有表皮毛、角质层、气孔[14]。如芦竹、莲子草、慈姑等。常见的具有药用价值的挺水植物类群有：禾本科芦苇属、菰属，香蒲科、泽泻科、睡莲科莲属、木贼科、雨久花科、莎草科莎草属和荸荠属、灯心草科等。

2. 浮水植物（floating hydrophyte）

该类群植物又可分为浮叶（floating-leaved）植物和漂浮（free floating）植物两种类型。浮叶植物，通常植株扎根基底，光合作用部分仅叶漂浮于水面或仅其部分叶漂浮于水面。漂浮植物又称完全漂浮植物，是根不着生在底泥中，整个植物体漂浮在水面上的一类浮水植物；这类植物的根通常不发达，体内具有发达的通气组织，或具有膨大的叶柄（气囊），以保证与大气进行气体交换。浮叶植物有浮水叶和沉水叶之分，浮水叶具有背腹两面结构，上表皮有气孔，叶内气室发达。浮叶植物如药用植物芡（*Euryale ferox*）、荇菜（*Nymphoides peltatum*）等。沉入水中的叶为沉水叶，在形态上一般细长，具有吸收水体营养的功能。该类群植物常有细长而柔软的叶柄，这种形态特点，不但可以减少水流引起的机械阻力，而且可以随水位的升降自动卷曲或伸长，使叶片始终保持浮于水面。常见类群有：睡莲科（睡莲属、萍蓬草属、芡实属等）、菱科（菱属）、荇菜科等。

3. 沉水植物（submerged hydrophyte）

大部分沉水植物在生活周期内营养体全部沉没水中，有性繁殖部分可沉水、浮水或挺立于水面，植株扎根基底。常见类群有：眼子菜科、金鱼藻科、水鳖科、茨藻科、水马齿科、小二仙草科（狐尾藻属）、毛茛科（梅花藻属）、轮藻科等。

从水生植物生态角度来看，在同一水体中各生活型的水生植物分布呈一定规律性，即自沿岸带向深水区依次呈现为挺水植物—浮叶植物—漂浮植物—沉水植物各生态类群连续分布状态。从挺水植物、浮叶和漂浮植物到沉水植物，水这一生态因子的作用依次增强。对挺水植物而言，它们分布于水陆过渡地带，气生茎和挺水叶的形态及生理结构与陆生植物表现出很多相似的生态适应特征。

（三）耐盐植物与代表性盐生药用植物资源

耐盐植物是具有较强的抗盐能力，可以在盐渍环境中良好生长的植物。盐生植物基本都是耐盐植物，而耐盐植物却不一定是盐生植物，因为有些植物特别是人工培育的耐盐植物抗盐性强，在盐渍环境中具有较高的生产力，却不一定能完成其生活史。因此，耐盐植物的含义要比盐生植物大。但实际应用中，两者有时也没有十分严格的区别。

文献记录表明，当今世界上分布有盐生植物类群6 000余种[15]。据中国科学家调查记录，目前我国耐盐碱植物种类有500余种[16]。因此，中国耐盐碱植物资源在世界该类植物类群中占有重要地位。一般将中国耐盐碱植物资源分为八大分布区，包括内陆盆地极端干旱盐渍土分布区、内陆盆地干旱盐渍土分布区、宁蒙高原干旱盐渍土分布区、东北平原半干旱半湿润盐渍土分布区、黄淮海平原半干旱半湿润盐渍土分布区、滨海盐渍土分布区、西藏高原高寒和干旱盐渍土分布区、热带滨海盐渍化沼泽分布区[17]。

1. 耐盐植物的分类

根据植物的耐盐程度分为4级：

特耐盐植物：能够在土壤含盐量超过0.6%范围内正常生长的植物。

强耐盐植物：在含盐量为0.4%~0.6%范围内正常生长的植物。

中度耐盐植物：在含盐量为0.2%~0.4%范围内正常生长的植物。

轻度耐盐植物：在含盐量为0.1%~0.2%范围内正常生长的植物。

特耐盐植物和强耐盐植物具有适应沿海地区盐土环境的能力，在江苏沿海地区乃至我国盐渍化区域呈点状分布。因此，保护和发展强耐盐植物和特耐盐植物是沿海滩涂生态修复和特色生态景观产业发展的需要，少数药用植物类群也在此环境中分布。

2. 江苏区域耐盐植物类群与代表性药用植物资源（表2-3-1）

在江苏地区耐盐植物研究中，我国著名生态学家、南京大学仲崇信先生从美国引进耐盐植物大米草，并在江苏沿海试种成功，用于防洪固堤、围海造地、扩大粮食和耐盐药用植物的种植面积[18]。先后研究和引进了具有可在盐碱地生长、改良盐土、产生经济效益的互花米草、三角叶滨藜、海滨锦葵、紫花苜蓿等多个耐盐优良品种，并在江苏省射阳、东台、大丰等地开展了生态盐土农业的种植。

近二十年，江苏省大力推动沿海开发，积极倡导发展盐土农业，除从国外引进北美海蓬子、海滨锦葵、三角叶滨藜、黄秋葵等经济物种外，还在国内引种及推广了盐角草、蓖麻、碱蓬、菊芋、菊苣等[19]。代表性的适生药用植物类群有：薄荷、茵陈蒿、枸杞、薏苡、知母、罗布麻、马齿苋等[20]。

当前我国耐盐植物资源类群的保护措施有以下几个途径[21]：

(1)建立盐生植物园,如山东东营建立的盐生植物园、天津滨海的盐碱植物科技园等;针对耐盐碱植物建设专类科技园区,包括耐盐碱植物园、科学研究基地、耐盐碱植物的繁殖基地与示范基地。

(2)建立耐盐碱植物种质基因库,天津滨海建立的耐盐碱植物种质资源基因库已经收集约 160 种种质基因。

(3)建立以盐生植物为重点的自然保护区,如我国的红树林自然保护区(海南省 2 红树林自然保护区)等。

表 2-3-1 江苏地区代表性耐盐植物耐盐碱特征信息表

植物名称	江苏适宜分布区域	耐盐碱程度	
		pH 值	含盐量 /%
盐地碱蓬	沿海滩涂	8.5~10.0	2
柽柳	沿海滩涂	8~10	2
费菜	沿海滩涂、黄泛平原丘陵地区	8.5	1.2
单叶蔓荆	沿海滩涂	7.5~8.5	1.0
罗布麻	沿海滩涂、黄泛平原丘陵地区	7.8~9.4	1.0
白刺	沿海滩涂	8~10	0.8
二色补血草	沿海滩涂	10.5	0.6~0.8
菊苣	沿海滩涂	5.5~8.5	0.78
马齿苋	沿海滩涂、黄泛平原丘陵地区	7.8~8.5	0.3~0.7
马蔺	沿海滩涂、黄泛平原丘陵地区	7.9~8.8	0.7
盐角草	沿海滩涂	适应范围广	0.5~0.65
耐盐玫瑰	沿海滩涂、黄泛平原丘陵地区	7.5~9	0.6
海滨锦葵	沿海滩涂	7.5~9	0.6
楝树	黄泛平原丘陵地区	6.5~10	0.3~0.6
千屈菜	沿海滩涂、黄泛平原丘陵地区	7.5~9.5	0.5
侧柏	黄泛平原丘陵地区	适应范围广	0.3~0.5
构树	黄泛平原丘陵地区	适应范围广	0.3~0.4
枸杞	沿海滩涂、黄泛平原丘陵地区	8~10	0.4
紫穗槐	沿海滩涂	8~9	0.4
菊花	沿海滩涂、黄泛平原丘陵地区	7.5~8.5	0.2~0.4
剑麻	沿海滩涂、黄泛平原丘陵地区	6~7.5	0.35
紫花苜蓿	沿海滩涂、黄泛平原丘陵地区	6.5~8	0.3
美国凌霄	黄泛平原丘陵地区	8.5~10	0.2~0.3

二、江苏水生、耐盐药用植物资源生态区域与资源种类

水生、耐盐药用植物资源分布的生态环境主要为湖泊、河流、沼泽等淡水水域及其洲滩地区、沿海滩涂地区，这些区域从生态属性来看，均属于湿地生态系统范畴。江苏是我国海岸滩涂资源较为丰富的省份，且大部分是属于淤涨型滩涂[22]，水生、耐盐药用植物资源较为丰富，是江苏极富地域生态特点的优势药材种类，了解和掌握江苏中药资源普查区域淡水水域及海岸滩涂药用生物资源种类构成、生境特点、分布情况、蕴藏量、药材生产历史与现状等，为江苏乃至全国此类生态条件下发展特色水生、耐盐药材提供借鉴，为该特殊区域药用资源的保护利用提供参考，为该类特色药用资源品种的产业布局提供背景依据，也可为我国沿海区域农业产业结构调整科学决策提供科学依据。

（一）江苏省水生、耐盐药用植物资源生态区域背景概况

江苏跨江滨海，平原辽阔，水网密布，湖泊众多。省内海岸线长 954km，长江横穿东西 425km，京杭大运河纵贯南北 718km。有淮、沂、沭、泗、秦淮河、苏北灌溉总渠等大小河流 2 900 多条。全国五大淡水湖，江苏得其二[23]，太湖居第三，洪泽湖居第四，此外还有高邮湖、邵伯湖、骆马湖、微山湖等大小湖泊 290 多个，其中面积 50km^2 以上的湖泊 12 个，水域面积达 17%，比例居全国首位。平原面积占 69%，由黄淮平原、江淮平原、滨海平原和长江三角洲平原组成。同时，江苏人口稠密，经济发达，土地利用率高，尤其伴随着多年持续的经济高速增长和进展迅速的城镇化进程，江苏境内的自然景观已发生了较大的变化。江苏平原及丘陵地区土地增值迅速，土地开发利用率较高；淡水水域围网养殖业发展迅速，湖泊、河流堤岸化程度较高；沿海滩涂围垦改造工作推进较快，区域内鱼塘、良田面积不断扩大。按照第四次全国中药资源普查技术规范要求，由于江苏生态环境的较大变化及生态区域特点，项目组在调查方案的制订和实施中面临诸多困难。

（二）江苏省水生、耐盐药用植物资源种类及群落特征

江苏是我国海岸线最长的省份，沿海滩涂资源十分丰富，且大部分是属于淤涨型滩涂，有利于培育和发展耐盐性药用植物资源。江苏省域湖泊众多，水生、耐盐药用植物资源类型多样、蕴藏量大，独特的生态环境是特色生物进化、繁育、生活的理想场所，为特色药用生物资源的保护提供了隐蔽之所，为特色资源经济的战略规划和产业布局奠定了基础。

水生、耐盐类药用植物所处生长环境独特，为掌握本地资料，江苏中药资源普查区域覆盖了江苏沿海滩涂全部县（市、区），以及省内主要湖泊、湿地周边的（市、区）。调查结果分析表明，江苏区域水生药用植物 220 种，耐盐药用植物 116 种[25]。其中不乏一些常用、

重要的中药品种，如芡实、荷叶、三棱、蒲黄、泽泻、灯心草、芦根、香附、半夏、黄蜀葵、金银花、菊花、蒲公英、益母草、蔓荆子、苏薄荷、罗布麻叶、白首乌、白茅根、牛蒡、板蓝根、黄花蒿、浙贝母、玫瑰、香橼、瓜蒌、延胡索等。这些特色药用品种的产业布局，在江苏区域农业产业结构调整及乡村振兴中发挥了重要作用[26]。江苏省水生、耐盐药用植物主要品种目录见表 2-3-2。

表 2-3-2 江苏省水生、耐盐药用植物主要品种目录

序号	植物名	植物拉丁名	科名	属名
1	矮蒿	*Artemisia lancea* Vant.	菊科	蒿属
2	白车轴草	*Trifolium repens* L.	豆科	车轴草属
3	白花碎米荠	*Cardamine leucantha*（Tausch）O. E. Schulz	十字花科	碎米荠属
4	白及	*Bletilla striata*（Thunb.）Rchb. f.	兰科	白及属
5	白茅	*Imperata cylindrica*（L.）Beauv. var. *major*（Nees）C. E. Hubb. ex Hubb et Vaughan	禾本科	白茅属
6	半边莲	*Lobelia chinensis* Lour.	桔梗科	半边莲属
7	半枝莲	*Scutellaria barbata* D. Don	唇形科	黄芩属
8	棒头草	*Polypogon fugax* Nees ex Steud.	禾本科	棒头草属
9	北水苦荬	*Veronica anagallis-aquatica* L.	玄参科	婆婆纳属
10	篦齿眼子菜	*Potamogeton pectinatus* L.	眼子菜科	眼子菜属
11	扁秆藨草	*Scirpus planiculmis* Fr. Schmidt	莎草科	藨草属
12	扁茎灯心草	*Juncus compressus* Jacq.	灯心草科	灯心草属
13	蚕茧草	*Polygonum japonicum* Meissn.	蓼科	蓼属
14	藏菖蒲	*Acorus calamus* L.	天南星科	菖蒲属
15	菖蒲	*Acorus calamus* L.	天南星科	菖蒲属
16	朝鲜附地菜	*Trigonotis coreana* Nakai	紫草科	附地菜属
17	车前	*Plantago asiatica* L.	车前科	车前属
18	扯根菜	*Penthorum chinense* Pursh	虎耳草科	扯根菜属
19	翅茎灯心草	*Juncus alatus* Franch. et Sav.	灯心草科	灯心草属
20	垂穗薹草	*Carex brachyanthera* Ohwi	莎草科	薹草属
21	春蓼	*Polygonum persicaria* L.	蓼科	蓼属
22	刺蓼	*Polygonum senticosum*（Meissn.）Franch. et Sav.	蓼科	蓼属
23	葱	*Allium fistulosum* L.	百合科	葱属
24	葱莲	*Zephyranthes candida*（Lindl.）Herb.	石蒜科	葱莲属
25	大麻叶泽兰	*Eupatorium cannabinum* L.	菊科	泽兰属
26	大米草	*Spartina anglica* Hubb.	禾本科	大米草属
27	弹刀子菜	*Mazus stachydifolius*（Turcz.）Maxim.	玄参科	通泉草属

续表

序号	植物名	植物拉丁名	科名	属名
28	弹裂碎米荠	*Cardamine impatiens* L.	十字花科	碎米荠属
29	稻槎菜	*Lapsana apogonoides* Maxim.	菊科	稻槎菜属
30	灯心草	*Juncus effuses* L.	灯心草科	灯心草属
31	荻	*Miscanthus sacchariflorus* (Maxim.) Benth. & Hook. f. ex Franch.	禾本科	芒属
32	地耳草	*Hypericum japonicum* Thunb. ex Murray	藤黄科	金丝桃属
33	地钱	*Marchantia polymorpha* L.	地钱科	地钱属
34	地笋	*Lycopus lucidus* Turcz. var. *hirtus* Regel	唇形科	地笋属
35	地榆	*Sanguisorba officinalis* L.	蔷薇科	地榆属
36	点地梅	*Androsace umbellata* (Lour.) Merr.	报春花科	点地梅属
37	丁香蓼	*Ludwigia prostrata* Roxb.	柳叶菜科	丁香蓼属
38	东方香蒲	*Typha orientalis* Presl	香蒲科	香蒲属
39	豆瓣菜	*Nasturtium officinale* R. Br.	十字花科	豆瓣菜
40	短尖飘拂草	*Fimbristylis makinoana* Ohwi	莎草科	飘拂草属
41	多花地杨梅	*Luzula multiflora* (Ehrh.) Lej.	灯心草科	地杨梅属
42	鹅观草	*Roegneria kamoji* Ohwi	禾本科	鹅观草属
43	风花菜	*Rorippa globosa* (Turcz.) Hayek	十字花科	蔊菜属
44	浮萍	*Lemna minor* L.	浮萍科	浮萍属
45	复序飘拂草	*Fimbristylis bisumbellata* (Forsk.) Bubani	莎草科	飘拂草属
46	杠板归	*Polygonum perfoliatum* L.	蓼科	蓼属
47	狗筋蔓	*Cucubalus baccifer* L.	石竹科	狗筋蔓属
48	狗尾草	*Setaria faberii* Herrm.	禾本科	狗尾草属
49	广布野豌豆	*Vicia cracca* L.	豆科	野豌豆属
50	广州蔊菜	*Rorippa cantoniensis* (Lour.) Ohwi	十字花科	蔊菜属
51	鬼蜡烛	*Phleum paniculatum* Huds.	禾本科	梯牧草属
52	过路黄	*Lysimachia christinae* Hance	报春花科	珍珠菜属
53	海三棱藨草（杂种）	*Scirpus mariqueter* Tang & F. T. Wang	莎草科	藨草属
54	韩信草	*Scutellaria indica* L.	唇形科	黄芩属
55	蔊菜	*Rorippa indica* (L.) Hiern	十字花科	蔊菜属
56	合萌	*Aeschynomene indica* L.	豆科	合萌属
57	黑三棱	*Sparganium stoloniferum* Buch.-Ham.	黑三棱科	黑三棱属
58	红根草	*Lysimachia fortunei* Maxim.	报春花科	珍珠菜属
59	红蓼	*Polygonum orientale* L.	蓼科	蓼属

续表

序号	植物名	植物拉丁名	科名	属名
60	葫芦藓	*Funaria hygrometrica* Hedw.	葫芦藓科	葫芦藓属
61	虎耳草	*Saxifraga stolonifera* Curt.	虎耳草科	虎耳草属
62	虎尾草	*Lysimachia barystachys* Bunge	报春花科	珍珠菜属
63	黄花菜	*Hemerocallis citrina* Baroni	百合科	萱草属
64	黄花水龙	*Ludwigia peploides* subsp. *stipulacea*（Ohwi）Raven	柳叶菜科	丁香蓼属
65	茴茴蒜	*Ranunculus chinensis* Bunge	毛茛科	毛茛属
66	藿香	*Agastache rugosa*（Fisch. & C. A. Mey.）Kuntze	唇形科	藿香属
67	鸡冠眼子菜	*Potamogeton cristatus* Regel et Maack	眼子菜科*	眼子菜属
68	蕺菜	*Houttuynia cordata* Thunb.	三白草科	蕺菜属
69	假柳叶菜	*Ludwigia epilobioides* Maxim.	柳叶菜科	丁香蓼属
70	箭叶蓼	*Polygonum sieboldii* Meissn.	蓼科	蓼属
71	江南卷柏	*Selaginella moellendorffii* Hieron.	卷柏科	卷柏属
72	江苏薹草	*Carex kiangsuensis* Kük.	莎草科	薹草属
73	节节草	*Hippochaete ramosissima*（Desf.）Boerner	木贼科	木贼属
74	金发藓	*Polytrichum commune* L. ex Hedw.	金发藓科	金发藓属
75	金色狗尾草	*Setaria glauca*（L.）Beauv.	禾本科	狗尾草属
76	金银忍冬	*Lonicera maackii*（Rupr.）Maxim.	忍冬科	忍冬属
77	金鱼藻	*Ceratophyllum demersum* L.	金鱼藻科	金鱼藻属
78	金爪儿	*Lysimachia grammica* Hance	报春花科	珍珠菜属
79	堇菜	*Viola verecunda* A. Gray	堇菜科	堇菜属
80	荆三棱	*Scirpus yagara* Ohwi	莎草科	藨草属
81	井栏边草	*Pteris multifida* Poir.	凤尾蕨科	凤尾蕨属
82	蕨	*Pteridium aquilinum*（L.）Kuhn var. *latiusculum*（Desv.）Underw. ex Heller	蕨科	蕨属
83	狼把草	*Bidens tripartita* L.	菊科	鬼针草属
84	老鹳草	*Geranium wilfordii* Maxim.	牻牛儿苗科	老鹳草属
85	冷水花	*Pilea notata* C. H. Wright	荨麻科	冷水花属
86	鳢肠	*Eclipta prostrata*（L.）L.	菊科	鳢肠属
87	荔枝草	*Salvia plebeia* R. Br.	唇形科	鼠尾草属
88	莲	*Nelumbo nucifera* Gaertn.	睡莲科	莲属
89	林泽兰	*Eupatorium lindleyanum* DC.	菊科	泽兰属
90	林泽兰（原变种）	*Eupatorium lindleyanum* DC. var. *lindleyanum*	菊科	泽兰属

续表

序号	植物名	植物拉丁名	科名	属名
91	临时救	*Lysimachia congestiflora* Hemsl.	报春花科	珍珠菜属
92	柳叶菜	*Epilobium hirsutum* L.	柳叶菜科	柳叶菜属
93	芦竹	*Arundo donax* L.	禾本科	芦竹属
94	轮叶过路黄	*Lysimachia klattiana* Hance	报春花科	珍珠菜属
95	络石	*Trachelospermum jasminoides*（Lindl.）Lem.	夹竹桃科	络石属
96	马唐	*Digitaria sanguinalis*（L.）Scop.	禾本科	马唐属
97	满山红	*Rhododendron mariesii* Hemsl. et Wils.	杜鹃花科	杜鹃属
98	芒萁	*Dicranopteris pedata*（Houtt.）Nakaike	里白科	芒萁属
99	毛茛	*Ranunculus japonicus* Thunb.	毛茛科	毛茛属
100	美洲凌霄	*Campsis radicans*（L.）Seem.	紫葳科	凌霄属
101	绵毛酸模叶蓼	*Polygonum lapathifolium* var. *salicifolia*（Sibth.）Miyabe	蓼科	蓼属
102	陌上菜	*Lindernia procumbens*（Krock.）Philcox	玄参科	母草属
103	母草	*Lindernia crustacea*（L.）F. Muell	玄参科	母草属
104	泥胡菜	*Hemisteptia lyrata*（Bunge）Bunge	菊科	泥胡菜属
105	蓬子菜	*Galium verum* L.	茜草科	拉拉藤属
106	披针薹草	*Carex lancifolia* C. B. Clarke	莎草科	薹草属
107	平车前	*Plantago depressa* Willd.	车前科	车前属
108	破铜钱	*Hydrocotyle sibthorpioides* var. *batrachium*（Hance）Hand.-Mazz. ex Shan	伞形科	天胡荽属
109	漆姑草	*Sagina japonica*（Sw.）Ohwi	石竹科	漆姑草属
110	千金子	*Leptochloa chinensis*（L.）Ness	禾本科	千金子属
111	千屈菜	*Lythrum salicaria* L.	千屈菜科	千屈菜属
112	芡	*Euryale ferox* Salisb. ex K. D. Koenig & Sims	睡莲科	芡属
113	青绿薹草	*Carex breviculmis* R. Br.	莎草科	薹草属
114	求米草	*Oplismenus undulatifolius*（Arduino）Beauv.	禾本科	求米草属
115	球穗扁莎	*Pycreus globosus*（All.）Reichb.	莎草科	扁莎属
116	雀稗	*Paspalum thunbergii* Kunth ex Steud.	禾本科	雀稗属
117	三白草	*Saururus chinensis*（Lour.）Baill.	三白草科	三白草属
118	蛇床	*Cnidium monnieri*（L.）Cuss.	伞形科	蛇床属
119	射干	*Belamcanda chinensis*（L.）Redouté	鸢尾科	射干属
120	石菖蒲	*Acorus tatarinowii* Schott	天南星科	菖蒲属
121	石龙芮	*Ranunculus sceleratus* L.	毛茛科	毛茛属
122	石荠苎	*Mosla scabra*（Thunb.）C. Y. Wu & H. W. Li	唇形科	石荠苎属

续表

序号	植物名	植物拉丁名	科名	属名
123	绶草	*Spiranthes sinensis* (Pers.) Ames	兰科	绶草属
124	水鳖	*Hydrocharis dubia* (Bl.) Backer	水鳖科	水鳖属
125	水葱	*Schoenoplectus tabernaemontani* (C. C. Gmel.) Palla	莎草科	藨草属
126	水苦荬	*Veronica undulata* Wall.	玄参科	婆婆纳属
127	水蓼	*Polygonum hydropiper* L.	蓼科	蓼属
128	水芹	*Oenanthe javanica* (Bl.) DC.	伞形科	水芹属
129	水苏	*Stachys japonica* Miq.	唇形科	水苏属
130	水蓑衣	*Hygrophila salicifolia* (Vahl) Nees	爵床科	水衰衣属
131	水竹叶	*Murdannia triquetra* (Wall.) Bruckn.	鸭跖草科	水竹叶属
132	水烛	*Typha angustifolia* L.	香蒲科	香蒲属
133	四角矮菱(变种)	*Trapa quadrispinosa* Roxb.	菱科	菱属
134	酸模	*Rumex acetosa* L.	蓼科	酸模属
135	酸模叶蓼	*Polygonum lapathifolium* L.	蓼科	蓼属
136	碎米荠	*Cardamine hirsuta* L.	十字花科	碎米荠属
137	碎米莎草	*Cyperus iria* L.	莎草科	莎草属
138	穗状狐尾藻	*Myriophyllum spicatum* L.	小二仙草科	狐尾藻属
139	天胡荽	*Hydrocotyle sibthorpioides* Lam.	伞形科	天胡荽属
140	条穗薹草	*Carex nemostachys* Steud.	莎草科	薹草属
141	铁角蕨	*Asplenium trichomanes* L.	铁角蕨科	铁角蕨属
142	铁苋菜	*Acalypha australis* L.	大戟科	铁苋菜属
143	通奶草	*Euphorbia hypericifolia* L.	大戟科	大戟属
144	通泉草	*Mazus pumilus* (Burm. f.) Steenis	玄参科	通泉草属
145	透茎冷水花	*Pilea pumila* (L.) A. Gray	荨麻科	冷水花属
146	瓦韦	*Lepisorus thunbergianus* (Kaulf.) Ching	水龙骨科	瓦韦属
147	弯曲碎米荠	*Cardamine flexuosa* With.	十字花科	碎米荠属
148	蚊母草	*Veronica peregrina* L.	玄参科	婆婆纲属
149	问荆	*Equisetum arvense* L.	木贼科	木贼属
150	无瓣蔊菜	*Rorippa dubia* (Pers.) Hara	十字花科	蔊菜属
151	无喙囊薹草	*Carex davidii* Franch.	莎草科	薹草属
152	蜈蚣草	*Pteris vittata* L.	凤尾蕨科	凤尾蕨属
153	西来稗	*Echinochloa crusgalli* (L.) Beauv. var. *zelayensis* (H. B. K.) Hitchc.	禾本科	稗属
154	喜旱莲子草	*Alternanthera philoxeroides* (Mart.) Griseb.	苋科	莲子草属

续表

序号	植物名	植物拉丁名	科名	属名
155	细叶旱芹	*Apium leptophyllum* (Pers.) F. Muell.	伞形科	芹属
156	细叶韭	*Allium tenuissimum* L.	百合科	葱属
157	狭叶珍珠菜	*Lysimachia pentapetala* Bunge.	报春花科	珍珠菜属
158	仙台薹草	*Carex sendaica* Franch.	莎草科	薹草属
159	香附子	*Cyperus rotundus* L.	莎草科	莎草属
160	香附子(变种)	*Cyperus rotundus* L. var. *rotundus*	莎草科	莎草属
161	香根芹	*Osmorhiza aristata* (Thunb.) Makino et Yabe	伞形科	香根芹属
162	香蓼	*Polygonum viscosum* Buch.-Ham. ex D. Don	蓼科	蓼属
163	香蒲	*Typha orientalis* C. Presl	香蒲科	香蒲属
164	小二仙草	*Haloragis micrantha* (Thunb.) R. Br. ex Sieb. et Zucc.	小二仙草科	小二仙草属
165	小毛茛	*Ranunculus ternatus* Thunb.	毛茛科	毛茛属
166	小茄	*Lysimachia japonica* Thunb.	报春花科	珍珠菜属
167	小鱼仙草	*Mosla dianthera* (Buch.-Ham.) Maxim.	唇形科	石荠苎属
168	荇菜	*Nymphoides peltatum* (Gmel.) O. Kuntze	龙胆科	荇菜属
169	玄参	*Scrophularia ningpoensis* Hemsl.	玄参科	玄参属
170	鸭舌草	*Monochoria vaginalis* (Burm. f.) Presl	雨久花科	雨久花属
171	鸭跖草	*Commelina communis* L.	鸭跖草科	鸭跖草属
172	雅致针毛蕨	*Macrothelypteris oligophlebia* (Baker) Ching var. *elegans* (Koidz.) Ching	金星蕨科	针毛蕨属
173	延羽卵果蕨	*Phegopteris decursive-pinnata* (H. C. Hall) Fée	金星蕨科	卵果蕨属
174	扬子毛茛	*Ranunculus sieboldii* Miq.	毛茛科	毛茛属
175	野艾蒿	*Artemisia lavandulaefolia* DC.	菊科	蒿属
176	野慈姑	*Sagittaria trifolia* L.	泽泻科	慈姑属
177	野大豆	*Glycine soja* Sieb. et Zucc.	豆科	大豆属
178	野灯心草	*Juncus setchuensis* Buchen.	灯心草科	灯心草属
179	野菱	*Trapa incisa* Sieb. & Zucc. var. *quadricaudata* Glück	菱科	菱属
180	异型莎草	*Cyperus difformis* L.	莎草科	莎草属
181	异叶泽兰	*Eupatorium heterophyllum* DC.	菊科	泽兰属
182	薏米	*Coix lacryma-jobi* L. var. *ma-yuen* (Roman.) Stapf	禾本科	薏苡属
183	薏苡(原变种)	*Coix lacryma-jobi* L.	禾本科	薏苡属
184	翼果薹草	*Carex neurocarpa* Maxim.	莎草科	薹草属
185	阴地蕨	*Botrychium ternatum* (Thunb.) Sw.	阴地蕨科	阴地蕨属
186	禺毛茛	*Ranunculus cantoniensis* DC.	毛茛科	毛茛属

续表

序号	植物名	植物拉丁名	科名	属名
187	愉悦蓼	*Polygonum jucundum* Meissn.	蓼科	蓼属
188	羽毛荸荠	*Heleocharis wichurae* Boeckeler	莎草科	荸荠属
189	鸢尾	*Iris tectorum* Maxim.	鸢尾科	鸢尾属
190	早落通泉草	*Mazus caducifer* Hance	玄参科	通泉草属
191	早熟禾	*Poa annua* L.	禾本科	早熟禾属
192	泽芹	*Sium suave* Walter	伞形科	泽芹属
193	泽泻	*Alisma orientalis*(Sam.)Juzep.	泽泻科	泽泻属
194	泽珍珠菜	*Lysimachia candida* Lindl.	报春花科	珍珠菜属
195	窄叶泽泻	*Alisma canaliculatum* A. Braun et Bouche	泽泻科	泽泻属
196	长苞谷精草	*Eriocaulon decemflorum* Maxim.	谷精草科	谷精草属
197	长梗薹草	*Carex glossostigma* Hand.-Mazz.	莎草科	薹草属
198	长颈薹草	*Carex rhyncophora* Franch.	莎草科	薹草属
199	长芒棒头草	*Polypogon monspeliensis*(Linn.)Desf.	禾本科	棒头草属
200	长穗飘拂草	*Fimbristylis longispica* Steud.	莎草科	飘拂草属
201	长叶地榆	*Sanguisorba officinalis* var. *longifolia*(Bertol.)T. T. Yü et C. L. Li	蔷薇科	地榆属
202	长鬃蓼	*Polygonum longisetum* De Bruyn	蓼科	蓼属
203	沼生蔊菜	*Rorippa islandica*(Oed.)Borb.	十字花科	蔊菜属
204	中华介蕨	*Dryoathyrium chinense* Ching	蹄盖蕨科	介蕨属
205	皱果薹草	*Carex dispalata* Boott ex A. Gray	莎草科	薹草属
206	皱果苋	*Amaranthus viridis* L.	苋科	苋属
207	皱叶狗尾草	*Setar plicata*(Lam.)T. Cooke	禾本科	狗尾草属
208	竹叶茅	*Microstegium nudum*(Trin.)A. Camus	禾本科	莠竹属
209	紫露草	*Tradescantia virginiana* L.	鸭跖草科	紫万年青属
210	紫马唐	*Digitaria violascens* Link	禾本科	马唐属
211	紫萍	*Spirodela polyrrhiza*(L.)Schleid.	浮萍科	紫萍属
212	紫萁	*Osmunda japonica* Thunb.	紫萁科	紫萁属
213	棕边鳞毛蕨	*Dryopteris sacrosancta* Koidz.	鳞毛蕨科	鳞毛蕨属
214	菹草	*Potamogeton crispus* L.	眼子菜科	眼子菜属
215	芦苇	*Phragmites communis* Trin.	禾本科	芦苇属
216	齿果酸模	*Rumex dentatus* L.	蓼科	酸模属
217	丛枝蓼	*Polygonum posumbu* Buch.-Ham. ex D. Don	蓼科	蓼属
218	羊蹄	*Rumex japonicus* Houtt.	蓼科	酸模属

三、江苏代表性水生、耐盐药用植物资源品种发展建议

江苏省拥有我国最长的海岸线和丰富的滩涂资源，加之湖泊众多，淡水资源丰沛，生态环境独特，孕育着门类众多、品种繁盛的水生、耐盐特色中药资源，是江苏极富地域生态特点的优势药材资源种类。调查结果表明，江苏区域水生药用植物 220 种，耐盐药用植物 116 种[22]，其中大宗道地药材品种有：芡实、荷叶、三棱、蒲黄、泽泻、灯心草、芦根、香附、半夏、黄蜀葵、地骨皮、金银花、菊花、蒲公英、益母草、蔓荆子、苏薄荷、罗布麻叶、白首乌、女贞子、白茅根、浙贝母、瓜蒌等。因地制宜，选择适宜发展的特色药用品种进行合理规划和生物医药产业布局，将会为江苏区域优化农村产业结构，发展特色药用生物资源产业，促进区域性康养产业发展和改善当地的经济社会和生态面貌发挥重要作用。

（一）水生药用植物资源适宜生产品种及发展建议

根据江苏水生、耐盐药用植物资源分布和生产的特点，确立江苏水生、耐盐药用植物资源生产发展战略的指导思想：以科技创新、组织创新、机制创新为手段，遵循因地制宜、利用优势、农药兼顾、多功能开发的原则，协同创新，聚集企业、技术、资源生产优势，形成独具特色的水生、耐盐中药产业布局，依托产业推进水生、耐盐药材生产规范化，立足江苏，面向全国，打造苏产水生、耐盐药材品牌，使江苏水生、耐盐中药走向世界。

1. 通过建立中药资源保护和合理开发利用相协调的生产发展机制，促进生产水生、耐盐药用植物资源的持续发展

中药资源的保护和合理开发利用机制，是从资源保护和开发利用两个方面寻求控制资源数量的结合点，其核心是保持水生、耐盐药用植物资源自身的繁殖能力，达到资源的持续发展。

(1) 对于江苏道地和大宗水生、耐盐药材品种，不仅对那些日趋稀少、濒危的中药品种资源采取就地保护和迁地保护两种主要形式，建立保护区和品种园，使品种资源得到保护，还应该采取野生转家种（养）的办法，使资源量得到增加，对临床用量较多而又紧缺的大宗水生、耐盐药材资源，有计划地进行引种和试种，以迁地保护的形式为就地药材生产提供种源。

(2) 对于野生水生、耐盐药用植物资源的利用，坚持采收量不能超过自然增长能力的保护性采收措施，以保证中药资源的持续利用。对家种（养）药材品种的生产，应根据因地制宜的原则，在适宜区进行适时适地栽培生产，并采取与品种相适应的技术、农艺等措施，达到“栽培一种、成功一种，发展一块、成功一块”。尤为重要的是结合药材资源品种本身的生态特性，采用相应的技术、工艺，甚至采取生物技术手段，最终实现产量和品质的显著提高，推动药材生产的稳定发展。

2. 通过中药资源生产的科技创新，推行规范化生产，形成药材生产的优势

（1）历史上江苏一些道地水生、耐盐药材，具有明显的质量优势，而当今在栽培技术迅速发展和提高的市场经济条件下，药材的质量优势更是市场竞争力的关键。一方面，通过科技创新，根据区域的环境条件和资源优势以及品种的特性，科学地运用各种配套的先进技术，形成一整套各种水生、耐盐药用植物资源生产的技术体系，包括品种培育、质量监控、生产栽培和采收等，使水生、耐盐药材的生产质量达到较高水平。而这一套技术体系的形成，应在继承和发扬传统技术精华的基础上，充分总结形成以现代技术为主要内涵的规范化栽培技术模式。另一方面，对于江苏在全国历史上有优势地位的品种，目前又具有一定生产规模，较为紧缺的大宗药材品种如芡实、水蛭、蟾酥等，要参照国家在其他地区建设的 GAP 基地或通过制药企业提出的要求，打造江苏水生、耐盐药材品牌，逐步开展规范化生产，以保证药材质量，赢得市场，赢得销路，从而形成江苏水生药材生产的质量优势。

（2）通过建立信息市场网络，开拓国内外流通渠道，保证药材生产的稳定发展，打造江苏水生、耐盐药材品牌。水生、耐盐药材极具独特性，易于打造品牌。可以结合各水生、耐盐药材品种自身特点，深挖内涵、凝聚特色，通过国家地理标志认证、有机及绿色食品认证，打造一批知名品牌。在药材生产发展的同时，必须立足于品牌建设，掌握国内外的信息和销售动向，要通过建立信息市场网络，全面掌握国内外的信息变化，赢得生产的主动权。流通渠道的开拓，首先是要利用大中型制药加工企业或集团在省内建立生产基地，或是通过合同形式挂钩生产，形成药材生产和制药加工的直通渠道；其次，要充分利用农民药材流通经纪人的纽带作用，开拓药材销售空间；再次，要重视市场建设和医药公司药材收购系统的建设，对一些特殊的药材品种应在大中城市设立国内外的贸易窗口，从而形成有序的药材销售体系，促进药材生产的发展。

3. 江苏重点发展的水生药用生物资源品种

（1）芡 *Euryale ferox* Salisb.

为睡莲科植物，其干燥成熟果仁入药为芡实，是药食两用中药。江苏是常用中药芡实的道地产区，栽培芡实的历史悠久，其以颗粒饱满、粉性足、色白而闻名[27]。品种分为“北芡”和“南芡”，北芡多为药用，南芡多作为食品使用。主产于扬州、淮阴、徐州、苏州、洪泽、盱眙、泗洪、宝应、高邮。

扬州宝应、高邮等湖荡地区所产芡实为北芡，总产量在 25t 以上，其中主产县宝应县集中产于安宜镇和氾水镇，种植面积在 3 000 亩以上，产量在 20t 以上，高邮在 5t 以上。苏州所产“南芡”更是闻名，历来是苏州的出口商品，苏州市郊常年种植芡 3 000~4 000 亩，年产芡实 100t 以上。由于农村产业结构调整和苏州工业园区的发展，目前南芡产区已经很小。但淮安车桥镇已种植芡 25 000 亩，车桥芡实综合加工暨贸易中心初具规模，为芡产业的发展奠定了很好的基础。

芡实是国家卫生健康委规定的常用药食两用品种，除药用外，还是酿酒、加工副食的原料。还可生产保健食品，也是出口创汇的品种之一。芡实植物资源是江苏水乡重要的经济作物，也是未来中药大健康产业区域性特色品种。该品种的品质提升及综合利用被列为国家“十二五”重点研究计划项目，吴啟南教授团队对其进行了深入系统的研究和资源化利用开发，具有扎实的工作基础，建议加快成果转化，服务于芡实资源产业的提质增效和绿色发展。

（2）莲 *Nelumbo nucifera* Gaertn.

为睡莲科植物，全身是宝，植物根、茎、叶、花、果实、种子等均可药用或食用，形成莲藕、藕节、荷梗、荷叶、荷花、莲须、莲房、莲子皮、莲子、莲子心等药材或食物。在中医传统应用中，莲具有解热、镇静、止泻和止血等功效。莲各部位主要含有生物碱和黄酮类化合物，现代药理学研究表明莲具有调脂减肥、降血糖、抗氧化、抗病毒、抑菌抗炎、抗焦虑和抗抑郁等作用。

莲在我国各地均有栽培，江苏省内宝应湖、大纵湖、白马湖等地栽培面积较大。莲子、荷叶已列入国家卫生健康委员会公布的药食两用中药名单和可用于保健食品的中药名单中。以荷叶为主要成分的降脂减肥食疗制品和药物越来越多，主要用于防治冠心病、动脉粥样硬化及高脂血症。莲作为食品有很多形式，也深受人们的喜欢。莲藕汁饮料也是目前国内工业化生产较多的产品。其他具有地方特色的莲藕制品还有很多。

根据江苏省区划分析发现，莲在全省内都适宜种植。莲全身都是宝，具有很好的开发价值和商业价值。此外，对莲产业化过程中废弃物的资源化利用研究，为莲产业健康可持续发展提供了强有力的科技支撑。

（3）水烛香蒲（狭叶香蒲）*Typha angustifolia* L.

为香蒲科植物，其花粉入药为蒲黄药材。在本省分布东方香蒲 *Typha orientalis* Presl、长苞香蒲 *T. angustata* Bory et Chaub.、达香蒲 *T. davidiana* Hand.-Mazz.、无苞香蒲 *T. laxmannii* Lepech. 等多种，其花粉均可作为蒲黄入药。蒲黄是江苏大宗道地药材，远销全国并有出口。《神农本草经》列其为上品，谓蒲黄“主心腹膀胱寒热，利小便，止血，消瘀血”。《本草汇言》中有“蒲黄血之上者可清，血之下者可利，血之滞者可行，血之行者可止”。在临床应用时，自古以来均遵从“破血消肿生使，补血止血炒用”的药性法则。现代研究表明，蒲黄药材含量丰富的药效物质，主要是黄酮醇、黄酮、二氢黄酮和黄烷醇型黄酮类物质，其中黄酮醇类化学成分含量相对较高。香蒲新苷（typhaneoside）和异鼠李素 -3-*O*- 新橙皮糖苷是蒲黄中含量较高且具特征性的黄酮类化学结构。

《本草图经》谓：“蒲黄生河东池泽，而泰州者良。”泰州即指今扬州、泰州地区。江苏省湖荡、池沼、河网纵横，特别是里下河地区的扬州、泰州和洪泽湖地区的淮阴等地是江苏蒲黄药材采集的主要区域。

蒲黄药用部位为其花粉，而该植物开花期仅有约 15 天，此时正值农村夏忙季节，劳动力紧张，且花期内易遭受暴风雨等自然灾害，难以保持稳产，另外收购价格偏低，群众不愿采收。近年来不少蒲田改为稻、麦田或养鱼池，减少了蒲田面积，加之缺乏管理，造成蒲田老化，产量降低。

(二) 耐盐药用植物资源适宜生产品种及发展建议

根据对江苏沿海滩涂盐渍化区域的盐度分布情况,以及市场需求和江苏中药制药原料供给能力、生产力要素投入产出比等多重要素综合分析,建议发展的耐盐中药资源品种有:滨海白首乌、苏菊花、北沙参、地骨皮等。

(1)牛皮消 ***Cynanchum auriculatum*** **Royle ex Wight** 为萝藦科植物,其块根入药为白首乌,是江苏特色中药材,主要产于盐城滨海滩涂。本草考证表明,何首乌自古以来就分赤、白两种。赤者为蓼科植物何首乌的块根,白者即为萝藦科牛皮消属多种植物的块根。据记载,地处黄海之滨的江苏省盐城地区的滨海县种植白首乌已有300多年的历史。这里具有湿润的季风气候,偏碱富钾的土壤条件,上淡下咸的特质水系,昼夜温差较大的海洋性气候特点,形成了适宜白首乌生长发育、优质高产的自然环境条件。

近年来,滨海的淤尖、振东、八滩、临滩、八巨等乡(镇)已发展成为特产道地药材白首乌的主产区。随着白首乌药材生产的发展,正向产、加、销一条龙方向发展,已相继开发了白首乌饮料、白首乌食品(糖果、粉和糕点)、白首乌制剂、白首乌酒四大系列产品。目前,滨海县何首乌药材栽培面积为5 000亩,其中有县农科所示范园500余亩。

近年来,白首乌基础科研工作不断深入。研究表明,牛皮消含有的甾体酯苷类物质,具有抗肿瘤、促进癌细胞凋亡的作用;苯乙酮类化学成分可提高抗氧化酶的活性,减轻自由基对机体的损害,从而达到延缓机体衰老的作用;白首乌多糖可降低血脂,预防冠心病和动脉粥样硬化,促进胃肠运动,对胃黏膜有保护和损伤修复等作用。这些研究成果的转化应用必将为白首乌特色资源产业发展带来新机遇。目前,滨海县已将白首乌系统开发列为重点,并得到了江苏省科技厅的支持,相关项目被列入了江苏星火计划项目,盐城市将其列为农业产业化项目加以扶持发展。

建议进一步加强产学研合作,从大健康产品开发、特殊功能生物多糖材料等多方面进行深入研究,发掘其多元化资源潜力,真正将这一萝藦科耐盐植物资源的多用途价值转化为服务于社会人口健康、提升以滨海县为代表的江苏沿海区域特色生物资源产业经济健康可持续发展能力。

(2)菊花 ***Chrysanthemum morifolium*** **Ramat.** 为菊科植物,其花序为药食两用大宗药材。江苏省自20世纪60年代末开始从浙江桐乡引种白菊花和黄菊花,但由于受生产技术和市场等因素的制约,在80年代以前生产规模一直保持在1 000~2 000亩,且主要集中在射阳县洋马镇种植。进入90年代后,洋马镇把发展药材生产作为农业产业结构调整的重点。至2000年洋马镇及毗邻的黄尖镇菊花生产规模已达25 000多亩,产量达3 000多吨,占我国菊花药材年需求量的50%以上。1997年,据江苏省环境监测中心监测结果,洋马镇菊花生产地区的水、气、土等主要环境要素均符合绿色食品生产的要求。同年,该地区生产的主要药材种类白菊花被中国绿色食品发展中心认定为绿色食品。进入20世纪

90 年代后随着农村产业结构的调整，加之菊花在沿海盐渍化生态条件下具有较好的适应性和上乘的品质，获得良好的市场认可和经济效益，推动了苏菊花生产规范的不断扩大，现已逐渐辐射到周边地区的阜宁、滨海、响水、淮阴及苏南的张家港和吴江等地。

江苏产菊花主要有白菊花和黄菊花 2 种。2000 年，江苏白菊花基地建设被科技部列为“白菊花规范化种植研究”的基地建设项目。在开发利用方面，除供传统的药、茶及菊花晶制作外，近年射阳县有关企业以绿色基地生产的白菊花为主要原料已开发出了菊花饮、菊花八宝茶、菊花袋泡茶、菊花米酒、菊花棒、菊花精油等产品。其中甘露牌菊花茶已获国家绿色食品证书。

值得关注的是在菊花收获的同时产生了大量的根茎叶，这些宝贵的生物资源含有丰富的黄酮类、酚酸类、倍半萜内酯类，以及大分子生物多糖类等资源性化学物质。研究表明，这些化学物质具有良好的抗菌、抗病毒、增强免疫功能等作用，除深度开发医药健康产品外，尚可用于研究开发中兽药及饲料添加剂等资源性产品。此举可有效延伸苏菊花资源经济产业链，提高苏菊花产业利用效率和资源效益，同时避免大量的废弃物造成的生态环境污染。

（3）枸杞 *Lycium chinense* Mill.

为茄科植物，其根皮入药为地骨皮；嫩茎叶称枸杞头，可作特色蔬菜；成熟果实在一定区域产地也称枸杞子。地骨皮始载于《外台秘要》，具有凉血止血、清热退蒸、清泄肺热、清热滋阴、清热解毒的功效。现代研究表明，地骨皮主要含生物碱类、酰胺类等药效物质。具有降血压、调血脂、降血糖、解热、抗菌及抗病毒等药理作用。

第四次全国中药资源普查发现，江苏大丰区、滨海县、盱眙县、楚州区、东海县、赣榆区、海门区、启东市、海安市、常熟市、新沂市、江宁区、浦口区、丹徒区、高邮市等盐渍化程度不等的生态区域均有枸杞资源的天然群落分布，资源蕴藏量较大。此外，由于江苏民众有春采枸杞苗作为保健型蔬菜（称为枸杞头）食用的习惯，因此枸杞植物作为特色蔬菜用资源植物，房前屋后常有栽培。

地骨皮药材长期依赖自然资源生产，随着我国西北、华北枸杞资源分布区长期采挖导致的资源量大幅度下降，地骨皮药材价格节节攀升，造成资源紧缺的局面，适度开发江苏盐渍化区域枸杞资源，并结合枸杞种植生产实际情况，科学论证合理规划，有计划采收和发展新兴地骨皮药材基地，既可增加该药材的供给，又可促进该区域特色资源产业的发展。

枸杞植物根皮（地骨皮）作为常用清虚热要药，常用于骨蒸痨热、阴虚发热等导致的血糖、血脂、尿酸代谢异常等疾病，是中医临床处方调剂和中成药制造的重要原料。此外，民众喜食的枸杞头自古就有“长生草”的美誉，常入药或食用。因此，在江苏沿海滩涂和盐渍化区域发展枸杞资源生产及深度开发其系列健康产品，将是一篇因地制宜发展特色生物资源产业的大文章，建议当地政府和企业家给予关注和重视。

(4)罗布麻 *Apocynum venetum* L.

又称茶棵子、茶叶花，为夹竹桃科植物，能够在盐碱沙荒地等恶劣的自然环境下生长，具有改土保水等良好的生态效用，也可作为观赏植物种植。罗布麻叶可以入药，也可制保健茶，具有平肝安神，清热利水的功效。现代研究表明罗布麻含有黄酮类、鞣质、有机酸类等化合物，具有降血压、抗氧化和抗抑郁等多种药理活性。罗布麻纤维也是一种不可多得的天然纤维材料，综合利用价值巨大。

江苏滨海、射阳、大丰等地有大面积野生罗布麻分布，罗布麻叶是药食两用中药，罗布麻茶也被《中华人民共和国药典》(以下简称《中国药典》)收载。此外，罗布麻还具有抗菌、防臭、防霉、防紫外线等优良特性，是一种非常好的生态纺织原料，具有较大的开发利用前景。随着对罗布麻研究的不断深入，逐渐发现其社会、经济价值潜力巨大，具有广阔的市场前景。

目前，罗布麻资源的深加工利用滞后于资源的供给能力，尚未充分释放这一耐盐碱植物宝贵的多用途资源化价值。建议江苏沿海滩涂区域政府与医药健康领域、轻化工领域专家加强合作，深度开发罗布麻系列健康产品和高附加值天然纤维材料及其系列产品，造福于区域经济和健康中国。

(5)蒲公英 *Taraxacum mongolicum* Hand.-Mazz.

为菊科蒲公英属多年生草本植物。作为一种药食两用品种，蒲公英富含蛋白质、碳水化合物、维生素(维生素A、维生素B)、矿物质元素等多种营养成分，具有较高的营养价值；同时，含有蒲公英萜醇类、黄酮类、有机酸类、糖类及色素类等多种活性物质，具有消炎利尿、解毒清热、杀菌抗癌、消化健胃等功效。因此，蒲公英资源的开发利用具有突出的经济价值。

通过第四次全国中药资源普查发现，江苏宜兴市、洪泽区、溧阳市、铜山区等多个区域分布有蒲公英资源，其单位面积资源蕴藏量为6.92t/km^2。目前，野生蒲公英产量逐年递减，库存不断消耗。蒲公英整体需求旺盛，但栽培种植面积并未扩大。由于野生蒲公英活性物质含量高，药材质量好，相对于家种蒲公英，药企对野生蒲公英采购意愿更强，野生蒲公英的需求不断扩大，但滥采滥挖等现象导致野生蒲公英产量下降，供求有一定程度上的失衡。

蒲公英虽有极强的抗病虫害和抗旱能力，但对于水分和肥料的保持有极高的要求，如果水分控制不当就会导致蒲公英的根部腐烂，如果施肥不当就会丢失很多药用成分，降低功效。随着医药企业对药材品质要求的不断提升，野生蒲公英质量逐渐优于栽培品种，这也是导致大面积栽培种植蒲公英滞后的原因。然而蒲公英春、夏、秋3季可随时播种(冬季可以采用大棚种植)，无污染，无病虫害，适应性强，年均可以收获4~5茬，产量高于150kg/km^2。同时，由于蒲公英具有耐盐碱的特性，还可改善沿海滩涂盐碱地，因此可带来可观的经济效益和生态效益。

近年来，国家对于蒲公英资源生产进行扶持，给蒲公英产业链带来了巨大的效益和机会。蒲公英除了药用价值外，不仅作为常见时令蔬菜，还可制作成蒲公英茶、蒲公英酒、蒲公英根粉、蒲公英咖啡、蒲公英橡胶等多种产品。因此，建议今后加大蒲公英栽培种植面积，加强蒲公英栽培种植技术优化、提升栽培蒲公英的品质、延伸蒲公英资源经济产业链，以满足医药化工、保健品行业市场对蒲公英资源的需求。且蒲公英种植基地可与苹果树、樱桃树、玫瑰等进行套种，形成一种新型的特色种植基地，既能高效利用土地资源，又能带来可观的收益。

第四章
江苏中药资源区划及产业发展规划建议

一、江苏中药资源区划系统及分区论述

通过对江苏中药资源区域分布与中药生产特征的分析，并结合区域相似性、区际差异性以及经济与社会发展的诸多要素，最终形成具有战略意义的不同级别中药资源保护管理、开发利用和生产区域[28]，以科学规划和合理开发利用江苏独特的药用生物资源。通过第四次江苏省中药资源普查工作获取的第一手科学数据，分析其中药资源区域分布与中药资源生产规律，从自然条件、社会经济、技术发展等多角度进行生态环境、地理分布、区域特征、历史成因、时空变化、区域分异，以及与中药资源数量、质量等相关因素的综合评价研究，提出和制定江苏省中药资源区划[24]，将有利于本地区因地制宜协调和布局中药资源保护与开发利用，有利于进行中药生产分区规划、分类指导、分级实施，有利于按市场机制调整中药生产与流通，创造有复合区域资源特点的经济社会和生态效益，对促进中医药事业的健康发展具有十分重要的战略价值[10]。

（一）江苏省中药区划系统

考虑到江苏省综合农业区划的现行状况与分区的衔接，根据上述依据和原则，江苏省中药资源区划为二级分区，采用三名法即地理单元 + 地貌 + 中药资源类型综合命名[29]，全省共分为 5 个一级区和 14 个二级区，具体如下[30]：

Ⅰ　宁镇扬低山丘陵道地药材区

Ⅰ1　宜溧低山丘陵区

Ⅰ2　宁镇茅山丘陵区

Ⅰ3　江北丘陵区

Ⅱ　太湖平原“四小”药材区

Ⅱ1　苏州市区丘陵野生药材区

Ⅱ2　太湖平原药材生产区

Ⅲ　沿海平原滩涂野生及家种药材区

Ⅲ1　滩涂浅海区

Ⅲ2　沿海平原区

Ⅲ3　云台山区

Ⅳ　江淮中部平原家种药材区

Ⅳ1　通海沿江平原区

Ⅳ2　通扬高沙土平原区

Ⅳ3　里下河低洼平原区

Ⅴ　徐淮平原家种药材区

Ⅴ1　徐宿淮平原区

Ⅴ2　东新赣丘岗区

Ⅴ3　铜邳丘岗区

（二）江苏省中药区划系统分区论述

Ⅰ. 宁镇扬低山丘陵道地药材区

1. 区域自然、社会经济条件

该区北以洪泽湖南岸为界，南至宜溧山地，东与太湖流域平原“四小”药材区和江淮平原家种家养药材区接壤，西抵安徽边境，全区包括南京、镇江 2 个市辖区和六合、浦口、溧水、高淳、句容、丹徒、丹阳、金坛、溧阳、宜兴、仪征、盱眙 12 个县（市、区）。全区土地总面积 18 061km^2，占全省土地总面积的 17.60%，耕地面积 8 229.30km^2，占全省耕地总面积的 16.38%，共辖 342 个乡镇，5 385 个行政村，总人口 1 147.63 万人，占全省总人口的 16.37%，其中农业人口 647.82 万人，农业劳动力 199.77 万人，人均耕地 717m^2（1.08 亩），农业劳均耕地 4 119m^2（6.20 亩）。

全区地貌类型复杂，地形多变，是低山丘陵比重最大的区域[31]，其中低山丘陵岗地面积达 9 592km^2，占土地总面积的 53.11%。基本特点：①特定的区域条件形成了农业生产领域广、门类齐全、以粮油为主的种植业，又有正在兴起的园艺业、林业，也有多种类的畜牧业和水产业，并建有多种农副产品的生产基地。②农业生产和农村经济发展较快，依托城市加工业和市场的发展，农业生产迈向产业化经营的道路。③农业生态环境得到较好控制，工矿企业“三废”污染源实行达标排放，在农村结构调整中，重视林地建设和发展牧草种植，大部分地区水土流失逐渐减少，在较好的生态环境中，农 - 药结合、林 - 药结合，有发展中药资源生产的潜力。④农业结构尚不合理，资源类型结构和生产门类结构尚有距离，大部分岗坡地区仍处于低效益利用和低效益产出状态。

该区南北狭长，东西较窄，气候水热条件由北向南的渐变趋势比较明显，特别是宜溧山区，是全省降水、热量最为优越的中亚热带气候区，具有热量丰富、水分充沛的特点，常绿植被生长繁茂。全区由于地势变化大，地貌类型复杂，低山、丘陵、岗地、河谷、平原、洼地、湖库等交替分布，构成了多种类中药资源的生态环境[31]，药用植物、动物种类构成在全省最为丰富。

2. 中药资源生产现状及特点

本区是江苏野生药材资源的主要产地，道地药材资源较多[32]，是药材生产的老区，中医药历史悠久，具有中药生产的丰富经验。以句容茅山为例，据《茅山志》记载，早在汉唐时期就出产很多药材，如茅苍术、繁阳石脑、太保黄精、山人首乌等。药材生产已成为本区传统性的骨干副业[33]。1949 年以后药材生产发展较快，生产品种众多，既有以道地药材为主的野生药材采收，又发展有野生转家种家养。据统计，1983 年全区收购药材品种 258 种，其中野生药材 230 种，总收购量 386.1×10^4kg，家种家养品种 40 多个，种植面积 11.7km^2，许多地产药材不仅调往省外，还向东南亚出口，如明党参、茅苍术、夏枯草、百合、白果等。改革开放后，中药资源曾因野生药材的过度挖掘和采收而减少，因此把重点放到野生转家种（养）生产方面。20 世纪 80 年代的药材生产趋于稳定，在 20 世纪 90 年代前期，随着计划经济向市场经济体制转轨，药材市场全面放开，全区药材生产受到很大冲击，一些药农因随行就市，收购无保障而弃种药材，甚至连原有的药材种植场也纷纷改种农作物。

近年来，随着区域自然资源生态面积的缩小和封闭式保护，导致原有的野生特色药材品种不断减少或至中断供给。在政府鼓励发展康养小镇、培育发展大健康产业（门类众多的保健系列产品等）的推动下，农村农业结构调整加快，因地制宜发展中药材及药食两用型资源产业如雨后春笋般蓬勃兴起。广大农民把发展药材生产作为多种经营的组成部分，除零星种植外，许多农民积极发展规模种植和相关开发，使得本区药材生产面积在 2000 年达到了 1 400km^2，如江宁区的茅苍术、苏菊花、夏枯草、明党参等；盱眙县良好的生态条件孕育了较为丰富的中药资源类群，野马追（林泽兰）药材生产及野马追糖浆等特色中药制剂的产业化为当地资源经济发展作出了应有的贡献。

Ⅱ. 太湖平原“四小”药材区

1. 区域自然、社会经济条件

本区位于江苏长江以南东部地区，东临上海，西接宁镇扬低山丘陵区，南与浙江为邻。包括苏州、无锡、常州 3 个市辖区和太仓、昆山、常熟、吴江、张家港、江阴、武进、扬中 8 个县（市、区），土地总面积 13 296km^2，占全省土地总面积的 12.96%，耕地面积 5 300.8km^2，占全省耕地面积的 10.55%，辖 282 个乡镇，5 313 个行政村，全区总人口 1 136.20 万人，占全省总人口的 16.21%，其中农业人口 675.35 万人，农业劳动力 122.02 万人，人均占有耕地 467m^2（0.70 亩），每农业劳动力负担耕地 4 344m^2（6.52 亩），为人多地少、土地资源紧缺地区。

本区农业生产条件优越，生产水平较高，工业基础雄厚，第三产业发达，是江苏综合实力最强和农村经济最富庶的地区，也是全国农业生产最发达的地区之一。本区农业生产的基本特点是土地资源紧缺，非农产业和农业争地的矛盾突出，导致农 - 药之间的用地矛盾；土地肥沃，农业生产基础设施好，形成了传统农业技术精华和先进科技结合的生产技术体系，建有一系列农业科技示范推广基地，土地产出水平高；农业生产面向市场，商品化程度高，产业化经营活跃，农民纯收入达到全省最高水平。

2. 中药资源生产现状及特点

本区中药资源开发利用历史悠久，历代名医辈出，药业兴盛，成为经济文化发达地区药业生产的特色[34]。以苏州市区为中心，地产药材素以小草药、小花果、小动物、小矿物闻名省内外，而成为本区药材生产的代表[35]。道地药材有苏薄荷、南芡、荆芥、灯心草、苏枳壳、僵蚕、土鳖虫、珍珠、乌梢蛇、鳖甲等。20 世纪 80 年代中前期是药材生产的高峰期，不仅野生药材有很大发展，引种、试种和野生转家种（养）也取得了一定的发展，建有专业药材种植场，形成了收购网络，保障了药材生产。1983 年，全区收购药材品种约 273 种，总收购量达 29.424 万吨，其中野生药材收购量占 65%，特别是野生药材主产区的苏州市区丘陵区，野生药材资源收购量占全区收购量的 42.2%；家种药材生产多集中在昆山、武进、江阴、太仓等县，种植面积近 4.67km^2，地产药材除自给外，许多品种还年年调出。本区经济发达，随着计划经济向市场经济的转换，药材生产效益比较低，加之用地矛盾大，全区总体上发生了药材生产规模不同程度的萎缩，但也发展有一些特色品种生产，如土鳖虫、珍珠、蛇等，以及张家港市 4km^2 的牡丹，江阴市的灵芝、铁皮石斛，太仓市的细柱五加等。

Ⅲ. 沿海平原滩涂野生及家种药材区

1. 区域自然、社会经济条件

本区位于苏北东部沿海地区，东邻黄海，西与江淮平原和徐淮平原接壤，北起苏鲁交界的绣针河口，南至长江口北支，包括连云港市辖区（不含赣榆）和启东、如东、东台、大丰、射阳、滨海、响水、灌云 8 个县（市、区）以及海门、通州、海安、赣榆 4 个县（市、区）的滩涂。土地总面积 17 141km^2，占全省土地总面积的 16.71%，耕地面积 833.52km^2，占全省耕地总面积的 16.59%，辖 256 个乡镇，4 286 个行政村，全区总人口 871.10 万人，占全省总人口的 12.43%，其中农业人口 659.04 万人，农业劳动力 217.42 万人，人均占有耕地 957m^2（1.44 亩），每农业劳动力负担耕地 3 834m^2（5.75 亩），是土地资源较宽裕，农 - 药矛盾较小的地区。

本区农业生产和农村经济的基本特点：一是农业资源有特定的优势。土地资源丰富，滩涂广阔，并在不断淤涨之中，后备土地资源仍然充足；生物资源具有区域特殊性，堤内以耕作植被为主，滩涂以盐生、沙生植被为主，浅海有海洋水生植物、动物，沿海滩涂建有丹顶鹤和麋鹿两个自然保护区，且辖区面积大；资源生态环境以自然为主，人为干预较其他区小，药材资源蕴藏量较大。突兀于海边的云台山区，中药资源种类繁多，也是江苏中药资源集中的区域。二是农业生产发展快，以粮棉为主，海洋水产独具优势，畜牧业具有一定规模，多种经营发展比重大，本区不仅是江苏的海洋水产基地，也是全省主要的粮棉基地和重要的畜牧和林业基地。三是本区南北跨度大，区域经济差异大，从南向北的过渡性明显，总体上工业基础较差，南部好于北部；农村经济水平较低，南部明显好于北部，农民人均纯收入南部启东市达3 770元/月，而北部灌云、响水、滨海3县仅2 900~3 000元/月，相差约800元/月。

本区是江苏沿海的狭长地带，南北长约740km，东西宽不到50km，为海洋性气候，土地资源丰富，滩涂海域广阔，形成独特的中药资源分布区域。该区域已成为江苏省耐盐性药用生物资源特色分布区和适宜生产区，具有发展沙生、耐盐药材的巨大潜力[36]。

2. 中药资源生产现状及特点

本区与内陆比较，土地开垦历史较短，大部分地区在1949年前基本没有种植药材。然而也有少许地区有较长的药材栽培历史，如滨海的白首乌种植，云台山区药材生产，东台的薏苡仁、决明子种植等。1957年以后逐步形成了家种药材的新产区，即云台山区和沿海滩涂的野生中药资源生长和产区，浅海海洋药材资源区，内陆家种药材种植区。云台山区是江苏暖温带地区中药资源种类最多的地区[37]，凭借沿海特有的海洋性气候环境的优势和有利的地势条件，成为仅次于宜溧山区的药材集中生长地，20世纪50年代末起，建有朝阳药材种植场，开展药材生产的野生转家种(养)工作，是较为理想的药材生产和试验驯化的地区。沿海滩涂是江苏唯一的盐生药材集中地，地产药材品种较多，但利用尚不充分。缺少有序采集和收购系统，已利用的仅罗布麻、芦苇、桑蚕、经济贝类，其中在东台市建有罗布麻加工厂。紧靠滩涂的内陆平原，既是目前药材生产主区，又是野生转家种(养)的后方基地，从射阳、滨海、大丰到东台、如东、启东均有一定的家种药材生产规模，射阳药材种植场和洋马镇已经成为目前江苏药食两用菊花规范化规模化生产基地[38]，种植面积达40km^2，被誉为“中国药材之乡”“中国菊花生产基地”，形成了“苏菊”品牌。东台市以新曹镇为中心已经形成了薄荷为主的药材生产基地，其生产规模达到200km^2。滨海白首乌也形成了一定规模的生产基地，生产面积达3.3km^2，并建有加工厂。与此同时，本区形成了一批药材生产的专业村、专业户以及药材营销经纪人，为今后药材生产的发展奠定了较好的基础。在盐城市大丰、东台等地，目前有约6km^{2}浙贝母、1km^{2}延胡索的栽培规模，主要以向浙江等地供应种苗为主。

Ⅳ. 江淮中部平原家种药材区

1. 区域自然、社会经济条件

本区位于江苏省中部，江淮之间，北邻徐淮平原，南抵长江，东靠沿海平原，西与宁镇扬低山丘陵区和安徽省天长接壤。包括扬州、南通、泰州、盐城4个市辖区和江都、高邮、宝应、靖江、泰兴、姜堰、兴化、通州、海门、如皋、海安、盐都、建湖、阜宁14个县(市、区)，土地总面积23 359km^2，占全省总面积的22.77%，耕地面积1 229.0km^2，占全省总耕地面积的24.46%，辖有563个乡镇，10 964个行政村，全区总人口1 852.48万人，占全省总人口的26.43%，其中农业人口1 369.05万人，农业劳动力405.59万人，人均占有耕地面积663m^2(0.99亩)，每农业劳动力负担耕地面积3 030m^2(4.55亩)。

本区农业资源条件好，既有里下河水网低洼圩区，又有南部高爽的长江三角洲平原，土地资源质量较好，土壤肥沃，热量充裕，光热水匹配协调，具有作物多宜性，是生物资源培育驯化的良好区域；农业生产条件改善快，通过农业开发，原来大面积的中低产耕地改造成为稳产高产农田，农业生产水平取得很大提高；农业资源优势得到较好发挥，基本形成了粮棉油、银杏、花卉、水产、水生经济作物、蚕桑、畜禽等规模基地；农业生产结构在调整中日趋合理，既有稳定的以粮棉油为主的种植业，又具较为发达的水产业，以猪禽为主的规模畜牧业也发展很快，传统的花木、银杏、特种经济作物和水生作物方兴未艾，农林牧渔趋向全面发展；农业生产商品化、市场化程度较高，农村经济比较活跃，多种经营发展快，农民收入不断提高，已成为江苏农业较为发达的区域。

本区自然环境有三个基本特点：一是地势低平，呈周高中低的碟形洼地，土壤理化性状好，土地质量较高；二是海洋性季风气候明显，气候温暖湿润，气象要素匹配同步，有利于农业生产，但洪涝、台风概率较多；三是水系发达，河网稠密，湖泊众多，水面面积大。这决定了本区既具水生、湿生中药资源优势，又具有发展中药材生态种植的良好条件。

2. 中药资源生产现状及特点

本区使用中药历史较早，《嘉靖惟扬志》（公元 1542 年）中就有关于中药蒲黄、莲、银杏、莳萝、半夏等的记载[39]。在明代《嘉靖通州志》也记载有当时东部南通一带产的主要药材 33 种，《万历通州志》则载有半夏、薄荷、瓜蒌等 57 种地产药材，可见当时药材生产利用较为广泛。但 1949 年前后药材种植较少。自 1957 年以后，特别是 20 世纪 80 年代前中期，药材种植面积已达 6.66km^2，各县均有分布，栽培品种有荆芥、半夏、红花、地黄、白菊花、延胡索、浙贝母、玉竹、白术、川芎等 40 多种，其中通州、海门一带的延胡索、浙贝母因其生产规模较大现已成为全国第二大生产基地。本区野生药材以水生、湿生药材为主[40]，如苏薄荷、蒲黄、泽兰、香附、黑三棱、荆三棱、芦根、莲子、荷叶、龟甲、鳖甲、水蛭等。道地药材有：苏薄荷、荆芥穗、延胡索、浙贝母、白果、半夏、芡实、兴化莳萝、蒲黄、泽兰、蜣螂虫等[41]。发展有一定规模的家种药材品种有：苏薄荷、荆芥穗、延胡索、浙贝母、白果、半夏、芡实、莲子、荷叶、玉竹等。第四次中药资源普查中发现，在南通市的海门、海安、通州等地，有较大规模的浙贝母、延胡索和半夏等小块茎类药材种植等，目前稳定有 15km^2 浙贝母、4km^2 延胡索和 1km^2 半夏的栽培，可为省内外供应种苗及药材。近年来南通市着力恢复发展地产道地药材，目前苏薄荷产区已恢复到 1km^2 以上。

Ⅴ. 徐淮平原家种药材区

1. 区域自然、社会经济条件

本区位于苏北灌溉总渠以北，东与沿海平原滩涂区相邻，西临安徽，北接山东，南与江淮平原接壤，包括徐州、淮安、宿迁 3 个市辖区和涟水、丰县、沛县、铜山、邳州、睢宁、新沂、泗洪、泗阳、宿豫、沭阳、东海、灌南 13 个县（市、区），以及赣榆除滩涂以外的地区，土地总面积 30 716km^2，占全省土地总面积的 29.94%，耕地面积 1 609.0km^2，占全省总耕地面积的 32.02%，辖有 479 个乡镇，8 953 个行政村，全区总人口 2 001.65 万人，占全省总人口的 28.56%，其中农业人口 1 601.37 万人，农业劳动力 560.21 万人，人均占有耕地 804m^2(1.21 亩)，每农业劳动力负担耕地 2 872m^2(4.31 亩)，是全省面积最大的区域。人口密度相对较低，耕地相对宽裕，经济实力较差，农民人均纯收入处于全省最低，达 2 987 元 / 月，比太湖地区低 2 400 多元 / 月，比全省平均低 1 000 多元 / 月。

本区自然环境的基本特点：一是以高爽、倾斜平原为主，兼有孤丘、岗岭分布；二是气候温和，光能资源丰富，潜在生产力较高，水资源相对不足；三是土地资源量比较丰富，在全省五个一级区中居第二位，森林、林网覆盖面积大，生态环境有较大改善。

2. 中药资源生产现状及特点

本区中药资源开发利用历史悠久，远在东汉后期和三国时期，名医华佗曾在徐州一带游学行医采药。1949 年后药材生产有较大发展，其中 80 年代发展较快，1983 年药材种植面积达 10km^2，栽培种类有地黄、牛膝、白芍、山药、麦冬、红花等，家种药材种植比较集中连片，主要分布在丰县、沛县、新沂、东海、涟水、淮阴、灌南、沭阳等地，自 90 年代至今，虽作为专用药材生产面积很少，但结合食品、花卉、化工等方面的开发利用较多，形成了药食兼用、品类繁多的开发利用产业链，助力当地特色中药资源经济产业的发展。该区域代表性的特色资源是邳州的银杏产业，以邳州的铁富、港上两镇为核心生产区，生产的优质银杏叶不仅满足了中国制药企业银杏制剂的原料需求，十余年来还持续供应英、法等国金纳多等银杏健康产品的原料供给，形成了国际认可的银杏黄酮及内酯标准提取物和银杏干燥叶的出口贸易[42]，已成为江苏最具代表性的中药资源性产品。

此外，丰县、沛县、赣榆、灌南等县域形成的特色品种主要是药食两用或是多用途特色资源品种。例如，发展成规模的特色保健类蔬菜有牛蒡、芦笋、水山药等；健康饮品和食物原料品种有铜山的山楂、玫瑰花，曾发展到千公顷以上规模种植。

该区域的野生药材主要分布在东新赣岗岭区和铜邳山丘区。本区道地药材资源品种有：邳半夏、银杏叶、白果、全蝎、玫瑰花、丹参、葛根等。近几年，涟水县陈师镇积极发挥本地机场附近土地资源充裕的优势，引入安徽亳州药材商会资源，大力推进万亩中药材种植基地，引种品种有玫瑰、丹参、菊花、葛根、射干等，面积达千亩规模。

二、江苏药材生产适宜区分析及发展建议

江苏区域中药资源产业的合理规划与生产布局关系到区域特色生物医药经济的健康发展和当地从事药材生产民众的收入保障，关系到土地空间等生产力要素投入产出比，能够直接反映生产的效率以及效益。因此，必须依据区域生态条件、产业基础、产品质量、生产力要素、市场需求预测和社会经济技术制约因素等，因地制宜，科学分析，差异化发展。以江苏中药资源区划一级区的自然生态背景和二级区的生物资源类群构成为基础，科学

研究，精准施策，进行江苏省中药资源生产与产业发展布局。

（一）宁镇扬低山丘陵道地药材区

本区适宜发展的特色道地药材种类为：茅苍术、太子参、明党参、百合、野马追、女贞子、夏枯草、连钱草、丹参、桔梗、南柴胡、荆三棱、杜仲、玫瑰花、槐米、白头翁、蜈蚣等。根据生物气候带的过渡性分别在宜兴、溧阳、溧水、江宁、句容、江浦、盱眙等地建立以特色种类为主的家种药材生产基地。

1. 宜溧低山丘陵区

（1）基本情况

本区位于江苏南部，东临太湖，南与浙江、安徽两省交界，包括宜兴、溧阳两市，土地总面积 3 574km^2，耕地面积 1 366.1km^2，辖 79 个乡镇，1 422 个行政村，全区总人口 186.37 万人，其中农业人口 129.10 万人，农业劳动力 41.69 万人，人均占有耕地 733m^2（1.10 亩），每农业劳动力负担耕地 3 277m^2（4.92 亩），尚属江南土地资源宽松的区域，其中低山丘陵面积占全区土地总面积的 33.78%，平原占 66.22%。

本区农业生产发展较快，多种经营发达，农村经济比较活跃，是宁镇扬低山丘陵区中最好的区域，农民人均纯收入 3 571 元 / 月，高于全区近 300 元 / 月，区内低山、丘陵、岗地、河网平原、湖泊等多种土地资源兼备，农林牧渔门类齐全，农业结构相对合理，既有基础较好的农副产品加工业，又有以旅游为主的第三产业，低山丘陵区林木、竹、茶、果园成片，是江苏毛竹、刚竹、茶叶、板栗等林特产品基地。全区林木覆盖率较高，建有龙池山森林公园和自然保护区。

（2）中药资源生产特点

1）自然条件优越，中药资源种类丰富。本区为中亚热带北缘，热量、水分资源丰富充裕，丘陵山区林竹繁茂，农业生态环境好，常绿阔叶林和落叶阔叶林混交分布，平原区河网稠密，水生生物资源较多，有湖塘等多种类地形，构成多种类生物资源的良好生长环境，成为江苏药用植物、动物种类最多，分布最为集中的区域，并主要以亚热带药用植物、动物分布为特点。据第四次全国中药资源普查，全区共有药用植物 1 032 种，药用动物 115 种，药用矿物 8 种。大宗药材资源有太子参、桔梗、南沙参、紫丹参、紫苏、卫矛、枳椇等；道地药材资源有太子参、明党参、百合、桔梗、茅苍术、浙贝母、金蝉衣（花）等；菌类药材资源有灵芝、金蝉花、马勃等。

2）具备引种中亚热带和南方药材的环境条件。本区气候条件全省最优，光、温、水等要素能满足中亚热带药用植物的生长发育需求。土地资源条件较好，山岗起伏，地形复杂，丘陵区土层相对较厚，土壤有机质较高，呈酸性到强酸性，能适应中亚热带和南方药用植物的生长。引种的实践证明，从邻近的浙江、江西、安徽、湖北、四川等省及国外引种的一些名贵种类，生长良好。据宜兴太华镇调查，山茱萸在移植后 3~4 年能开花结果；杜仲在移栽后，约 10 年就能成材；引种曼地亚红豆杉、药用玫瑰、白芍等也获得成功。因此本区具备发展亚热带药用植物和引种南方药材的条件，可以建立发展亚热带药用植物和引种南方药材的试验基地。

3）独特的地形小气候，为多种药用植物、动物提供生长的特定环境。宜溧山区地形复杂，山体较高，交错分布，不同地形之间小气候差异明显，晴天地面温度高，雨天地面湿度大，最高气温时阳坡比阴坡可高 15℃左右，阴坡直接辐射低，蒸发量和气温变化幅度小，土壤具有较好的水分，适合多种阴湿环境的药用植物生长，如龙胆、七叶一枝花、异叶天南星、玉竹、丹参、杜衡、万年青等。

（3）发展方向和途径

发挥种类优势，发展以低山丘陵药材为主，兼顾平原圩区药材，突出道地药材生产，兼顾大宗药材；以保护野生中药资源为主，积极引种、试种中亚热带中药资源和南方名贵木本中药资源，实行引种、试种、研究、生产、发展的结合，药材生产和农林生产的结合，中药资源开发利用和保护的结合，使本区成为全省的中亚热带和南方药材的生产供应基地。

1）加强野生中药资源的保护和抚育。目前本区野生中药资源种类多，但部分种已面临濒危，保护野生中药资源已刻不容缓。因此，一方面利用已建立的龙池山森林公园和自然保护区，增加药用植物、动物保护内容，严禁猎捕药用动物和采挖药用植物，以利其生长繁衍。对一些生态环境较好的林区，要采取封山育林和封山育药相结合，促进药用植物、动物资源的恢复和演替更新。在野生药材资源集中的小区域，如溧阳的平桥、横涧；宜兴的太华、茗岭、湖滏等地，实行有计划地抚育和采收，以实现药用植物、动物的生态平衡为宗旨，采用定点、划片，限量采收，药用植物、动物分布稀少的地区，要限制采收，逐步提高自然生长能力。

2）利用区域优势，开展特色中药资源品种的种植和驯化养殖。本区分低山丘陵区和平原圩区两大区域，区域优势差异明显。低山丘陵区自然环境宜多种木本药材，如杜仲、紫花玉兰、厚朴、银杏、木瓜、连翘、山茱萸、栀子等，应结合造林和林木更新，大力发展木本药材。平原圩区土地肥沃，水分充足，适宜浅根性草本药用植物生长，宜利用家前屋后、“十边地”发展一年或二年生草本药材，如紫花地丁、蒲公英、紫苏、薄荷、荆芥、菊花等。面积较大、水质较好的水面，宜发展水生、湿生药用植物、动物，如芡实、香蒲、泽泻、黑三棱、水蛭、龟、鳖等。此外，近年在宜兴有合作社引进梅花鹿养殖成功，存栏规模已达数百头。

3）因地制宜，分类指导，有序推进和大力提倡道地药材的生态化种植 / 养殖。根据低山丘陵区不同地形的小气候条件，因地制宜地分类种植和培育药用植物、动物资源，丘陵阳坡适宜发展山栀子、太子参、桔梗等；阴坡适宜发展黄精、玉竹、明党参等；山区竹林下宜发展金蝉衣（花）；山间阴湿处宜发展东北天南星、明党参、丹参、百部等；溧阳山体阳坡宜发展茅苍术、白毛藤、牛蒡等；宜兴沿太湖边地区最适宜种植百合。为了加快中药资源引种、试验和野生转家种（养），应选择太华或平桥低山丘陵区，按不同的地形部位建立引种、试验的试验区，开展研究试验和野生转家种（养）的就地推广工作，对道地药材的家种要按其生态适宜性和品质要求，进行标准化生产，如宜兴百合、茅苍术、太子参等。此外，还应充分利用本地现有资源，大力推进生态种植模式，目前已形成板栗林 - 半夏套种、茶园 - 百合轮作等效果较好的栽培模式。

2. 宁镇茅山丘陵区

（1）基本情况

本区位于宁镇扬低山丘陵区的中部，地处长江以南，包括南京、镇江两市区和溧水、高淳、句容、丹徒、丹阳、金坛六个县（市），土地总面积 8 955.0km^2，耕地面积 4 157.2km^2，辖 177 个乡镇，2 953 个行政村，全区总人口 732.60 万人，其中农业人口 360.65 万人，农业劳动力 104.35 万人，人均占有耕地 567m^2（0.85 亩），每农业劳动力负担耕地 3 984m^2（5.98 亩），属城镇人口较多的区域，在全区土地总面积中丘陵岗地占 54.76%，平原占 45.24%。

本区自然资源丰富，农业生产门类齐全，依托城市辐射，农业生产和农村经济发展迅速，种植业以稻麦为主，随着农业综合开发的深入，多种经营发展步伐加快，林牧渔和园艺业逐步形成规模。全区林地面积大，盛产薪炭林、用材林、毛竹、茶叶、干水果等林特产品，南部固城河、石臼湖低洼平原圩区水产业发达，食草畜禽有一定基础，发展加快，建有粮油、花卉、蔬菜、畜禽、水产、林特产品等多种商品生产基地，一二三产业结构逐步趋向合理。

（2）中药资源生产特点

1）自然条件较好，野生中药资源丰富。本区丘陵岗地面积大，地形变化多，以宁镇山脉与茅山山脉为主体，连续分布，山体一般海拔 200~400 米，由于全区地处北亚热带南部，水热条件尚充足，小气候明显，地带性植被类型为落叶阔叶常绿阔叶混交林，以阔叶林占优势，药用植物、动物种类多，其中宝华山自然保护区已成为本区药用植物品种资源的集中地区，全区经调查，药用植物、动物资源达 1 156 种，仅次于宜溧山区，有较多的道地野生药材资源分布，如茅苍术、明党参、夏枯草、太子参等，成为本区发展药材资源生产的基础优势。

2）药材生产基础好，家种药材起步早。本区不仅是江苏野生药材主产地，也是中药资源生产老区。药材生产是丘陵山区农民的传统副业，农民历来有采药习惯，有一批专业性强的生产人员，生产基础好，经验丰富，早在 20 世纪 50 年代就开始了引种、试种和野生转家种（养），各地相继办起药材种植场（队），规模较大的有南京市郊摄山、铁心桥等药材种植场，种植面积均在 670m^2 以上；溧水东屏、共和，句容磨盘、天王、袁巷，丹徒江心洲、高桥等地均有较好的种植基础。全区 1983 年药材种植面积达 7 320m^2，主要栽培品种有白术、玄参、丹参、板蓝根、红花等，80 年代后期、90 年代前期，建立市场经济体制后，药材生产与市场脱节，生产处于停滞状态，而句容茅山种植场、袁巷等地仍有一定种植。随着农业结构调整，江宁、溧水等地又有了规模生产发展，其中江宁丹阳种植面积达 2 500m^2，溧水柘塘达 20km^2 以上。

3）水域优势地区，水生、湿生中药资源利用不充分。本区内的秦淮河圩区，石臼湖、固城湖低洼圩区，水域资源优势突出，水面面积大，水质较好，具有水生植物、动物资源生长繁衍的良好条件，适宜水生、湿生药材莲、芡实、龟、鳖、芦苇、蒲黄、紫霄花、半枝莲、鱼腥草等生长。目前已经成为水产养殖和水生经济作物商品基地，水生药材产量不高。

（3）发展方向和途径

加强野生中药资源保护，实现资源种类抚育和发展，突出道地药材有计划采收和生产，坚持野生和家种（养）并举方针，以丘陵山区药材生产为主，兼顾水生、湿生药材生产，加快引种、试种和野生转家种（养），提倡规模和分散种植相结合，有计划地建立中药资源生产基地，实现以基地带农户的药材生产的全面发展，达到满足出口的条件，供应本区对药材的需要。

1）强化野生道地中药资源的保护，保证中药资源的稳定和发展。本区林草地面积大，建立了多个森林公园和自然保护区，采取林 - 草、药 - 草结合，保护野生药材资源生长和抚育。实行有计划收购，根据不同区域资源量的分布状况，定点、划片控制采收量，维护药材生长的平衡，特别是道地药材如茅苍术、明党参、桔梗等，要严格采取保护措施，巩固和发展本区的优势地位。其中溧水推进“康养小镇”建设，利用无想山丰富的自然生态资源，采取就地保护和迁地保护相结合的方式，建设道地药材药用植物保存圃，实现道地药材种质资源保存、养生科普、旅游等功能。

2）合理规划，突出重点，有计划地发展药材生产。本区地形差异较大，城镇发展迅速，要按区域地形部位药材生长的适宜性，进行全面规划。重点区域应是宁镇、茅山山脉为主干的丘陵山区，应作为野生道地中药资源生产抚育的重点区；丘陵山区待开垦和已开垦的地区应作为重点野生转家种（养）的试验和生产区；平原地区按土地资源的条件，发展适宜的草本药用植物，石臼湖、固城湖周低洼平原圩区重点发展水生、湿生药用植物、动物，四旁绿化地应根据林药兼顾的原则，发展一些适宜的木本药用林木、花卉林木园地，花药兼顾，发展一些药用作物的花卉盆景。

3）积极发展中药资源引种、试种和野生转家种（养）。根据区域的适宜性，有计划、有目的地安排中药资源的引种、试种和野生转家种（养），要利用原有的生产基础，引导农民进行药材生产，实行按区域发展道地药材和大宗药材的生产，其中特别是江宁、句容、溧水等县（市、区），在用地矛盾较小的地点逐步建立药材生产基地，与此同时，要探索和改革药材的收购经营机制，保证市场对药材的收购，解决药材生产的后顾之忧，促进药材生产的发展。江苏茅山道地药材有限公司、南京市蛙鸣农业种植有限公司采用野生抚育、组培生产等现代方式，大力发展茅苍术药材栽培，目前已形成 600m^2 的栽培规模，有望恢复茅山苍术的道地产区产能。

3. 江北丘陵区

(1)基本情况

本区位于宁镇扬低山丘陵区北部，南以长江为界，北抵洪泽湖南岸，东与江淮平原区相接，西与安徽省为邻，天长市将本区分为南北两块，包括浦口、六合、仪征和盱眙四个县(市、区)。土地总面积 5 532km^2，耕地面积 2 706.0km^2，辖 86 个乡镇，1 263 个行政村，全区总人口 288.66 万人，其农业人口 185.07 万人，农业劳动力 53.73 万人，人均占有耕地 937m^2(1.41 亩)，每农业劳动力负担耕地 5 036m^2(7.55 亩)，属人少地多区域，农药生产矛盾小。

本区土地资源丰富，土地类型较繁杂，丘陵山区面积比重大，占土地总面积 63.24%，平原占 36.76%，与江南两区比较，气候属北亚热带北部，土地质量较差，农业生产发展快，门类也较多，但生产水平较低，农业内部结构与资源相比尚欠合理，种植业以稻油为主，多种经济发展规模尚小，农村经济条件较差，农民人均纯收入尚较低。

(2)中药资源生产特点

1)气候条件处于过渡带，药用植物、动物种类构成特点差异显著。本区属北亚热带，药用植物、动物种类多，气候条件处于北部北亚热带向暖温带过渡带，气温较南部仪征、六合、浦口低 2℃，年降水量 911~1 040mm，降水稳定性差，亚热带植物大面积分布少，其药用植物也少。调查结果表明，盱眙县有药用植物 549 种，以北方药材区系资源种类居多，常见品种有酸枣、侧柏、知母、锦鸡儿、米口袋等；浦口区种类则相对丰富，已发现 879 种，与江南亚热带植物区系种类构成特点相似。

2)依生态条件差异，中药资源种群与分布各呈特色。该区域丘陵岗地面积大，而丘陵面积比重较小，仅占土地全面积的 7.9%，丘陵与岗地面积比为 1∶7。丘陵岗地是野生中药资源的主要分布区，野生药材的收购量占总收购量的 90% 以上，大部分集中在高丘陵地带，其中浦口老山狮子岭、六合芝麻岭、仪征青山和铜山、盱眙铁山寺、杨郢、马岗上哨和棋盘山中药资源种类较丰富。该区重点药材品种有明党参、南沙参、桔梗、松花粉、侧柏叶、猫爪草、银杏、山楂、白头翁、蜈蚣、全蝎等 300 余种。而本区平缓岗地、滁河沿岸平原和沿江平原资源量较少。

3)具有长期收购和发展药材生产的传统习惯与经营意识。本区药用生物资源种类较为丰富，长期以来当地群众就有采收加工药材和收购销售的经营习惯，也是其经济收入的重要组成部分。随着野生资源的日渐减少，当地农民探索尝试人工种植药用生物发展药材生产，积累了较为丰富的生产经验，促进了当地药材产业的发展，并逐步形成以道地、大宗、特色药材生产为重点的具有一定规模的区域经济体系。例如以种植明党参、桔梗、杜仲、柏子仁、荆三棱等，以及养殖蜈蚣、土鳖虫等的盱眙甘泉药材种植场等。浦口老山山脉的星甸等处种植杜仲、银杏、明党参，目前已形成杜仲基地 8 250m^2，并列入了农林厅的发展规划；星甸的三棵“无心银杏”树，已列入名木保护范围。在当前农业结构调整中，盱眙县把药材生产作为县的六大支柱产业之一，仇集、王店、龙山、马坝等乡镇，发展以草类药材为特色的种植面积 6 500m^2 以上，目前规模较大的栽培品种有野马追、紫苏、益母草、败酱等，均已达到数百亩以上的种植规模。

基于第四次全国中药资源调查发现分布于我国华中、华东、华南和西南地区，生长于林缘、路边或灌丛中的五加科植物细柱五加 *Acanthopanax gracilistylus* W. W. Smith，在盱眙县域野生资源分布和蕴藏量较为丰富。细柱五加为灌木，有时为蔓生状，高 2~3 米；枝无刺或在叶柄基部单生扁平的刺。掌状复叶在长枝上互生，倒卵形至披针形。其多年生根皮具有祛风湿，强筋骨，舒筋活络等多方面的功效，其药材又是制备五加皮酒等中成药的原料。细柱五加秋季果实成熟时呈黑紫色，含有丰富的花青素及类型多样的有机酸类、糖类、蛋白质类、脂肪酸类及氨基酸类等有益健康的资源性化学成分，十分适宜于开发系列健康保健产品，形成当地特色资源经济产业。目前该植物已被当地企业家转为较大规模的人工栽培生产，并加工生产为《中国药典》规定的“五加皮”药材，以逐步替代江苏地区以往习用的具有一定毒性的萝藦科植物杠柳的根皮(香加皮)。这一做法值得鼓励与扶持，将造福于当地经济产业特色发展。

(3)发展方向和途径

以具有中药资源优势的浦口、盱眙为重点，加强自然生态区域中药资源的保护和抚育更新，实行轮采轮育、封育结合，促进宝贵的自然药用资源服务于民众健康和社会积极发展。因地制宜，在丘陵岗地和不适宜发展经典农业生产的区域，积极探索和推动仿生种植，发展生态农业模式的药材生产方式，充分利用药用生物对环境的适应能力和逆境胁迫下资源性化学物质的积累，减少化肥、农药的使用，生产高品质绿色或有机药材，走品牌化和优质优价之路。本区域适宜发展生产的药材品种有：丹参、明党参、益母草、连钱草、野马追、败酱、五加皮、杜仲、侧柏叶、柏子仁、蜈蚣等重点品种。推行农 - 药、林 - 药兼作的方针，有计划有步骤地发展道地药材和大宗药材生产，以点带面形成规模，稳定发展。走出一条规范化、规模化、绿色生产的可持续发展之路，逐步形成和打造有品牌、有口碑、有特色、有标准、高品质、信息化有序发展的药材生产基地。

1)因地制宜、合理布局，建立稳定的道地特色药材生产基地。针对丘陵岗地面积大的有利条件，坚持按地形、土壤、气候条件进行适地种植，做到药材品种生产的合理布局。对于土壤瘠薄的丘陵岗地，宜种植耐风、耐旱的木本药材资源，如马尾松、山楂、狭叶山胡椒等，结合灌丛草地面积大的特点，种植耐旱的草本药材资源，如紫丹参、金银花、玫瑰等。盱眙、六合、仪征是夏枯草、连钱草、猫爪草、松花粉、柏子仁、决明子、蜈蚣等药材的生产适宜区。本地区日照充足，降水条件差，平岗多，土质差，适宜松花粉、柏子仁、槐米等木本类药材和夏枯草、连钱草、猫爪草、柴胡、茵陈等草本类药材生产。间隙、阴湿草地适宜蜈蚣生长。浦口丘陵岗地气候较温暖，雨水充沛，日照充足，老山山脉海拔 200~400m，生态环境较好，适宜发展杜仲、桔梗、明党参、百部、丹参等道地药材。

2）封育结合、轮采轮育，推动野生中药资源的有效保护与合理利用。政府主管部门在强调保护的基础上，要研究生态演替规律，采取更为主动有效的封 - 育结合、采 - 育结合的生态保护与有序利用模式，既促进了自然生态条件下生物种群的更替与恢复，又能释放自身造福于苍生的特有价值，不能一封了之，任其自生自灭，造成资源浪费。在老山森林公园、铁山寺森林自然保护区等，按森林和自然保护区的规定，充实和明确药用植物、动物的保护内容，对中药资源种类较多的林地，实行封山育药。对野生药用植物、动物资源，建立有计划的采收，做到定点、划片，轮采轮育。在资源调查的基础上，制定主要大宗品种资源允收量，实行专管 - 专采 - 专收 - 专育，形成有序、合理、科学的药用生物自然资源保护与利用模式。在盱眙铁山寺自然保护区内，通过当地政府和保护区的努力，不仅促进了自然种群的恢复，还建立了药材品种园，逐步走上科学发展的道路。

3）以市场为导向，依托药材加工企业，发展家种药材生产。发展家种药材生产，是解决野生药材资源量不足的方法，又是解决用药需求的途径。面对市场经济药材价格多变的现实情况，发展家种药材生产必须掌握市场信息，开拓销售渠道，特别是把重点放在道地紧俏的药材品种上，建立稳定的药材销路，或是依托药材加工厂的药材生产需要，通过建立购销合同，有计划地发展生产。针对本区中药资源种类多的优势，建立多种野生中药资源野生转家种（养）生产基地，以应变市场的变化，保证家种药材生产的稳定。

（二）太湖平原“四小”药材区

本区以发展“四小药材”为主，兼顾发展水生、湿生药材。主要发展药材种类为白花蛇舌草、荆芥、灯心草、半枝莲、芡实、荷叶、莲子、珍珠、珍珠母、龟甲、鳖甲、土鳖虫、乌梢蛇等。分别在无锡市区、苏州市区、武进、张家港、常熟等地建立以特色种类为主的家种（养）药材生产基地。

1. 苏州市区丘陵野生药材区

（1）基本情况

本区位于太湖东部沿岸地区和部分岛屿，包括苏州市区，土地总面积 4 044km^2，其中丘陵面积 170km^2 以上，耕地面积 649.9km^2，辖 38 个乡镇，880 个行政村，全区人口 205.90 万人，其中农业人口 100.31 万人，农业劳动力 15.36 万人。人均占有耕地面积 316m^2（0.47 亩），每农业劳动力负担耕地 4 231m^2（6.35 亩）。为土地资源紧缺、人多地少的地区。

全区经济发达，一二三产业结构较为合理，区域农业以种植稻米为主，园艺、养殖业颇具规模，形成了特种水产、亚热带常绿果树、水生蔬菜、花卉苗木和碧螺春茶叶生产基地，又是全国旅游观光胜地，太湖西山建有农业高科技区，农业商品化程度高，农村经济实力强，农民较为富裕，人均纯收入已超过 5 000 元 / 月。

（2）中药资源生产特点

1）水热资源丰富，适宜多种亚热带药用植物、动物生长。本区处亚热带南缘，水热条件为省内最优越的地带之一。且受太湖大面积水体的调节,水域周围的气温变化较小,日较差和年较差也较小,在同一寒潮的袭击下,在洞庭山区形成了一个天然的避冻场所。年平均气温 16℃,年极端最低气温 -8℃,无霜期 235~244 天,加之土壤肥沃,降水充沛,适宜多种亚热带药用植物、动物生长。小药材品种和数量在省内占有重要地位,特产药材有凌霄花、梅花、蜡梅花、枇杷叶、白花蛇舌草、谷精草、香橼、陈皮、马勃、乌梢蛇、花蜘蛛、紫梢花、紫石英、寒水石、无名异等。

2)重点小药材产地相对集中,有利于提高集约化经营水平。全区以地势平坦的水网平原为主。丘陵面积不到土地总面积 10%。沿湖丘陵海拔 100~300 米,主要有东西洞庭山、穹窿山、渔洋山和潭山等。在低山丘陵区的东山、西山、光福等地为花果集中区,很多果园的副产品(花、果、核、皮、蒂)都是药材,如枇杷叶、橘叶、橘核、橘络、陈皮、青皮、香橼、银杏、杏仁、碧桃干、桃仁、石榴皮、柿蒂、玫瑰、梅花等。苏芡主要分布于苏州市郊虎丘、娄葑等镇;灯心草主要分布于苏州市东郊地区车坊、郭巷、斜塘、娄葑等镇(乡);龟、鳖主要分布于吴中太平山及湘城镇等地。由于产区相对集中,集约化经营程度也较高,对提高经济效益,形成拳头产品,增强销售竞争能力非常有利。

3)药材生产有较好的基础。历史上本区药材生产不仅有专业种植,农民有传统的采收和种植习惯,且有较为完整的药材收购网络,全区每年平均收购的药材品种约 300 个,其中以丘陵山区最集中,其收购量占全区一半左右,且有就地采收、就地收购、就地作坊式加工的习惯,目前本区已有制药生产能力较强的药材集团公司,为发展药材生产提供收购和加工支撑。

(3)发展方向和途径

充分利用水土条件、资源集中和生产加工技术的优势,加强环境的治理和建设,继续发挥“四小”药材生产的特色,通过改革和营造适应市场经济规律的运行机制,结合“美丽乡村”“特色小镇”建设,创新出一条促进康养结合、药业兴旺的发展路子。

1)合理利用和保护、抚育野生中药资源,大力发展小品种药材。本区“四小”药材主要集中在丘陵地区,由于多年来人们只采不育,野生中药资源总量有所下降,甚至面临濒危,应采取以保护抚育促生产采收,对濒危种类,应加强野生转家种(养),保持其稳定发展,对于某些多年生小草本药材如半枝莲、白花蛇舌草、白及等,可收集成熟种子,人工散播于山草丛中,令其自然生长;小花果药材可结合旅游度假区环境建设和园林绿化,加快发展,如种植梅、合欢、玉兰、木犀、香樟、杨梅等,既美化环境,又提供药源。根据具有药用价值的动物种类和生活习性,合理布局发展养殖,利用水面资源饲养龟、鳖、珍珠等,还可发展某些特种小动物养殖的专业户。

2)抓住重点品种,形成道地特色药材新优势。针对本区自然条件优越,适宜亚热带药用植物、动物生长的特点,一是对原有道地药材如龙脑薄荷、灯心草、苏芡、苏枳壳、青皮等有计划地恢复和发展。原来苏州市郊栽培的龙脑薄荷,在省内外享有盛誉,要尽可能恢复发展生产其优良种质；灯心草是本地区具有悠久历史的栽培品种；苏芡曾是苏州市的出口商品，应根据市场供求关系和药食两用深加工产业发展等具体情况，重点规划，促进其健康发展。江苏苏南地区的芡实品质优良，历来为道地药材，且形成了市场公认的“苏芡”品牌，优质优价。因种植生产苏芡的经济收益较好，目前在苏州市相城区等地已恢复了 4 000m^2 以上的栽培面积。二是根据目前的市场行情，引进并扶持发展资源价值高、能形成产业链的药材资源品种。

2. 太湖平原药材生产区

（1）基本情况

本区包括无锡、常州两个市区和吴江、昆山、太仓、常熟、张家港、江阴、武进、扬中八个县（市、区），土地总面积 9 252km^2，耕地面积 4 650.9km^2，辖 244 个乡镇，4 435 个行政村，全区总人口 930.30 万人，其中农业人口 575.04 万人，农业劳动力 106.66 万人，人均占有耕地 500m^2（0.75 亩），每农业劳动力负担耕地 4 360m^2（6.54 亩），属人多地少的区域。

本区是江苏农村经济发达区，历来是农业稳产高产区，全区有较雄厚的工业基础，发达的旅游业，一二三产结构比较合理，农业生产以粮油为主，农牧渔业发展较快，基地建设规模不断扩大，但种植业多种经营发展和结构尚欠合理，发展潜力较大。本区农业现代化水平较高，是江苏农民人均纯收入最高的区域，人均纯收入超过 5 100 元 / 月。

（2）中药资源生产特点

1）水生小品种多，特色鲜明。本区地势平坦，以湖荡水网平原为主。野生药材主要是小草本和少数木本药材，如益母草、车前草、萹蓄、艾叶、地肤子、天名精等，分布较零散，密度小。在房前屋后、水边路旁，常见苦楝皮、椿皮、臭椿、女贞子、辛夷、枇杷叶等木本类药材，以及一些绿化观赏植物，如月季花、蜡梅花、冬青、银杏等。本区水网纵横，水域面积大，发展水生、湿生药用生物资源条件优越，主要品种有水蛭、珍珠、龟、鳖、地龙等动物，以及灯心草、芦根、蒲黄、芡实、莲子等水生植物类药材。

2）人工生产药材基础较好，但规模较小。本区药材生产发展历史较长，种植经验和技术水平较好。如武进孟河、万绥两个乡镇，栽培历史悠久，自宋代以来，形成了孟荆芥等一些传统道地药材；太仓新毛乡种植小叶黄种薄荷已有百余年历史，素称薄荷之乡。本区各地在不同阶段发展种植和养殖品种，有薏苡仁、西红花、板蓝根、浙贝母、延胡索、僵蚕、土鳖虫等 40 余个品种，而且僵蚕、土鳖虫、鳖的人工养殖和西红花等的引种取得较大突破。现尚有一些专业户从事土鳖虫、地龙、乌梢蛇等特色药材资源的生产。最近，张家港市在农业结构调整中，根据市场需要发展种植牡丹，面积达 4km^2。

（3）发展方向和途径

充分发挥原有药材生产的经济技术力量和区域资源优势，以引种、试种和野生转家种（养）生产，重点突出传统品种，增加科技投入，实行标准化生产，提高药材质量，营造新的生产优势。

1）巩固发展本区特色药材优势。本区历史上种植的特色道地药材素以质量好而著称，如孟荆芥、苏薄荷、瓜蒌、紫苏、僵蚕、土鳖虫、鳖甲等。在已有生产地和专业户的基础上，进一步巩固发展成果，提高产品生产规模和品质要求。通过提高科技生产水平，推行规范化生产，重造特色药材优势。

2）突出区域重点药材资源，形成适度生产规模。充分利用本地区原有的生产基础，实行区域重点品种的生产布局，以重点带一般，促进药材生产发展。水域面积大的中南部地区，水面资源丰富，重点发展苏芡、水蛭等重点品种，在生产经济动物的同时注重药用部位的采收加工技术提升和质量保证，促进鳖、龟、珍珠等中药资源产业的提质增效。武进历史上就是孟荆芥、板蓝根等特色药材的生产地，宜在孟河、万绥两镇发展。苏薄荷在太仓市种植历史悠久，面积大，并在全国声誉较高，应在老产区新毛镇发展。土鳖虫、地龙以常州及丹阳近郊产量大，养殖经验丰富，宜在原养殖地发展提高。

（三）沿海平原滩涂野生、家种药材区

本区重点发展特色道地药材、盐生药材、海洋药材。主要特色道地药材有苏薄荷、苏菊、白首乌、决明子、丹参、蟾酥等；主要盐生药材有罗布麻叶、茵陈蒿、益母草等；主要海洋药材有海星、蛤壳、瓦楞子、牡蛎、沙蚕、海藻等。在云台山区和射阳县洋马镇建立中药资源种质园，作为进行引种、试种和野生转家种的研究和生产基地，并在连云港、滨海、射阳、东台、启东等地建立具有一定规模的以特色种类为主的家种（养）药材生产基地。

1. 滩涂浅海区

（1）基本情况

本区位于沿海平原东部，即以老海堤为界，南起长江北口，北至绣针河口的滩涂浅海区域，包括启东、海门、通州、如东、东台、大丰、射阳、滨海、响水、灌云、赣榆和连云港市区的滩涂浅海，土地总面积 4 863km^2，耕地面积 445.4km^2，共有 39 个乡镇，383 个行政村和 5 058 个企业，全区总人口 57.01 万人，其中农业人口 44.80 万人，农业劳动力 15.96 万人，人均占有耕地 781m^2（1.17 亩），每农业劳动力负担耕地 2 791m^2（4.19 亩）。

本区为老海堤以外的滩涂浅海区，人少地多，土地资源在不断增加，整个区域基本属于自然生态环境，野生、海洋药用植物、动物资源丰富，随着沿海滩涂围垦，对资源的人为开发利用程度不断提高。由于本区土地含盐量大，主要生长耐盐作物，种植业发展需要脱盐改土的过程，目前生产水平不高，主要产业是水产业，尤以海洋水产突出，是江苏独有的海洋水产基地。

（2）中药资源生产特点

耐盐药用植物和海洋药材资源是滩涂浅海区的资源特色。耐盐药用植物资源丰富，分布较广，有罗布麻、地骨皮、蔓荆子、益母草、芦根、茵陈蒿、白首乌、香加皮等 230 余种。海洋药材资源主要分布于连云港沿岸浅水海域，有海螵蛸、蛤壳、牡蛎、瓦楞子、鱼脑石，以

及海龙、海马等。鉴于本区处在逐步成陆的过程中，资源利用程度低，除少数药用植物外，大多处在自生自灭的演替状态。大多数植物、动物的药用功能亦尚未得到有效开发利用，特别是海洋药材资源，有着广阔的开发前景。

(3)发展方向和途径

抓住盐生、海洋中药资源特色，发展滩涂浅海中药资源优势，保护天然资源基础，加强科学技术研究，挖掘特色中药资源可利用价值及资源化，服务于区域特色经济产业发展。依托沿海平原资源优势，加强耐盐植物资源的基础科学研究，不断发现其蕴含的资源性物质并使之转化为资源性产品，创造特色生态区域特色资源产业模式，不仅有利于逐步改造盐渍化区域生态条件，也有利于为海洋生态经济增添新的亮点。

1）合理开发和利用海洋滩涂特色中药资源。本区滩涂中药资源丰富，但利用率较低，如罗布麻、地骨皮、瓦楞子、牡蛎、蛤壳等，蕴藏量大，具有较大的开发潜力。一方面，要加强有计划采收、开拓销路、发展加工等一系列基础性工作，以提高野生中药资源的利用率；另一方面，要结合滩涂综合开发，农 - 药兼顾，发展特色经济产业。在广阔的滩涂自然保护区以及滩涂生态系统中，探索发展人工种植和养殖具有较高经济价值的药用植物和动物资源。利用滩涂荒地引种耐盐性较强的药用植物，如紫菀、徐长卿、耳叶牛皮消、珊瑚菜、龙胆、蒲公英、苦苣菜、菊苣、香蒲等。科学利用泌盐性植物、排盐性植物的生物学特性，既可增加资源的可利用性，又能起到抑制土壤返盐、改善土壤理化性质、提高土壤肥力的作用。近年来，在江苏各级政府的高度重视和大力推动下，江苏沿海滩涂生态得到了有效改善，不断开展滩涂耐盐植物栽培生产，面积较大的品种有菊苣、甜叶菊、海蓬子、盐地碱蓬、单叶蔓荆、盐角草等，产生了良好的社会效益、经济效益和生态效益。

2）不断挖掘和提升海洋药用生物资源价值。江苏大面积的浅海水域，有着丰富的海洋水产资源。近年来海洋捕捞发展很快，但在药用资源深加工产业化方面发展尚较缓慢。本着水产与药业兼顾的原则，理顺渔 - 药结合发展思路，加强相关领域的资源化学研究，发现和挖掘在水产品生产加工过程中副产品的多途径利用价值，形成特色资源经济产业链，走绿色可持续发展之路。例如，江苏海州湾水域分布有尖海龙、小海马、盘大鲍、黄海葵等许多特色海洋药用生物资源；东牛山、平山、达山海区是江苏重要的海产品养殖基地等。

3）加强科学研究，开拓海洋生物的药用功能，发展海洋药业。要依托高校和科研院所的科技力量，加强海洋生物的药用研究，开拓海洋生物的药用功能，发展新兴的海洋药业。目前在省市政府的大力支持下，已在连云港和盐城两地建立了海洋药材和滩涂药材的科研生产指导机构，如依托盐城师范学院建设的江苏省盐土生物资源研究重点实验室和江苏滩涂生物农业协同创新中心，依托江苏省农业科学院建设的江苏省盐土农业研究中心，依托江苏省中国科学院植物研究所建设的江苏省盐土生物资源研究重点实验室，依托中国科学院南京土壤研究所建设的中国科学院南京分院东台滩涂研究院，积极引种盐生植物，重点发展海涂经济作物栽培，并大力进行药用原料、功能性食品等产品研发，使之成为江苏"海上苏东"的特色产业。

江苏省政府依托南京中医药大学建立的江苏省海洋药物工程中心，近年来围绕海洋低值贝类生物资源的药用价值进行研究，从杂色蛤、文蛤等多种海洋贝壳类动物，以及三角帆蚌等淡水贝壳类经济动物软体组织中开发出了调节血糖、增强免疫等功能的健康产品。

2. 沿海平原区

(1) 基本情况

本区位于江苏的东部沿海，与滩涂浅海接壤，包括启东、如东、东台、大丰、射阳、滨海、响水、灌云八个县(市、区)除滩涂以外的区域，西部与江淮平原和徐淮平原相接，北抵云台山区，南至长江北岸，土地总面积 11 454km^2，耕地面积 7 753.7km^2，辖 207 个乡镇，3 815 个行政村，全区总人口 775.20 万人，其中农业人口 610.01 万人，农业劳动力 197.07 万人，人均占有耕地 1 000m^2(1.50 亩)，每农业劳动力负担耕地 3 934m^2(5.90 亩)，是全省人均占有耕地最多的区域。

本区自然和资源条件优越，土地资源丰富，人地矛盾小，平原地势低平，大部分地区海拔不足 5m，土壤由内陆向东依次为水稻土、潮土和盐土类，以壤土为主，加上沿海湿润的季风气候，适宜多种农作物生长。农业生产发展快，种植业以稻麦棉为主，多种经营发达，其产值已超过农业总产值的 50%，农业结构不断得到优化，沿海的林业、水产、畜牧和粮棉、蔬菜基地日趋规模化，已经形成农林牧渔较为协调发展的态势，随着乡镇工业的发展，农村劳动力得到较大的转移，农村经济实力不断提高，农民纯收入不断增加，但在北部几个县发展较慢。

(2) 中药资源生产特点

1) 具备发展中药资源生产的良好条件。本区土壤呈过渡性分布，海洋性季风气候的温暖湿润使得本区较为疏松的土壤可进行多种作物和药用植物的栽培和驯化，东部地区是盐渍化土地分布的区域，荒草地、林地较多，既有较多的耐盐药用植物资源分布，又具有药材生产不与农业争地的条件，能作为滩涂浅海野生中药资源进行野生转家种(养)的良好场所。目前在射阳、滨海、东台、如东、启东等地均建有一定规模的栽培生产和驯化养殖基地，有效支撑了当地特色资源产业的形成和快速发展。

2) 具有药材规范化和规模化生产的基础。本区域具有种植生产药材的传统和适宜的生产环境。滨海县白首乌种植并加工制粉已有百余年历史；东台市种植薄荷、决明子、甜叶菊、水飞蓟等已有五十余年历史；射阳县种植生产菊花、丹参等药材已有 60 余年，并形成了一定规模，打造出了苏菊品牌，也积累了丰富的生产经验。近三十年来，该地区通过发展药材生产，促使民众致富、集体增收，各地涌现了一大批药材生产专业乡(镇)、专业村和专业户。例如，滨海县滨海港、振东乡，射阳县洋马镇，亭湖区黄尖镇，启东市北新镇、民主镇、新港镇，如东县岔河镇等，均有一定面积的药材种植。已成功引种和形成一定规模的品种有：苏菊花、薄荷、瓜蒌、白术、紫菀、白芷、薏苡仁、北沙参、丹参、决明子等20余个品种。在堆堤荒地上，发展引种了多种木本药用生物资源品种，如银杏、西河柳、杜仲、黄檗、山楂、女贞、槐、桑、榆等。

值得关注的是江苏盐城地区的射阳县，该县以洋马镇为中心持续发展和打造药材种植生产基地。调查结果表明，射阳县域以苏菊、栝楼、丹参、薄荷等品种为主，种植面积达到了60km^2，并探索出了药材生产的规范化规模化产业经营道路。近年来，通过与南京中医药大学/江苏省中药资源产业化过程协同创新中心、南京农业大学等单位多种形式的产学研合作，致力于打造“苏菊”品牌，推进“中国药用菊花特优区”建设，为沿海平原地区发展药材生产提供了有益的经验和示范。

(3)发展方向和途径

以本区为基础，重点突出发展盐生药材，如白菊花、白首乌、薄荷、蟾蜍、决明子等特色道地药材的开发利用，兼顾大宗药材，抓住环境优势条件，推行规模化生产和农户生产相结合，通过扩大基地规模，以白菊花规范化生产带动其他品种生产，使本区成为既具有单品种名优特色，又具有盐生药材生产特色的全省突出的多品种药材规范化生产基地。

1)实行分区规划，分类指导。全区为沿海狭长带，按南北区域条件和资源特点以及生产的适宜性，实行分区分类指导，突出重点，区域联动，共同发展。苏北灌溉总渠以北为白首乌、玄参等药材的生产适宜区，灌云、响水、滨海三县均为平原，在黏壤土中适宜发展白首乌，砂质壤土中，适宜发展北沙参、玄参等。灌溉总渠以南为白菊花、地骨皮、决明子、蟾蜍等药材的生产适宜区，射阳、大丰、东台等县(市)应突出发展白菊花、决明子等，如东、启东应突出“启东蟾酥”优势，发展蟾蜍、浙贝母、延胡索、薄荷等。

2)市场引领，品质保证，有计划种植。发展家种(养)药材，既要考虑市场需求，又要兼顾本地优势条件和传统品种，应以传统老品种为基础，应根据市场要求，有计划扩充家种(养)药材新品种。特别是对一些种植面积不大，有发展前途的品种，如射干、知母、柴胡等，应加强规范化和规模化生产基地建设，在药材品质上下功夫，结合当地生态特点发展仿生种植，走生态农业发展模式，才能实现优质优价的良性发展，获得市场认可。

3)统一种源，规范田间生产，统一药材加工。优良的种子种苗是保证药材产品质量的源头，规范田间生产的全过程管理并减少化肥和农药的使用，特别是要规范农药的使用，是保证药材质量的基础。通过近年来射阳苏菊花的发展和品牌打造经验，我们看到，药材的集中采收、统一加工，是机械化规范加工的生产方式，也是保证药材出好产品的重要环节。

目前，药材生产存在规模生产和分散生产两种模式，需要建立药材生产全过程的质量管理，引导生产方式走集约化、规模化之路。应以射阳县洋马镇白菊花、滨海白首乌、东台薄荷为模板走药材规范化种植和产业化经营的发展道路，让分散农户自己在市场经济中提高市场意识，逐步走向联合，向药材生产产业化方向发展。

3. 云台山区

（1）基本情况

本区位于沿海平原北部，东临黄海、北濒海州湾，与滩涂浅海相接，南与沿海平原相接，西至徐淮平原。土地总面积 $824km^2$，耕地面积 $136.1km^2$，辖有 10 个乡镇，88 个行政村，全区总人口 58.89 万人，其中农业人口 13.23 万，农业劳动力 4.39 万人，人均占有耕地 $231m^2$（0.35 亩），每农业劳动力负担耕地 3 $100m^2$（4.65 亩）。

本区包括连云港大部分市辖区，其中低山丘陵面积 $171.2km^2$，占土地总面积的 20.78%。农业利用的土地资源以林地为主，林业、园艺、种植和水产、畜牧、养殖的多种经营占主导地位，耕地只有林地面积的三分之二，种植业以粮棉为主，鉴于农村紧靠城区，甚至交错分布，乡镇工业比较发达，农业商品化程度较高，农民纯收入达到 3 771 元，较全省平均高 300 元，农村经济比较活跃。

（2）中药资源生产特点

1）生态多样性孕育着丰富多样的中药资源种类。本区地貌多样，低山丘陵、平原、河流、岛屿、海岸兼有，其中低山丘陵面积较大，因其沿海的独特地位，以及由锦屏山及前、中、后云台山组成的低山丘陵，大小山峦 157 座，高差变化大，形成许多独特的小地形、小气候，成为孕育和汇集南北方药用植物、动物多样性的良好生态环境。本区中药资源种类较多，仅次于江南宜溧山区，既包括南方的无患子、化香树、苦木、山胡椒、枫香、刺楸、乌桕、野鸭椿、紫金牛等，又包括北方的赤松、酸枣、铃兰、北柴胡、烟台百里香、耧斗菜、东北天南星、侧金盏花、紫草等，主要中药资源有北沙参、蔓荆子、紫草、灵芝等 20 多种。

2）地处气候交汇过渡带，为发展特色药材提供了条件。本区不仅是亚热带向暖温带过渡区，海洋性气候特征明显，也是各种小地形、小气候较多的地区，具有各种药材资源的生长环境。冬季不寒冷，夏季不酷热，气温变化缓和，年平均气温 14℃左右，极端最低气温 -14.7℃，无霜期 220 天，年平均降水量 961.6mm，日照时数 2 501 小时，在严寒的冬天，仍有小地形的气候条件如苏南，形成中药资源引种驯化的良好环境。曾先后引种过天麻、山茱萸、杜仲、黄柏、金银花、白芍、杭白菊等 50 多种中药资源品种，大部分已在云台山落脚，长势良好。加上本区中药资源种类较多的特点，可将云台山区规划建设成为江苏北部药用生物资源种质保存及引种驯化繁育基地，为区域特色中药资源经济产业发展提供重要支撑。

（3）发展方向和途径

以加强中药资源的保护，合理开发利用为基础，进一步加强药材研究和生产队伍建设，通过完善药材生产经营机制，增加科技投入，实现药材生产的新发展。重点是发挥地方特色药材优势，发展重点品种，形成拳头产品，以朝阳药材种植场为基础，努力使本区成为淮北地区药材种质的保存库和优良种子种苗的繁育供应基地，拉动江苏北方区域药材生产的发展。

1）珍惜自然资源，处理好保护与利用的关系。生态的多样性决定了物种的多样性，本区中药资源种类较为丰富。由于历史上的无序生产和过度采挖，使有些药材品种资源量大量减少，有的面临濒危灭绝，如紫草、北沙参、单叶蔓荆等。因此，要切实做好云台山区自然资源的保护，特别是针对具有重要资源价值的药用生物资源品种，要与农林、资源环境部门密切配合，在已建立的保护区内强化中药资源保护措施，对蕴藏量少、面积分布不大、种类较集中的地区，实行封山育药，促使资源生长繁育。同时在旅游地区，与旅游部门协作建立旅游保护条例制度，防止被盗采和破坏。在此基础上，有计划有步骤地实施中药资源的开发性生产，实施分区分片轮采、采大留小、采密留疏的采集计划制度，促使区域生态平衡及自然生态环境条件下的中药资源种群得到有效保护和恢复，实现资源的良性循环和可持续利用。

2）利用有利条件，加强药材种质园建设。本区自然条件优越，生物气候的过渡性和小地形、小气候的多样性，是引种驯化比较理想的区域。要充分利用这一优势，加强引种驯化基地建设，使本区成为淮北家种（养）药材的供应地。一是强化云台山森林自然保护区的保护工作，增加中药资源的保护内容，周边结合引种，使之向药用植物种质园的方向发展。二是在山区选择具有代表性、生态环境好的地点，如朝阳、宿城、东磊、花果山，建立药材引种驯化试验基地。三是加强稀有濒危种类的保护性研究，实行就地保护和迁地保护相结合的方法，使珍稀濒危中药资源种群得到有效恢复和发展。

（四）江淮中部平原家种药材区

本区以发展水生、湿生药材品种为重点，兼顾发展沿江特色道地药材。主要生产的药材品种有：芡实、珍珠、珍珠母、莲子、荷叶、蒲黄、泽泻、兴化莳萝、薏苡仁、泰荆芥、泰半夏、浙贝母、延胡索、玉竹、银杏等，以及动物性药材龟甲、鳖甲、水蛭、地龙、僵蚕、金蝉花等。在里下河地区、三泰地区、通海地区分别建立以特色种类为主的家种（养）药材生产基地。

1. 通海沿江平原区

（1）基本情况

本区位于江淮平原东南部，南临长江，北部与东部接沿海滩涂平原，西部与通扬高沙土区相邻，包括南通市区和通州、海门两县（市）。土地总面积 2 299km^2，耕地总面积 1 613.8km^2，辖有 90 个乡镇，1 745 个行政村，全区总人口 312.20 万人，其中农业人口 191.72 万人，农业劳动力 71.14 万人，人均占有耕地 517m^2（0.78 亩），每农业劳动力负担耕地 2 268m^2（3.40 亩），是江苏突出的人多地少地区，后备土地资源贫乏。

本区东距上海市较近，区位优势突出，优良的土地资源和气候资源使本区农业生产无后顾之忧，是历史悠久的特种经济作物区，种植业发达，农业生产门类多，并且形成了一系列多熟间套种耕作制度，有利于多种经济作物和药材资源的种植安排。受城市经济的辐射，农业生产的商品化程度高，农村劳动力转移较快，农村经济发达，是南通市经济繁荣的代表性区域，农民生活水平较高，生产力要素在一定程度上制约了原有道地药材生产的发展。

(2)中药资源生产特点

1）自然条件优越，适宜发展高附加值资源性产品。本区地处长江三角洲北翼沿江区，为滨海临江的冲积平原，受江海水体调节，气候温暖湿润，热量资源较丰富，光照充足，水源丰沛，土壤多为轻壤土，少数为黏壤土，土体大多已经脱盐，适宜多种特种经济作物的生长。据20世纪80年代普查，南通、海门有药用植物、动物资源近千种，其中药用植物近600种，药用动物近400种。受城市经济辐射，多种经营发展迅速，农业结构以种植业占绝对优势，尤其是特种经济作物，在全省占有重要地位。十年前，江苏道地药材苏薄荷就是受一方经济发展的驱动从苏州一带转移至南通，并形成规模和特色种植及薄荷精油加工产业，造福于当地经济。然而，随着南通经济的快速发展，薄荷又离开南通，进入生产力成本较低的区域。

2）药材生产与品种选择受经济效益和市场调节。本区家种药材生产的历史较长，1949年前就有农民种植药材，品种有红花、地黄、玉竹、瓜蒌、红旱莲等。中华人民共和国成立后，特别是1957年后药材种植种类和面积迅速增加，至1985年该地区的药材种植面积达8 000m^2，药材种类达27个，收购量达899.3t，集中于海门的德胜等7个乡镇，通州的张芝山等9个乡镇。栽培重点品种有延胡索、浙贝母、白术、玉竹、麦冬等，一般商品率都在90%以上，经济效益较高，其中延胡索、浙贝母被列为全国第二生产基地，每年向国家提供商品300t，远销全国二十多个省市，成为当地药材经营的拳头商品。迄今，该地区已经形成浙贝母、延胡索、板蓝根等药材生产的专业基地。

(3)发展方向和途径

利用区域环境优势，积极发展中药资源引种、试种和野生转家种(养)，加强药材生产的科学研究和生产队伍建设，扩大生产领域，以提高药材质量为核心，逐步推行规范化生产，提高生产水平，确保药材优质、稳产、高产，提高市场竞争力，把本区建设为江苏省家种药材规范化生产基地。

1）维护道地品种，加强生产全过程的规范化规模化管理和生产基地建设。一是在品种上符合市场的需要，要充分利用延胡索、浙贝母、玉竹、板蓝根等品种的优势，在栽培技术上下功夫，特别是推行标准化生产，强化优势，提高市场知名度；二是要依靠市场信息，合理安排品种和种植面积，提高对市场的应变能力；三是加强引种、试种，扩大栽培品种，使本区向多品种方向发展，以解决自需药材的供给量，并适应市场变化求发展；四是要开拓销售渠道，建立农户种药的生产经营机制，发展产业化经营，促使药农的收益提高。通过以上生产建设，使本区向现代化生产基地发展。

2）加强技术培训，提高药材生产的规范化水平和产品质量。保证药材生产的质量，关键在于生产技术和生产管理水平的提高，要在原来良好的生产基地基础上，进行生产技术管理队伍的建设，特别是要提高规范化生产水平的水准，培养掌握规范化生产的技术骨干，实行生产技术的管理和指导；要加强以规范化生产为目标对生产农民进行技术素质的培训，提高他们适应和掌握技术的能力，提高药材生产的总体水平，从而保证药材规范化生产基地的不断发展。

2. 通扬高沙土平原区

（1）基本情况

本区位于里下河地区以南，长江以北地区，东接通海地区，西与丘陵区相邻，包括扬州、泰州两市区和江都、泰兴、姜堰、靖江、如皋、海安六个县（市、区）。土地总面积 8 195km^2，耕地总面积 4 417.3km^2，辖有 261 个乡镇，4 462 个行政区，全区总人口 804.26 万人，其中农业人口 595.73 万人，农业劳动力 156.93 万人，人均占有耕地 549m^2（0.82 亩），每农业劳动力负担耕地 2 815m^2（4.22 亩），属于人多地少、耕地较为紧张的地区。

本区人多地少，土地资源较紧缺，土壤以高沙土、潮土为主，其中心部位为高沙土，占全区总面积 42%，土壤环境总体较差，以沙土、薄层沙土为主，持水能力差，土体结构松散，表现为典型的“沙、瘦、板、漏”的特点，土壤肥力较低，水土流失严重。全区气候条件较好，属北亚热带季风气候，农业生产条件有所改善，生产发展较快，受土壤环境的制约，生产水平尚不太高，种植业以粮食为主，熟制结构比较复杂，旱作有较大比重，传统的养猪业尚有一定的规模，蚕桑、银杏生产是本区的一大特色，多种经营门类较多，蔬菜、花卉已经形成基地，农村工业有一定基础，农民生活水平在全省属中上等，然而本区“三废”环境污染比较严重，对农业生产有影响。

（2）中药资源生产特点

1）鱼米之乡，药业鼎盛。本区自然环境优良，土地肥沃，水系纵横，自古以来就是鱼米之乡，生产力水平较高。伴随着农业生产水平的进步，开发利用当地野生药材的同时进而种植和养殖具有高附加值的药用生物，不仅增加了收益，也形成了一些传统医药知识积累，奠定了若干特色道地药材资源品种优势，在省内外有知名度。江都三泰一带，土壤疏松湿润，具有一定的夜潮性，很适宜半夏、荆芥等药材的生长。特别是 20 世纪 80 年代以来，地产泰半夏、荆芥、延胡索、白果等药材的品质为行业称道。泰兴、姜堰是泰半夏、荆芥的主产地。银杏的效益较高，发展迅速，已形成较大规模，泰兴是全国著名的“银杏之乡”。近年来大面积种植锦葵科植物黄蜀葵，其花为治疗慢性肾炎黄葵胶囊的重要原料。依托区域资源优势和深厚的传统医药文化底蕴，造就了本区域一批现代药业的大发展，享誉全国的江苏济川药业、苏中药业、扬子江药业等制药企业，以及中国医药城等医药研创基地均坐落于此，蓬勃发展。

2）品种繁多，潜力巨大。本区虽是平原地区，药用植物近 500 种，其数量分布由西向东逐渐增加，江都、泰兴、姜堰药用植物有250种左右，如皋有363种，海安有400种以上。20世纪80年代，药材生产有较大发展，形成了一定的区域资源特色，产生了良好的带动示范效应，为本地中成药制药提供了主要的药材原料保障。例如，已形成规模经济效应的银杏资源产业保证了扬子江药业大品种银杏叶片的原料供给；随着黄葵胶囊产能的不断扩大，有力地拉动了泰州及其周边地区黄蜀葵的种植生产，不仅保障了制药原料的品质和供给能力，也为当地民众创造了经济收入。本区域医药产业的进一步发展，必将会有效带动当地中药资源的生产和利用，提升特色资源经济产业的发展水平。

(3)发展方向和途径

加强道地药材的生产，开发利用东部中药资源，处理好与农争地的矛盾，充分利用熟制类型多的有利条件，合理安排药材生产，着眼于中药资源的高效利用，提高药材生产效益，逐步恢复药材生产优势。

1)开发利用资源与保护培育发展相结合，方可持续。江都三泰地区要把药材生产的重点放在泰半夏、荆芥、黄蜀葵、银杏上，通过建立农户药材生产经营机制及开拓销售渠道，促进发展生产。同时通过加强科技研究，解决半夏、荆芥规范化生产的若干瓶颈问题，维护好道地性品质，走优质优价发展之路，促使生产效益的稳定提高。高沙土地区是银杏的生长适宜区，重点要解决污染治理问题，降低银杏叶的污染物残留量，实施标准化生产，从而提高药材质量；药食两用品种白果的加工生产，要充分吸收最新研究成果，在鲜果干燥过程中采用程序升温措施，有效解决其原始毒性问题，保证食用和药用的安全有效。中华大蟾蜍的耳后腺和皮肤腺体的分泌物是贵重中药蟾酥的原料，近年来随着生态环境受农药、化肥、植物激素等化学品的干扰和影响，蟾蜍的自然种群数量显著减少，造成这一宝贵药材的严重短缺和药材价格不断攀升。同时蟾蜍是维护生态平衡的重要物种，该区域是蟾蜍生存繁衍的适生区，当地政府应给予高度关注并研究制定有效的生态保护措施，营造有利于蟾蜍种群的扩大和恢复，必将造福于当地生产生活，产生巨大的经济、社会和生态效益。

2)探索和发展林-药间作、粮-药套种、水体高效利用的多元化生产模式。以海安和如皋等种药老区为主，开展野生小药材的家种，使药材生产得到恢复。特别是东部地区小药材种类较多的地区，由于土地垦植率高，野生资源迅速减少的现状，应结合林-草恢复等生态修复计划，实施林-药间作和套种的立体种植和养殖模式，可有效提升生产效益。例如，在规划叶用银杏生产基地时，可在行间布局种植半夏、延胡索、连钱草、蒲公英、紫花地丁、太子参等低矮草本药用植物。在生态型粮食或蔬菜生产基地的发展过程，引入中华大蟾蜍种群，既可建立生物防虫的有效体系，又可促进土壤肥力提高，再进一步与蟾酥需求量大的制药企业合作建立蟾酥规范化生产基地，以保证贵重药材原料的供应。利用好本地区水资源丰富的优势，恢复和发展水蛭(蚂蟥)仿野生养殖，可有效提高水体的生产效率和经济效益，又可减缓市场对水蛭药材供需矛盾的压力。

3. 里下河低洼平原区

(1) 基本情况

本区是江淮平原的核心部位，东接沿海平原滩涂野生、家种药材区，西南抵江北丘岗区和安徽，南接高沙土平原区，西北和北部与徐淮平原相邻。包括盐城市区和高邮、宝应、金湖、洪泽、兴化、建湖、盐都、阜宁八个县(市)。土地总面积 12 865km^2，耕地总面积 6 259km^2，辖有 212 个乡镇，4 757 个行政村，全区总人口 736.02 万人，其中农业人口 581.60 万人，农业劳动力 177.52 万人，人均占有耕地 850m^2(1.28 亩)，每农业劳动力负担耕地 3 526m^2(5.29 亩)，为耕地较为宽松的区域。

本区土地资源较为丰富，水域面积比重大，有众多的大中型湖泊和荡滩，受海洋性气候影响和水体的调节，气候条件较好，热量资源较为充裕，光热水配合协调。全区农业生产比较发达，充分发挥了资源的优势，种植业以粮、棉、油为主，是目前全省优质粮、棉、油的生产基地，以水产养殖、水生林木、水禽和水生经济作物的生产为区域特色，农村经济发展较快，农民收入较高，已经成为江苏比较发达的农业生产区域。

(2) 中药资源生产特点

1) 水域广阔，水生、湿生中药资源优势突出。本区河网密布、河渠纵横，湖泊荡滩集中，水域面积大，加之良好的光热水条件的配合，中药资源种类分布相对较多，其药用植物、动物大多具有水生、湿生的生态习性，形成水生、湿生中药资源优势。主要资源种类有香蒲、芡、莲、泽兰、芦苇、黑三棱、龟、鳖、水蛭、地龙等，资源的蕴藏量较丰富，是江苏水生、湿生中药资源最集中的地区。特别是近年来，苏芡实的价格坚挺，产地生产面积不断扩大，产生了良好的效益。水蛭药材价格连年攀升，供不应求，当地政府应重视该高价值资源的培育和规模化发展，真正形成水生中药资源特色优势，打造水乡特有经济品牌，造福一方经济。

2) 进一步挖掘中药资源多途径利用价值。本区的水生、湿生药材生产发展较慢，形成资源种类和蕴藏量多而利用率不高，造成资源的浪费和生态环境的污染。例如，本区域过去发展大面积的香蒲生产，蒲田数量大，但群众以收蒲草为主，而不收蒲黄，造成了资源的浪费。现在莲藕发展面积大，大量的藕用于加工出口，而藕节及刮下的藕皮作为下脚料弃之如粪土，殊不知藕节是常用药材，藕皮中除含有一定量的淀粉及多糖类物质外，尚含有白桦脂醇等三萜类活性成分，以及丰富的纤维素类等资源性化学物质；采藕时节，部分荷叶尚充满生机，碧绿新鲜，是良好的荷叶药材和制药原料，尤其是近年来以荷叶为原料开发形成的系列调血脂健康产品，对荷叶的需求量甚大。

该区域家种药材生产大多集中在一些重点乡镇，如江都大桥镇、高邮汤庄镇，兴化荣昌镇(翁果村)和垛田街道、建湖沿河镇，宝应汜水镇(石桥村)、盐都大纵湖镇，盐城南洋镇、阜宁羊寨镇等，这些乡镇栽培品种较多，栽培面积较大，产量较高。

(3) 发展方向和途径

充分利用资源优势，按照农 - 药兼顾的原则，加强药材资源的综合开发利用，以水生、湿生药材为重点，突出道地药材，兼顾大宗药材，加强科技投入，走发展药材生产、提高中药资源生产综合效益的发展道路，通过合理改革生产经营机制，把本区逐步建设为全省水生、湿生药材的基地。

1）抓住区域特色，发展水生、湿生药材资源生产。本区自然条件和环境的最大特点是适宜水生、湿生中药资源生长，应建立水生、湿生药材生产基地，形成区域特色。水生、湿生中药资源种类较多，主要有蒲黄、芡实、藕节、泽兰、莳萝子、薏苡仁、水蛭、珍珠、龟甲、鳖甲等药材资源，在这些药材生产发展的基础上，可逐步扩大种类，适应市场变化的需要，向以水生、湿生为主的多品种药材基地发展。如淮安区车桥镇引入苏州创德兴芡实有限公司，拓展生产销售资源，近几年已形成了 60km^2 的芡实栽培；高邮市界首镇高邮康健芡实有限公司大力培育芡实新品种，目前已通过系统选育的方法成功选育出“新芡一号”“新芡二号”等产品，显著提高了苏芡的产量，其种子销售已辐射安徽天长、芜湖，湖北黄石，江西鄱阳湖等多个产区。

2）延伸资源经济产业链，以农业综合开发带动药材生产。本区的药材资源具有较高的经济价值，兼具多种功能，要充分发挥资源交叉利用这一特点，提高总体效益，做到食药兼顾，合理利用。特别是在深度综合开发上加大力度，如对于本区大面积的荷藕，在加工藕产品出口的同时，对大量的藕节、荷叶实施药用的开发；在开发利用蒲黄的同时，开发利用蒲草，以提高经济效益；还有龟、鳖、珍珠、芡等，都具有多种开发功能，必须从综合开发功能着眼，探索药用功能开发的新路子。

（五）徐淮平原家种药材区

本区以发展地产特色药材和北方药材为重点。主要种类为银杏、邳半夏、玫瑰、板蓝根、瓜蒌、柏子仁、山楂、酸枣仁、地黄、北沙参、玄参、麦冬、芍药、芦笋、牛蒡子、全蝎等。在邳州、丰沛、东海、灌南、涟水等地建立以特色种类为主的家种家养药材生产基地。

1. 徐宿淮平原区

（1）基本情况

本区位于徐淮平原的西部和东南部，苏北灌渠总渠以北，沿海平原滩涂以西，中部为铜邳丘陵区隔开，分为东、西两部分，西部包括丰、沛两县；东部包括淮安、宿迁两市区和涟水、灌南、宿豫、沭阳、睢宁、泗洪、泗阳七个县，土地总面积 20 863km^2，耕地面积 10 592.2km^2，辖有 324 个乡镇，5 989 个行政村，全区总人口 1 273.38 万人，其中农业人口为 1 042.85 万人，农业劳动力 380.50 万人，人均占有耕地 832m^2（1.25 亩），每农业劳动力负担耕地 2 784m^2（4.18 亩）。

本区农村工业基础薄弱、农业发展较快，是全省农村经济欠发达的地区，农民纯收入全省最低，仅 2 881 元。农业生产以种植业为主，旱作占有一定比重，农作物以粮棉油为主，农业结构调整力度大，多种经营发展较快，区域林网控制面积比重高，林业和畜牧业发展势头强劲，是全省主要的粮食基地、林业基地、畜牧基地，重要的棉花和油料基地。

(2)中药资源生产特点

1)气候的过渡性，为药用生物资源提供了独特条件。本区属暖温带的南缘，是北亚热带向温暖带的过渡地区，独特的自然生态条件孕育着多样性丰富的药用植物和动物资源种群。许多小气候生态环境中兼具北方生物资源和部分亚热带中药资源的交汇过渡类型。例如，北方药材白芍、牡丹皮、地黄、红花、牛膝、附子等，南方药材山茱萸科、杜仲科、防己科、姜科、棕榈科、仙人掌科、芦荟属等资源类群，在此区域分布或引入种植，具有良好的生态适应性。

2)中药资源小品种多为野生，大宗常用药材品种发展较快。本区以潮土为主，但区域差异明显，西北部丰县、沛县为高沙土平原，土壤沙性重，为半湿润气候，药材生产以北方药材为主，其中唐楼乡、栖山镇、郝寨镇、天泉湖镇等是该地区药材生产的重点区，生产的品种多，种植面积大。东部黄河故道沿线沙土平原，以沙质土壤为主，低洼地区为淤土，并具有一定盐潮土(花碱土)，既有耐盐碱的药材，如蒲黄、益母草、蒲公英、苍耳子、地骨皮、泽兰、苦荬菜、马兰、碱蓬等生长良好，又是淮山药、牛蒡子、芦笋等特色资源的主产区。该区域沙质壤土、可耕性较好，适宜多种深根性作物和根基根茎类药材的栽培生长，重点品种有：瓜蒌、板蓝根、白芍、山药、地黄、牛蒡等。这一区域的淮阴、涟水、沭阳、泗洪等均有药材生产种植，以涟水种植面积较大，并建有药材种植场。

(3)发展方向和途径

保护野生药材资源，突出发展家种药材，按区域差异因地制宜，并根据市场需求，选择适宜品种，通过建立基地，依托药材种植场，大力开展引种、试种，以增加品种，提高对市场应变能力，同时加强科技投入，加强技术培训，提高药材产量和质量，推进药材生产的发展。

1)突出区域特点，加强分类指导，推进家种药材生产。充分利用原有基础和黄河故道沿线土地资源较丰富的条件，总结栽培经验，探索建立规范化规模化药材生产方式，走集约化发展之路。鉴于徐淮平原面积大，东部和西部气候、土壤差异明显，要根据不同区域微观条件，选择适生种类，实行分类指导。要进一步加强对药农的技术指导和技术培训，使农民掌握药材栽培技术，以提高药材产量和品质。在具体区域上，丰、沛高沙土平原区，重点突出地黄、白芍等药材，东部淮阴、宿迁平原以瓜蒌、板蓝根、丹参、山药、丹皮等药材为主，部分渠南地区是里下河地区的组成部分，以芡实、莲子、荷叶、蒲黄、水蛭等水生、湿生药材为主。

2)结合平原绿化，发展木本药材，探索林-药间作生产模式。本区林网控制面积大，绿化较好，林地较多，充分利用这一有利条件，在发展林业时，按林-药结合的原则，统一规划，利用四旁绿地发展木本药材，如槐、臭椿、合欢、苦楝、无花果、无患子、女贞、紫花玉兰等药用经济树种。利用沿路、沿河林带，立体种药，如种植月季、玫瑰、牵牛、蜀葵、射干等小灌木和草本药用植物。在沭阳花卉苗木集中的地区，发展一些花卉观赏药用植物。

2. 铜邳丘陵区

（1）基本概况

本区位于徐淮平原北部，北邻山东，南抵安徽，地处新沂、宿豫、睢宁以西，丰县、沛县以东，包括徐州市区和邳州、铜山。全区土地总面积 5 125km^2，耕地面积 2 796.7km^2，辖有 83 个乡镇，1 436 个行政村，全区总人口 438.15 万人，其中农业人口 299.38 万人，农业劳动力 93.32 万人，人均占有耕地 638m^2（0.96 亩），每农业劳动力负担耕地 2 997m^2（4.50 亩）。

本区是农村经济发展较快的地区，农业生产以种植业为主，旱作占有较大比重，多种经营比较发达，项目较多，以棉花、花生、蔬菜为主，畜牧业和林业具有一定规模。由于本区矿藏资源较丰富，农村工业有一定基础，是徐淮农村经济较好的地区，农民收入相对较高，人均纯收入达 3 234 元 / 月，但较全省平均还差 200 多元。

（2）中药资源生产特点

1）丘陵面积较大，耐寒耐旱中药资源较为集中。本区是鲁南山地的延续部分，丘岗面积占土地总面积 20.96%，是野生中药资源集中分布区，主要品种有柏子仁、地榆、酸枣仁、山楂、玫瑰、全蝎、土鳖虫等；矿物药材有磁石、石膏。丘陵岗地区林果种类较多，如槐、柿、桃、李、杏、核桃、银杏、酸枣等，其副产品均为药材。鉴于本区林地面积较大，林网较密，宜林地较多，发展木本药材潜力较大。

2）道地药材优势突出，形成规范化规模化发展样板。本区道地中药资源具有一定数量和优势，铜山区的全蝎、玫瑰、柏子仁等药材品种历史上就有优势，丘岗地区适宜规模化发展。至 20 世纪 90 年代，该地区的玫瑰生产面积曾达到千公顷左右。邳州的半夏曾闻名于省内外，为道地药材邳半夏，迄今优势尚存。经过近年的持续发展，邳州银杏资源已经形成规模效益，成为国内外认可的优质银杏叶生产基地，长期出口法国、德国等制药企业，也是我国银杏叶制剂生产的重要原料基地[43]。邳州银杏叶生产基地已建设成为国家认证的我国唯一的银杏规范化生产基地，其中采叶圃面积达 66km^2。目前，以银杏叶为原料的各种健康产品不断呈现，银杏产业链不断延伸，白果营养健康系列产品、银杏嫩芽系列保健茶、银杏花粉保健品等资源性产业茁壮成长。西北山区又是优质矿物药材磁石的产地。在市场经济条件下，发展这些知名道地药材，具有较大潜力，较易形成市场竞争优势。

（3）发展方向和途径

本着因地制宜、扬长避短、发展优势、按需生产的原则，突出发展道地药材资源，积极发展木本药材资源，营造新的发展优势，提倡农药兼顾，加强科技投入，逐步推行标准化生产，以提高药材质量，提高市场竞争力，增加药材供给和对外出口。

1）以发展道地药材重点品种，带动大宗药材的发展。本区药材生产要立足于重点道地药材品种，加大市场竞争力，具体品种为邳州的银杏、半夏，铜山的全蝎、玫瑰。一方面要对野生资源加强保护，另一方面应努力做好野生转家种(养)工作，要在规范化种植、标准化生产上下功夫，形成道地药材的质量优势，通过发展道地药材，探索药材生产的新路子，逐步带动地产大宗药材的发展。

2）保护野生中药资源，发展木本药材生产。要切实加强保护措施和采取合理的采收措施，保障资源量的稳定。丘陵山区重点保护全蝎、半夏、京大戟等资源，并结合荒山绿化，发展木本药材，重造野生中药资源的良好生态环境。在布局上，山体上部应该以侧柏、槐、臭椿为主，山体中、下部选种酸枣、山楂、核桃、柿、玫瑰等，山脚土层深厚，可种植山茱萸、连翘等。

3. 东新赣丘岗区

(1)基本情况

本区位于江苏东北部；北邻山东省，南抵徐淮平原，东接沿海平原滩涂野生、家种药材区，西与铜邳丘陵区为邻，包括东海、新沂两县和赣榆沿海滩涂以外的其他地区。土地总面积 4 728km^2，耕地面积 2 697.9km^2，辖有 72 个乡镇，1 528 个行政村。全区总人口 290.12 万人，其中农业人口 259.14 万人，农业劳动力 86.39 万人，人均占有耕地 930m^2(1.40 亩)，每农业劳动力负担耕地 3 123m^2(4.68 亩)。

本区土地资源较丰富，但多岗岭坡地，丘岗面积占全区总面积 41.46%，丘岗区砂石多，水土流失严重、土地质量较差，但距海洋近，气候条件受海洋性气候影响，降雨量较西部地区多，本区光照条件充足，宜于喜光药用植物生长。农业生产以种植业为主，旱作比重较大，南部平原圩区以粮食为主。林果、畜牧、蔬菜发展较快，具有一定规模，是江苏省重要的花生、干鲜果、畜牧基地。多种经营在农村生产中的比重不断提高，农民收入不断增加。

(2)中药资源生产特点

1）中药资源较丰富，是南北方药材生产区。本区土地资源较丰富，丘岗面积较大，受海洋气候影响，气候条件较西部好，森林覆盖率较高，野生中药资源较丰富，约有 300 种，主要品种有地榆、茵陈、酸枣、桔梗、南沙参、柴胡、射干等。本区具有南北方中药资源的生产条件，多年来，引种的南北方中药资源达 40 种，普遍生长良好，是南北方中药资源生长较适宜的地区。

2）药材生产有一定基础。本区无论是野生药材，还是家种药材，都具有一定的生产基础，由于本区野生药材品种资源较多，农民素有采集药材的习惯，并有组织地进行收购，家种药材生产从 20 世纪 50 年代末逐步发展起来，其中从外地引种的药材南北方兼有，有山茱萸、白芍、丹皮、桔梗、太子参、玄参、北沙参、板蓝根等 50 多种，引种成功进行生产的有 30 多种，取得了当地家种生产的成功经验，东海药材种植场从 1958 年至今，一直从事引种和家种药材生产，是江苏药材生产的老基地，生产规模较大，技术力量较强。

(3)发展方向和途径

以保护野生中药资源为基础,合理开发利用,努力做好引种、试种和野生转家种(养)工作,巩固发展已引种成功的品种,积极发展木本药材,使本区成为南北药材兼备、以地产药材为主的药材生产区。

1)加强中药资源保护,发展木本药材生产。要有计划地采取保护措施,使资源量走上恢复和平稳发展的道路。对于中药资源比较集中的地区,特别是赣榆的吴山、夹山和东海的羽山实行季节性限采,或划片轮流采挖,以保护资源量的稳定。鉴于丘陵岗地林木覆盖条件尚差,要进一步通过造林营造良好的生态环境,应结合造林计划,按地形地貌条件,发展木本药材,林药兼顾,种植杜仲、山茱萸、厚朴、木瓜、黄柏等。

2)因地制宜发展适宜品种,保持特色优势,稳定市场供给。本区自然环境具有家种药材生产的条件,要依靠药材生产的老基地东海药材场的有利条件,积极开展道地大宗品种的种质优化培育,利用该区域丘陵山地和生态恢复的有利条件,科学规划发展仿生药材种植,建立生态农业基地,致力于提升产品的质量和培育产品品牌,走优质优价的健康发展之路。特别是对于市场接受度高、产品价值大、效益好的品种,要在第四次中药资源普查的基础上,研究制订战略性区域中药资源产业发展规划,通过顶层设计和基地建设,遴选若干大宗药材种类做大做优做强,真正形成比较优势和市场占有率,才能为区域特色经济发展带来可持续动力。例如,金银花、苦参、北沙参、板蓝根、玄参、白芍、半夏、地黄、桔梗等药材品种。

三、江苏代表性区域(盱眙)中药资源产业发展规划建议

按照第四次全国中药资源普查工作的整体部署和要求,在完成区域性中药资源调查的基础上,依据县级以上不同层级行政单元药用生物资源本底情况,结合当地经济社会发展水平和生物医药产业发展的远景规划,充分考虑本地区资源、经济和科技优势,因地制宜,规划中药材生产基地建设及其深加工产业布局,研究制订符合区域经济发展特点、生产力诸要素与中药资源产业发展需要相匹配相适宜的资源配置优化方案,指导区域中药资源产业健康可持续发展,实现在发展过程中的经济社会效益和生态效益相统一,目前利益和长远利益、局部利益和全局利益协调发展的时代要求。

现以盱眙县作为县市级行政单元代表和示范,在对该区域中药资源普查工作系统完成的基础上分别研究制订所辖区域中药资源产业发展规划,以期为江苏省不同层级行政单元研究制订本区域生物医药产业发展规划提供参考和决策依据。

自 2014 年 4 月江苏省第四次全国中药资源普查(试点)工作启动以来,盱眙县中药资源普查队在江苏省中药资源普查领导小组办公室的统领下,在相关单位的大力支持和普查队员的共同努力下,圆满完成了上级部门规定的各项普查任务。通过线路踏查、样地调查、样线调查(标本、药材、种质资源采集)、中药材市场走访、栽培基地走访及地方传统中

医药知识调研，基本掌握了盱眙县内中药资源种类、分布、数量、质量、利用情况、受威胁因素、生态环境变迁、生物入侵程度，以及和中医药有关传统知识等基础资料[44]，为盱眙县进一步整合协调中药产业发展提供切实可行的建议及依据。

(一) 盱眙县行政区划及自然地理概况

江苏省淮安市盱眙县地处北纬 32°43′29″~33°11′04″、东经 118°11′43″~118°54′26″。县域位于长江三角洲地区，淮安市西南部，淮河下游，洪泽湖南岸，江淮平原中东部；东与金湖县、安徽省滁州市天长市相邻，南、西分别与安徽省滁州市来安县和明光市交界，北至东北分别与泗洪县、洪泽区接壤。县界总长 373.972km，县域面积 2 497.3km^2，人均国土面积列江苏省各县之首。

1. 盱眙县行政区划

盱眙县设有 14 个镇、3 个乡、3 个街道，分别为：马坝镇、官滩镇、旧铺镇、天泉湖镇、桂五镇、管镇镇、河桥镇、鲍集镇、黄花塘镇、明祖陵镇、铁佛镇、淮河镇、仇集镇、观音寺镇、维桥乡、穆店乡、兴隆乡、盱城街道、古桑街道、太和街道。全县有 20 个居委会（含三河农场 5 个），227 个村民委员会，9 个社区，2 767 个村民小组，411 个居民小组。全县 1 500 人以下的行政村 39 个，1 500~2 000 人的行政村 59 个，2 000 人以上的行政村（居委会）129 个。

2. 盱眙县自然地理概况

盱眙县境内地势西南高，多丘陵低山；东北低，多平原；呈阶梯状倾斜，高低悬殊 223m[45]。淮河流经境内，北部濒临洪泽湖。境内有低山、丘岗、平原、河湖圩区等多种地貌。建于穆店乡境内的龙王山水库是全县最大的水库。位于仇集镇的狮子峰，海拔 231m，为盱眙境内地貌最高点；位于观音寺镇的衡西圩，海拔 8m，为盱眙境内地貌最低点。

气候特点上，盱眙地处北亚热带与暖温带过渡区域，属季风性湿润气候。四季分明，季际、年际变异性突出，春季气温回升快，秋季降温早，春、秋两季光照足，昼夜温差大，夏季较炎热（最高气温 37~39℃，持续不超过 5 天），冬季寒冷早（最低气温 −12℃，持续不超过 7 天），年总日照时数 2 056 小时，年平均气温 15.3℃，无霜期 255 天，年降水量 972mm。光温资源年内分布呈“双峰”型，境内气候资源分布略有差异。西北部日照时数高于东南部，年日照时数相差 100~120 小时；气温由西南向东北递减，相差 0.4℃；水冲港村及天泉湖（化农水库）一带降水量最多，可形成闭合雨量圈，地域差异达 120mm。

3. 盱眙县生态区域特点

盱眙县域的西南部以仇集镇、河桥镇、古桑街道、天泉湖镇、穆店乡、桂五镇一线为代表。该区域以低山丘陵、岗地等杂木林或人工林为主，海拔平均为 150m，且水库众多（如化农水库、桂五水库、长港水库）。此区域野生中药材资源丰富，且多有集中规模化的栽培。县城区域由于城镇化建设，除了第一山周边山系外都已为城市建设用地；县域北部以官滩镇一线为代表，主要为淮河圩荡区以及小部分的沿河岗地（甘泉山、大尖山等），沿河的良好水热条件使得此地丘陵岗地的野生中药材资源种类、蕴藏量较为丰富。

淮河以北县域主要为铁佛镇、明祖陵镇、兴隆乡一线，此地生境较为单一，为淮河围垦区。野生中药材资源分布较少且零散。

根据盱眙县整体地貌特点与自然生态条件，可将其划分为以下 5 个区，明确不同区域的中药材资源特点可为进一步的中药材生产、保护与信息联动提供指导。以上 12 个重点调查的代表乡镇占盱眙县 20 个乡镇数的 60%，面积的 80%。

(1) 铁山寺森林公园区

本区位于盱眙西南角，毗邻安徽明光、天长，平均海拔 100m。本区天泉湖镇的铁山寺森林公园植被保护完整，风景秀丽，古树耸立，为各类药用植物提供了优良的生长环境。公园占地面积 70.58km^2，其中有 61.58km^2 的次生林海和 9km^2 的天泉湖，构成了极其独特的小气候环境，是生物多样性十分丰富的野生动植物王国。本区绝大多数动植物为南北地域边缘物种，是我国天然的动植物基因库。

(2) 西南部低山丘陵区

本区为河桥镇镇 - 桂五镇水冲港村一线及附近的丘陵及水库。本区与铁山寺森林公园区基本连片，人工利用的痕迹重，放牧牛羊众多，人工杉木林、板栗林、马尾松林占绝大部分，也多见桃树等经济植物。林下多见裸露石灰岩为蜈蚣的生长提供了绝佳场所。近年来由于风力发电设施的大规模建设，本区生态环境破坏较为严重。

(3) 南部林场区

本区以林山林场为中心，包括穆店镇、黄花塘镇等地的孤丘以及附近的村落和水库。本区生态环境保护较好，为自然典型的低丘地貌。

(4) 沿淮岗地区

本区为自河桥镇、古桑街道、盱城街道至官滩镇一线的沿淮南部低矮岗地，水热条件优良，植物资源丰富且具有南北过渡的特点。

(5) 淮河圩荡区

本区为以鲍集镇、淮河镇、管仲镇为中心的平原地区。本区湖荡众多，淮河自西南穿流而过。绝大多数土地被开垦用于农业、渔业生产，野生植物资源不甚丰富，水生药用植物资源较多。

(二) 盱眙县中药资源概况

1. 中药资源种类

盱眙县地域横跨淮河南北，气候上属于北亚热带与暖温带过渡区域，因此也兼具两类的植物区系特征，使得在药用植物资源的分布上存在南北过渡的特点，比如杠柳 *Periploca sepium*（北五加皮、香加皮）较为集中的分布地区为淮河以北的大部分地区，而在本区域内多分布于官滩镇沿淮河南岸；再如棉团铁线莲 *Clematis hexapetala*，广泛分布于江苏以北的省份，却在盱眙的沿淮岗地处较为常见。

县境内平原、岗地、丘陵、湖泽等不同地貌地形，使本县蕴藏了丰富的野生药用植物资源。第四次中药资源普查数据表明，盱眙县共有375种药用植物，隶属于90科270属，所有的植物都采集了相应的腊叶标本凭证，共1 000份。

2. 中药资源分布区域

盱眙县自然地理环境多样，因此境内药用植物分布类型也各有特色。根据普查所得的植物分布特点分析，可以分为上述的铁山寺森林公园区、西南部低山丘陵区、南部林场区、沿淮岗地区、淮河圩荡区5个区域。

（1）铁山寺森林公园区

本区域位于盱眙县西南角，毗邻安徽省明光市、天长市。总体海拔平均在100m。由于古刹铁山禅寺坐落于此，本区域的自然生态环境一直保持较为完好，参天古树众多，人类活动的干扰不大，生态稳定，环境优良。常见的一、二年生药用植物有：小苜蓿、救荒野豌豆、北美独行菜、龙葵、菥蓂、天名精、斑地锦、刻叶紫堇；常见的多年生草本有：宝铎草、金疮小草、香根芹、延胡索、太子参、猫爪草、老鸦瓣。此区域的药用植物多为耐阴型，生长于林下路边等。

（2）西南部低山丘陵区

本区域近年来受人为活动影响严重，生态环境有恶化的趋势。因为不断的砍伐、焚烧等，此区域中植物多数处于不断次生演替之中，自然恢复植被状态的乔灌木多呈现幼小的状态。植物生长空间较为开阔，光照条件好，湿度相对较小。常见的灌木或乔木有郁香忍冬、狭叶山胡椒、芫花、卫矛、白杜、小叶女贞、野山楂；多年生草本植物有石沙参、石竹、直立百部、紫花地丁、白头翁、瓜子金、夏枯草。

（3）南部林场区

本区域的自然环境优良，以林山林场为核心，周围的林地基本都是较为茂密的落叶阔叶林。在林地边缘的开阔草甸上，生长有大量的远志、徐长卿、白鲜、寻骨风。

（4）沿淮岗地区

本区域有着独特的水热气象条件，常见杠柳、棉团铁线莲、线叶旋覆花、地构叶等常见分布于淮河以北的药用植物。本区的第一山地区由于城镇化的影响，野生植被退化严重。

（5）淮河圩荡区

此区域为沿淮河农田、湖泊星罗棋布的一大块区域。本区域绝大部分都被开垦用于农林渔牧生产。尚有极小部分残留的小块林地。常见药用植物有刺儿菜、半边莲、野胡萝卜、益母草、蓟、地梢瓜、苦参、忍冬、华东蓝刺头等。

3. 中药资源分布特点

（1）不同生态类型分布殊异

中生类型的药用植物多生长于荒地路旁，如杠板归、夏枯草、紫苏、萹蓄、天葵、野胡萝卜、垂序商陆等；山间阴湿处、溪涧边分布的多为湿生植物，如薄荷、野灯心草、过路黄、蕺菜、活血丹等。竹林或落叶阔叶林下分布的有黄精、玉竹、直立百部等耐阴植物。山坡开阔草甸则多分布瓜子金、芫花、白头翁、远志、徐长卿等较为耐旱植物。

(2)野生药材资源变化

对所获得普查数据进行统计分析，结果表明盱眙县内共计有375种药用植物，隶属于90个科270个属，由于山区风力发电设施的大规模开发，加之自然植被近30年来受到人为破坏，本次普查数据与第三次全国中药资源普查所得本县种类相比，减少了200余种。

据调查，盱眙县野生重点中药资源蕴藏量较丰富的品种，如仙鹤草、败酱、连钱草、野马追、石见穿等，曾经也因为无序采挖从而导致资源量慢慢下降。近年，野马追等野生资源无法及时可靠地满足供应，当地开始有众多中药材合作社进行药材集中规模化栽培与收购。人工栽培的开展，使得当地特色品种的野生资源量得以稳定。

(三) 盱眙县中药资源调查成果

1. 中药资源普查覆盖全县域

盱眙县普查队在三年间的外业调查工作中，总计完成36个样地、182个样方套的规定调查任务。通过县域内样线调查采集标本523号，共计药用植物375种；采收药材资源150份(其中重点调查品种108种)、种质资源23种(其中重点调查品种20种)；走访民间医生2位，获得地方中医药传统经验知识2条。

在县域西南低山丘陵区域调查了当地规模化种植的野马追、败酱等8种特色中药材的栽培情况，走访了仇集镇、天泉湖镇2家中药材合作社(收购站)，了解到了当地9种市场主流品种的价格、收购量、收购去向等信息。此间共拍摄照片2.6万余张，获取录音资料6份、录像资料17份。

2. 重点中药资源品种

在本底资料《盱眙县中药资源名录》和国家野外重点调查中药资源名录的基础上，通过前期的野外踏查、走访工作，确定了重点品种103种，后又根据当下实际情况，添加了数十种，最终确定重点调查药材品种为181种。

盱眙县普查队通过调查当地中药材合作社，实地走访了栽培产地，对当地特色品种泽兰、佩兰、紫苏、红旱莲、野马追、败酱、连钱草、铁包金、雷公藤等进行了深入了解，此外又在样线调查过程中考察并采集了108种重点药材，初步掌握了盱眙县重点中药资源种类、分布、数量、质量及利用情况(表2-4-1)。

3. 大宗药材资源及蕴藏量

本次中药资源普查不仅对全县的中药资源种类和分布进行了实地调查，还对样方内出现的重点调查药材进行了蕴藏量的统计测算。对蕴藏量的测算为数据库自动测算。前期数据库根据盱眙县植被分布本底资料，采用系统抽样的方法按照植被类型划分若干代

表 2-4-1 部分重点药材栽培调查结果

药材名	来源植物	拉丁学名	栽培面积/亩	亩产量/kg	总产量/kg	价格/(元·kg^{-1})
泽兰	毛叶地瓜儿苗	*Lycopus lucidus* Turcz. var. *hirtus* Regetl	40	100	4 000	2.5
紫苏	紫苏	*Perilla frutescens*(L.)Britt.	150	200	30 000	4.5
佩兰	佩兰	*Eupatorium fortunei* Turcz.	20	100	2 000	12
红旱莲	黄海棠	*Hypericum ascyron* L.	10	120	1 200	9
野马追	轮叶泽兰	*Eupatorium lindleyanum* DC.	140	180	25 200	10
败酱	败酱	*Patrinia scabiosifolia* Fisch. ex Trevir.	200	150	30 000	5
薄荷	薄荷	*Mentha haplocalyx* Briq.	20	20	400	5
鱼腥草	蕺菜	*Houttuynia cordata* Thunb.	5	800	4 000	4.5

注：本表数据来源于“中药资源普查信息管理系统”。

表区域。在不同的代表性区域内，随机布点的方式在全县自然植被范围内生成了 46 个样地。外业调查的过程中，每一个样地依据实际情况按照一定的方法随机选取完成 5 个样方套。每套样方分别设置了 1 个 10m × 10m 乔木样方、1 个 5m × 5m 灌木样方和 4 个 2m × 2m 草本样方，对样方内出现的重点品种数量和单株药材产量进行记录，根据调查中获取的数据对全县样方内出现的重点调查药材进行蕴藏量测算。共完成了 925 种次的数量调查工作及 118 种次的药用植物的称重工作，结果发现有蕴藏量的中药资源达 47 种，其中蕴藏量较丰富的有商陆、葛根、络石藤、五加皮、连钱草等。详见表 2-4-2。

表 2-4-2 盱眙县样方内重点调查药材资源及蕴藏量

药材名	来源植物	拉丁学名	分布面积/km^2	单位面积蕴藏量/($kg·km^{-2}$)	蕴藏量/kg	分布地区
银杏叶	银杏	*Ginkgo biloba* L.	2.75	1 040.86	2 860.03	桂五镇、盱城街道
柏子仁	侧柏	*Platycladus orientalis* (L.)Franco	38.16	3 132.91	119 538.32	河桥镇、桂五镇等
侧柏叶	侧柏	*Platycladus orientalis* (L.)Franco	38.16	3 278.63	125 098.24	河桥镇、桂五镇等
萹蓄	萹蓄	*Polygonum aviculare* L.	0.74	460.00	342.63	天泉湖镇
杠板归	杠板归	*Polygonum perfoliatum* L.	3.77	900.40	3 392.39	天泉湖镇等
商陆	垂序商陆	*Phytolacca americana* L.	15.48	20 937.64	324 063.76	仇集镇、古桑街道等

续表

药材名	来源植物	拉丁学名	分布面积 / km^2	单位面积蕴藏量 / ($kg \cdot km^{-2}$)	蕴藏量 / kg	分布地区
瞿麦	石竹	*Dianthus chinensis* L.	7.84	1 103.03	8 646.85	仇集镇、古桑街道等
牛膝	牛膝	*Achyranthes bidentata* Bl.	27.73	443.82	12 305.52	仇集镇、古桑街道等
青葙子	青葙	*Celosia argentea* L.	0.78	45.45	35.39	仇集镇、天泉湖镇
白头翁	白头翁	*Pulsatilla chinensis* (Bunge) Regelo	21.30	1 200.12	25 563.81	仇集镇、古桑街道等
天葵子	天葵	*Semiaquilegia adoxoides* (DC.) Makino	4.20	346.68	1 455.36	桂五镇、仇集镇、河桥镇
菥蓂	菥蓂	*Thlaspi arvense* L.	2.71	3 959.96	107 224.66	仇集镇、桂五镇
枇杷叶	枇杷	*Eriobotrya japonica* (Thunb.) Lindl.	1.26	2 823.33	3 551.91	穆店镇
决明子	决明	*Cassia obtusifolia* L.	1.92	4 708.62	9 025.72	古桑街道、仇集镇、官滩镇
葛根	野葛	*Pueraria lobata* (Willd.) Ohwi	28.56	16 829.00	480 663.81	仇集镇、河桥镇、桂五镇等
苦参	苦参	*Sophora flavescens* Ait.	6.23	4 469.59	27 826.62	河桥镇、仇集镇等
京大戟	大戟	*Euphorbia pekinensis* Rupr.	0.90	1 914.02	1 720.06	官滩镇、古桑街道
白鲜皮	白鲜	*Dictamnus dasycarpus* Turcz.	0.69	6 644.35	4 564.25	桂五镇、穆店乡
瓜子金	瓜子金	*Polygala japonica* Houtt.	4.44	1 565.62	6 959.09	天泉湖镇、桂五镇,古桑街道
远志	远志	*Polygala tenuifolia* Willd.	3.59	384.65	1 382.69	官滩镇、穆店乡
白蔹	白蔹	*Ampelopsis japonica* (Thunb.) Makino	64.33	52.27	3 362.13	仇集镇、桂五镇、河桥镇等
苘麻子	苘麻	*Abutilon theophrasti* Medic.	0.37	213.33	79.45	天泉湖镇
芫花	芫花	*Daphne genkwa* Sieb. et Zucc.	76.45	328.94	25 149.02	仇集镇、古桑街道等
五加皮	细柱五加	*Acanthopanax gracilistylus* W. W. Smith	2.98	14 880.00	44 333.24	仇集镇

续表

药材名	来源植物	拉丁学名	分布面积/km^2	单位面积蕴藏量/($kg \cdot km^{-2}$)	蕴藏量/kg	分布地区
紫花前胡	紫花前胡	*Peucedanum decursivum*（Miq.）Maxim.	3.39	838.65	2 839.31	河桥镇、天泉湖镇、桂五镇
柴胡	狭叶柴胡	*Bupleurum scorzonerifolium* Willd.	1.75	332.45	582.59	官滩镇
南鹤虱	野胡萝卜	*Daucus carota* L.	20.36	1 973.15	40 180.57	仇集镇、桂五镇、天泉湖镇等
女贞子	女贞	*Ligustrum lucidum* Ait.	2.88	1 080.00	3 113.46	古桑街道、盱城街道
络石藤	络石	*Trachelospermum jasminoides*（Lindl.）Lem.	67.23	23 752.30	1 596 839.47	桂五镇、河桥镇、仇集镇等
徐长卿	徐长卿	*Cynanchum paniculatum*（Bunge）Kitag.	0.41	2 733.33	1 110.26	仇集镇
连钱草	活血丹	*Glechoma longituba*（Nakai）Kupr.	33.78	278 319.00	9 402 867.23	古桑街道、桂五镇等
薄荷	薄荷	*Mentha haplocalyx* Briq.	0.81	320.00	259.96	仇集镇
紫苏叶	紫苏	*Perilla frutescens*（L.）Britt.	16.71	8 503.94	142 132.30	古桑街道、桂五镇等
紫苏梗	紫苏	*Perilla frutescens*（L.）Britt.	16.71	12 646.89	211 376.20	古桑街道、桂五镇等
丹参	丹参	*Salvia miltiorrhiza* Bunge	0.78	953.57	742.47	河桥镇、天泉湖镇
半枝莲	半枝莲	*Scutellaria barbata* D. Don	0.72	3 424.87	2 468.33	桂五镇、穆店乡
金银花	忍冬	*Lonicera japonica* Thunb.	168.15	5 264.47	885 226.82	仇集镇、古桑街道等
忍冬藤	忍冬	*Lonicera japonica* Thunb.	168.15	9 459.60	1 590 642.06	仇集镇、古桑街道等
南沙参	沙参	*Adenophora stricta* Miq.	2.44	4 291.94	10 491.93	古桑街道、桂五镇等
桔梗	桔梗	*Platycodon grandiflorum*（Jacq.）A. DC.	2.37	18 246.25	43 169.02	桂五镇、天泉湖镇、官滩镇
南鹤虱	天名精	*Carpesium abrotanoides* L.	41.61	390.70	16 255.34	仇集镇、古桑街道等
天冬	天冬	*Asparagus cochinchinensis*（Lour.）Merr.	5.72	2 559.99	14 646.80	桂五镇、河桥镇、仇集镇、天泉湖镇

续表

药材名	来源植物	拉丁学名	分布面积 / km^2	单位面积蕴藏量 / ($kg \cdot km^{-2}$)	蕴藏量 / kg	分布地区
菝葜	菝葜	*Smilax china* L.	74.89	446.11	33 409.60	仇集镇、桂五镇等
百部	直立百部	*Stemona sessilifolia* (Miq.) Miq.	34.56	1 951.54	67 437.41	仇集镇、桂五镇等
白茅根	白茅	*Imperata cylindrica* (L.) Beauv.	45.37	2 307.04	104 664.76	仇集镇、古桑街道等
半夏	半夏	*Pinellia ternata* (Thunb.) Breit.	1.90	417.85	792.20	仇集镇,天泉湖镇
地骨皮	枸杞	*Lycium chinense* Mill.	16.05	6 488.88	104 118.89	桂五镇、仇集镇、官滩镇等

注：本表数据来源于“中药资源普查信息管理系统”，蕴藏量数据由该系统根据盱眙县普查数据计算而得。

4. 中药资源变化趋势

随着生态环境、森林资源和农业种植结构的变化与调整，盱眙县中药资源在药材数量、优势药材品种和药材蕴藏量等方面都发生了巨大变化。从总体上来说，盱眙丘陵岗地与沿淮平原滩涂生境约各占一半，西南部大部分地区以丘陵，西、北、东三面以平原为主。丘陵山区是江苏传统中药材产区之一，自然林木覆盖率较高，野生中药材采收以及道地特色中药材的栽培是当地农业经济的重要组成部分。盱眙县中药材产业发展较省内其他地方为好，形成了一定的规模效益[46]。

由于城镇生产生活用地需求量的增长，加上当地大规模开发风力发电设施，不可避免地造成自然林的破坏及部分品种药材资源的减少。总体而言，常用特色药材野生资源量呈持续减少趋势。如远志 *Polygala tenuifolia*、徐长卿 *Cynanchum paniculatum*、百蕊草 *Thesium chinense* 等植物野外虽然偶尔可见，但是分布区域已经相当局限。有些种如北方獐牙菜 *Swertia diluta*、龙胆 *Gentiana scabra*、条叶龙胆 *Gentiana manshurica*、地黄 *Rehmannia glutinosa*、阴行草 *Siphonostegia chinensis*、绶草 *Spiranthes sinensis* 等目前已难见踪影。

（四）盱眙县中药材产业发展现状

1. 野生药材收购现状

盱眙山区地处大别山余脉，药材资源丰富，是江苏三大中药材产区之一。1983 年，第三次全国中药材资源江苏重点调查了 360 种药材[47]，其中盱眙县就有 153 种，占 42.5%；江苏规定调查的 35 个重点调查品种中盱眙有 24 种，占 68.6%。盱眙丘陵区裸露的石灰岩较多，为蜈蚣提供了良好的生境，当地野生蜈蚣资源丰富。第四次中药资源普查过程中发现，盱眙西南部地区的村民会自发地采收当地蕴藏量极高的连钱草、黄花败酱、仙鹤草，并由当地收购站进行收购。

2. 特色中药材栽培

盱眙良好的生态环境同样为药用植物人工栽培提供了基础。依托本地区品质较好、市场认可度较高的中药材种类，当地发展了野马追、丹参、连钱草、败酱、石见穿、紫苏、佩兰、红旱莲等药材的人工栽培管理，并销往省内外，全县中草药年产值5亿元以上。特别是野马追的栽植规模最大，并在当地形成了规模化产业，此外紫苏、石见穿、败酱的栽种面积也有千亩以上。

3. 特色中药材野马追资源产业

盱眙特色药材野马追的基源为菊科植物林泽兰 *Eupatorium lindleyanum* DC.[48]。而在较早版本的植物志记载野马追为林泽兰的变种，学名为 *Eupatorium lindleyanum* var. *trifoliolatum*，可以看作原种叶片分裂的变种。本变种形态较稳定，且有临床应用价值，仍可看成一种特殊的栽培类型。

作为中成药原料，野马追每年的需求都较为稳定，因此在盱眙的栽培规模逐年扩大，成为当地大力发展的产业，且成立了相应的种植协会。近年又在天泉湖镇以及黄花塘镇等地建立了规范化的种植基地。

4. 地方中药材合作社

由于地方上野生中药材分散采集户多，且形成了一批专业进行中药材栽培、收购的技术人员、经营人员，本次普查在仇集镇、天泉湖镇（原王店镇辖区）走访了当地两家规模最大的中药材合作社，了解到了地方中药材合作社在带动当地中药材产业发展中的作用。

中药材合作社一方面是药材收购加工点，保证了当地零散采集的野生中药材资源都有集中统一的销售去向；另一方面，合作社也是中药材栽培的指导机构，除了依靠自身技术力量发展特色中药材种植，更把最新的市场与技术信息带给了当地的种植户，形成了良性的发展态势[49]。最重要的是，地方合作社也是县一级中药材资源产业的高级形式，需要大力引导扶持，使其发挥最大作用，最终带领广大盱眙县的农民致富。

（五）盱眙县中药资源区划（草案）

普查队经3年的时间，对盱眙县的中药材资源特点有了基本清晰的认识。根据调查所得数据，将整个县域进行资源区划的划分，以期为未来盱眙县中药资源产业进一步发展奠定基础。

1. 盱眙县中药资源区划概况

综合考虑盱眙县地貌类型、植被类型、土壤类型、土地利用类型、中药材综合利用模式等相关因素，初步划分了本县中药区划。

(1)沿淮河野生和栽培药材区

本区域包括县城盱城镇、淮河西北兴隆乡、明祖陵镇、官滩镇,包括河桥镇东部以及古桑街道北部区域。本区域横跨淮河两岸,北达洪泽湖南岸。整体生境以平原为主,盱城街道中心及官滩镇北部沿淮有少量的低丘岗地,平均海拔在50m。人工植被主要为农田栽培植物和少量人工林,自然植被以沿河滩涂水生、湿生植物为主,低丘区域有少部分较有特色的药用植物。

此区域的中药资源主要来源于药食两用农作物、伴人植物、田间杂草和沟渠边荒地草本、灌木,还有南北过渡分布的植物,如桑、黄蜀葵、赤小豆、绿豆、落花生、盐肤木、杠柳、棉团铁线莲、线叶旋覆花、地构叶等;沿淮滩涂、池塘中药资源来源于野生湿生、水生植物,主要有芦苇、莲、莎草、白茅、东方香蒲、水烛香蒲、泽泻、碎米荠、野灯心草、野慈姑、菖蒲等。

(2)西南部低山丘陵野生家种药材区

盱眙县境内西南部低山丘陵区域,在地理上属于大别山脉延伸的余脉。大部分丘陵海拔在200m以下,更多的是海拔在50~100m的平岗地。主要包括了桂五镇西部、仇集镇、天泉湖镇、河桥镇大部、古桑街道大部。本区南部与铁山寺森林公园自然连接。人工植被主要是经济林木如马尾松林、板栗林、杉木林、侧柏林、桃林。自然植被多数为杂木林和开阔的平岗草甸、稀疏的灌木林。本区可划分为以下两个亚区。

野生药材亚区 本亚区主要为西南丘陵地区的外围区域,包括古桑街道、河桥街道以及全区海拔150米以上的区域。此地仍保留有部分的自然植被,是野生植物资源多样性最丰富的地方之一。

本地山区是盱眙县中药资源种类的主要来源地之一。本亚区内的野生药材在当地采集、收购、流通的有:野葛、百合、铁包金(多花勾儿茶)、益母草、败酱、雷公藤、金荞麦、连钱草、仙鹤草、延胡索、太子参、猫爪草、蓟、小蓟、桔梗、金疮小草、石见穿、金银花等。

家种药材亚区 该亚区位于西南丘陵的核心区域,主要包括天泉湖镇(包括原王店乡大部分区域)、桂五镇大部、仇集镇全境。此地是中药材家种的主产区,也是盱眙中药材产业的中枢,大部分中药材合作社都位于此。此地成规模栽培的药材种类有:野马追、败酱、石见穿、泽兰、紫苏、红旱莲等。

(3)铁山寺森林公园野生药材区

本区域主要包括了铁山寺森林公园及其周边林地,以及县域东南部的林山林场部分生态优良、人工干预较少的区域。

本区域内依靠茂密的林地,林下耐阴、喜湿润山地环境的药用植物主要出产于此。药材种类十分丰富,但是分布较散。例如:老鸦瓣、延胡索、刻叶紫堇、木通、紫花前胡、宝铎草、天门冬、直立百部、蝙蝠葛、百合、异叶天南星、细柱五加、络石等。

2. 盱眙县中药资源发展建议

(1) 积极扶持中药材合作社，稳定中药材栽培生产，形成产业联动

中药材合作社是盱眙民间自发组织的生产合作组织。这种方式在农林其他产业领域早有应用。合作社的形式，对于保证中药材的质量、产量，维护药农利益、推广先进栽培经验有十分良好的效果。管理良好的合作社对于栽培中药生产有积极意义。

首先，在某类药用植物的生产上合作社可以采取统一提供优良品种药用种子的方式，保证区域内种植中药的优质种质来源，保障药材的源头质量。其次，合作社与农户签订生产协议，确定区域内种植面积和预期的收获量，以保证产量稳定。

合作社在签订的协议中还应该规定最低收购价格，出售价格可根据实际市场情况在此基础上上浮，最低价格一般为药农可以获取效益的保证价格，这样就消除了药农担心药材销售出路的问题。这样通过合作社的联动生产模式，可以使药农的利益得到最大程度的保障，免于在药材价格动荡中遭受重大的损失。

(2) 发展多样的中药农业模式，鼓励“林 - 药结合”发展中药材生产

盱眙县西南的林地面积为 655.81km^2(2016 年统计)，实际上现有的中药材家种面积所占比例还是很小的，有很大的发展空间。在 2016 年，全县持续新增经济林果面积 2 千亩，新发展绿化苗木面积 3 千亩，发展林下经济 2 千亩，荒山造林绿化 5 000 亩以上，幼林抚育面积达 2.2 万亩。因此将中药材生产与林下经济模式结合，将有广阔的发展空间。广阔的林地面积为“林 - 药结合”方式发展中药生产提供了可靠保障。本县有大面积的板栗林、梨树林、桃树林、杨树林，形成了广阔的落叶阔叶林植被类型。落叶林在一年四季中日照时间变化较为明显。冬季、早春时处于落叶状态的林中实际为阳生环境，而在夏秋季生境则成为阴生环境。最能适应这种环境变化的植物种类为多数早春开花的多年生草本植物，如老鸦瓣、紫花地丁、延胡索、猫爪草、白头翁、薤、天葵等，早春时节在落叶林下阳生生长，完成有性生殖期。入夏后地上部分枯萎，种子和地下部分在密闭落叶阔叶林下可以躲避高温的刺激作用而成功过夏。因此这种环境是发展林下野生中药的主要环境。而在竹林环境或针叶林下，因生长密集，郁闭度过大，加上针叶林下更明显的化感作用，一般呈现种类少、种群稀疏的特点。当地已经在尝试野马追和梨树间作的模式，极大提高了生产效率。

第五章 江苏中药资源循环利用与绿色发展模式建立

中药资源是国家重要的战略物资，是保障国民健康、发展民族医药产业的物质基础。面对十四亿多人口的健康需求，如何使有限的中药资源满足与日俱增的社会供给，追求中医药事业和产业更长远的可持续发展，是摆在各级政府和人民面前的重大经济社会和民生问题。

近年来，党和国家领导人站在人类发展的历史和战略高度深刻分析指出：从人与自然关系看，人的生存和发展依赖于自然。生态环境没有替代品，人类活动必须尊重自然、顺应自然、保护自然，否则会遭到大自然的报复。从可持续发展看，保护环境就是保护生产力，改善环境就是发展生产力。环境就是民生，青山就是美丽，蓝天也是幸福，绿水青山就是金山银山。强调指出，我们一定要树立大局观、长远观、整体观，不能寅吃卯粮、急功近利。绿色发展是资源承载力和环境容量下的发展。要以绿色发展为基色调，开展生态设计，施行清洁生产，减少有毒有害原辅料的使用；加强绿色供应链管理，形成固体废物产生量小、循环利用率高的生产方式；发展节能环保产业、清洁生产产业、清洁能源产业，实施国家节水行动，大力发展循环经济，在中高端消费、绿色低碳、共享经济、现代供应链等领域培育新的增长点。

国家中医药管理局出台的《中医药发展“十四五”规划》强调：“深化中药资源保护和可持续利用……推进中药制剂原料高值化利用和全产业链资源循环利用，全面提升中药资源综合利用效率。”《中医药振兴发展重大工程实施方案（2021—2025 年）》进一步提出“构建中药绿色智能制造体系，培育具有国际竞争力的绿色产业集群……健全中药全生命周期绿色管理标准体系”。在新发展阶段，推动中医药产业绿色转型，促进人与自然和谐共生，已成为实现碳达峰碳中和目标的重要路径和高质量发展的重要标志。

江苏省作为中医药大省，近年来中医药产业保持稳步较快增长，年产值增幅均在 10% 以上，对于中药材资源的需求量也随之不断增长。然而，野生中药资源逐渐短缺，引种栽培品种退化，濒危药材抚育、替代品种研发面临种种困难，制约了产业发展。随着中医药产业的快速发展和资源产业链的拓展延伸，中药资源紧缺问题更加突出，中药资源利用率低下，中药材生产和中成药制造过程中副产物或废弃物处理和再利用已成为行业发展面临的新问题，引起业内的广泛关注。因此，中药资源全产业链循环利用与产业绿色发展已成为必然的发展趋势。

江苏省政府依托南京中医药大学建设的江苏省中药资源产业化过程协同创新中心科研团队与中药资源产业链上中下游不同生产阶段企业，长期围绕中药材生产过程非药用部位及下脚料、中药制造过程固 / 液体废弃物的资源价值创新和产业化绿色发展进行系统的探索性工作，研究成果“中药资源产业化过程循环利用模式与适宜技术体系创建及其推广应用”荣获国家科学技术进步奖二等奖。这也是继 2011 年获得研究成果“中药资源化学研究体系建立及其应用”之后，在如何科学生产药材与合理利用资源上下游两大板块布局，一脉相承持续创新，形成的中药资源循环利用标志性成果。同时，“中药资源全产业链循环利用适宜模式与技术体系创建及其推广应用”科技成果也荣获中国循环经济领域中药资源全产业链循环利用绿色发展一等奖。这些研究为我国中药产业循环经济和绿色发展做出了重要贡献。

一、中药资源全产业链资源循环利用与绿色发展的必要性与发展趋势

中药资源循环利用是提升资源利用效率、节约资源的需要。围绕中药资源生产过程的减量化、再利用和资源化开展深入系统的科学研究，深入研究发展循环经济的技术支撑和保障，开发出一系列适宜中药资源深加工产业化过程所需的环境无害化、资源节约化的科学技术体系，有效推进中药资源的高效利用和循环利用，从根本上转变中药农业和中药工业的经济增长方式，改变长期以来依赖自然资源和依靠粗放、廉价、低效的资源耗竭式发展方式和层次结构相对较低的发展模式，缓解我国经济发展对资源的需求量大而资源又相对短缺的矛盾，减少庞大的经济规模和经济总量所带来的巨量废弃物，减轻环境承载压力。循环经济作为新型经济模式，具有节约材料、节约土地空间、节水环保、生态、低碳、创新资源价值和经济增长点、延伸资源经济产业链、增加就业等综合效益[50]。资源循环利用对于建立和发展循环经济社会、推进循环经济产业模式的转变具有重要意义。

在中药资源产业化过程中，通过现代提取分离、精制纯化等工业技术集成和材料科学的有效运用，通过深加工过程的工程技术革新与工艺条件优化，通过生物活性系统评价，发现药用生物资源的多宜性价值和新用途，实现综合利用，减少资源投入和消耗，降低生产成本，提升资源利用效率，节约生产力成本。通过适宜技术集成和工艺条件优化，促进药材中资源性物质的有效转移，提高产率，减少资源投入；对药用生物资源各类物质利用价值的不断研究发现，逐步实现有限资源的多元化、精细化利用，已成为减少资源消耗、推进低碳经济发展的推广模式；通过降低原料成本来提升产品竞争力，可实现资源节约型和

环境友好型的循环经济发展目标。

中药循环经济发展是保护生态环境、减少排放的需要。在传统的线性经济发展模式中，社会经济运行体系主要由生产系统和消费系统构成，自然资源通过生产系统转变为产品，产品又通过消费系统转变为废弃物，废弃物进入环境对生态环境造成污染和破坏。这种线性经济运行模式导致的最终结果必然是自然资源的枯竭和环境的恶化，是一种不可持续的发展模式。随着经济社会转型升级，我国的经济发展方式也在发生着转变，推动了循环经济的发展和绿色产业的兴起。循环经济的内涵即是减少资源的消耗、提高资源的利用效率和效益，通过节约资源、减少排放，实现环境保护、绿色发展的现代经济社会可持续发展理念的需求。中药资源的再利用、资源化及绿色产业发展的核心思想和主体内容包括在中药农业生产过程中建立生态中药农业规程，减少资源投入、减少废弃物排放和资源回收利用。在中药工业生产过程中推行和逐步实施工业废水的自然处理技术、水体富营养化的生态处理工程、固体废弃物的无害处理以及污染治理生物技术等绿色企业评价标准，目的是推动中药农业、中药工业及中药产品消费等产业链在循环经济理念的引领下走向“绿色”和“无害”，促进资源节约和环境友好型中药资源产业循环经济的发展。

中药循环经济的建设与发展是一个复杂系统工程，既涉及中医药领域，又涉及农业、工业、服务业等行业。基于系统化的思维对整个中药产业与资源生态系统进行分析设计，明确产业经济与生态经济的关系及其相关方面各自所承担的责任和义务，延伸生产责任制度，并通过立法等约束手段强调生产者的责任，刺激生产责任方改变生产工艺、改进产品设计；采取绿色生产和循环利用的生态型经济模式，大力开发环境低负荷的产品，延伸资源经济产业链，产生新的经济增长点，构建代表先进的社会管理和经济发展模式的循环经济体系，促进中药资源产业结构按照循环发展、绿色发展的区域性资源经济布局、单元性行业集聚、结构性产业链延伸等方式进行调整和变革。通过资源循环利用策略的引导和推行，从根本上转变中药农业和中药工业的经济增长方式，推进中药资源经济产业发展模式和生产方式的变革，改变中药产业“高投入、高消耗、高排放、低产出”的线性经济发展模式和生产方式，推进资源节约型和环境友好型中药资源循环经济体系的构建，保障中医药事业可持续发展。

二、中药资源全产业链资源循环利用与绿色发展策略

中药资源作为中医药产业的物质基础，是中药资源产业链的源头，是资源产业化过程的基础和核心。因此，大中药健康产业的产业化过程中中药资源利用效率提升、资源多途径利用、废弃物的再利用和产业化等，是实现中药资源循环利用的重要途径和内容，又是构建我国中药循环经济产业及其可持续发展的迫切要求（图 2-5-1）。

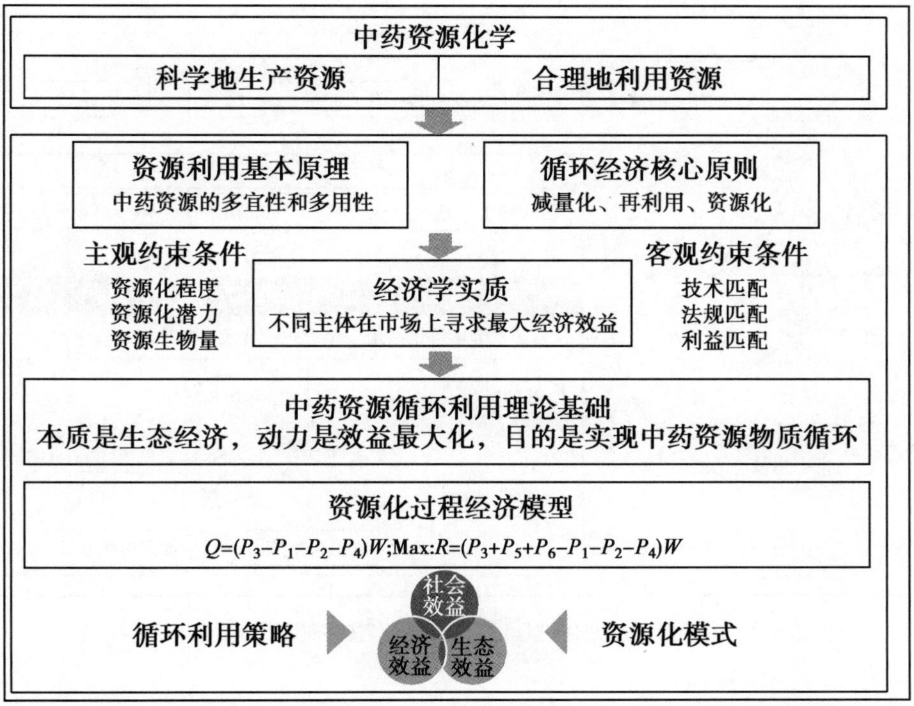

图 2-5-1 中药资源全产业链资源循环利用与绿色发展理论基础与策略

基于中药资源产业化过程存在的诸多制约产业发展的科学问题和关键技术，围绕药材生产与饮片加工等中药原料资源产业化过程、中药资源性产品深加工制造产业化过程、中药资源利用效率提升及循环经济发展过程等中药资源产业发展所面临的重大需求提供服务，通过中药资源化学及相关多学科互补交融形成的综合能力和集成优势，能够为中药行业及生物医药产业发展提供有效支撑，为循环经济发展作出贡献。

1. 加强药材原料生产产业化过程资源循环利用

药材生产过程涉及优良的种质资源（种子、种苗）、适宜的生态环境（土地及光、热、水等生态因子）、规范的栽培生产技术（不同物候期适时的水肥施用、病虫害防治等）与药材产地加工（初加工）技术等多环节和多学科的知识，反映出药材生产过程的复杂性和系统性。药材的商品属性是农副产品，需要根据应用目的和用途以及中医临床对其药性的要求等进行炮制加工成为中药饮片，使其具备药物的属性以用于配方调剂，或是作为制药等深加工产业化所需的原料。因此，基于中药资源化学的研究范畴与任务，服务于中药材生产及中药饮片加工的过程具有丰富的科学内涵和社会经济意义（图 2-5-2）。

2. 加强中药资源性产品深加工制造产业化过程源循环利用

中药资源深加工产业化是一个系统工程，有效的资源产业化将促使资源价值得到充分释放，资源利用效率和效益得到同步提升，形成较为系统的资源经济产业链。中药资源化学研究的重要特征就是通过促进多学科交融互补、适宜技术的集成创新，促进药材

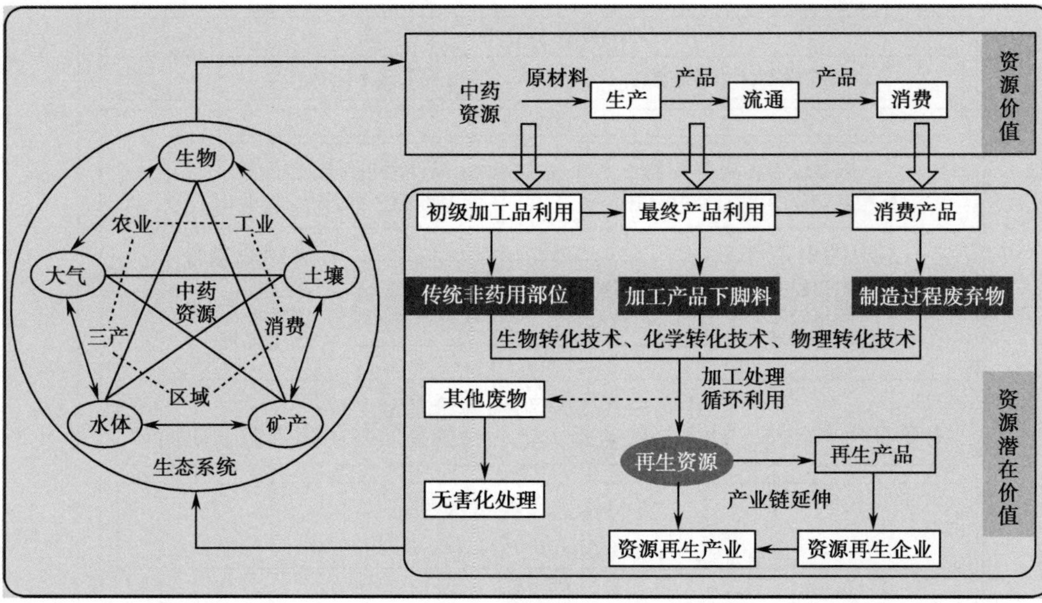

图 2-5-2　中药资源产业化过程废弃物及副产物的循环利用与产业链构成

原料中资源性化学成分的有效转移和收率提高，通过对药用生物资源各类物质利用价值的深入系统研究，不断挖掘和发现其资源利用价值或潜在利用价值，逐步实现有限资源的多元化和精细化利用。

3. 中药循环经济产业链的构建与发展

中药资源综合利用效率提升是一个复杂的系统工程，既涉及中医药领域，又涉及农业、工业、服务业等行业。中药资源综合利用过程体现了资源的多途径、多层次利用价值，应用现代科学方法和集成技术，结合中药资源及其废弃物的特点，促进中药资源产业化过程中由传统工艺向生态工艺转化，建立“生产—利用—回收—再资源化”的循环经济理念，系统综合开发利用有限的中药资源，提高资源利用效率，减少生态环境压力，以达到循环利用、可持续发展的目的。循环经济发展模式要求实现中药资源产业从数量型的物质增长到质量效益型增长的变革，从中药资源经济产业链环状末端的终端治理到整个环状系统全过程的生态性与经济性双效益协调发展的过程设计与控制的变革，从而实现在中药资源产业化的整个经济流程中系统地节约资源和减少废弃物，实现资源经济增长的减物质化。中药资源循环经济的本质是生态经济，强调经济与生态的协调发展，注重整个资源产业链各环节物质的循环利用和生产、流通、消费全过程的资源节约，逐步实现中药资源产业向着强调生态系统与经济系统相互促进、相互协调的生态经济发展模式转变。

中药循环经济体系的构建与发展，不仅注重中药资源的综合系统利用，还强调资源减量使用与高效利用，以实现资源节约和环境友好。发展循环经济不是依赖于行政命令和计划手段来实施，主要是依靠市场机制和经济手段推动和实施[51]。循环经济是全过程、系统化地对其经济产业链进行系统规划和管理的经济活动方式。中药资源循环经济不仅包括中药工业环节及其产业形态，还包括中药农业原料生产的产业发展及服务流通环节；不仅涉及中药资源产业化过程的生产领域，还涉及中药资源性产品的消费领域以及整个社会的资源循环利用；构建中药资源循环经济，不仅要符合循环经济发展模式和生产方式的规划设计和科学管理，还需要政府和相关行业的统筹协调、市场经济驱动和社会公众的积极参与。

通过对中药资源产业化过程中产生的副产物及废弃物所蕴含的资源价值或潜在价值进行挖掘，重新规划与构建循环利用再生经济产业链，并合理调整其资源配置和利用，实现资源创新价值的发现及资源最大限度的利用，由此逐步推行对取自于自然资源或是人工替代资源的中药原材料使用的“减量化”；逐步通过实施精细化、高值化科技产业发展策略，驱动中药资源利用效率的有效提升，充分体现其“资源化”的客观价值；逐步将中药资源产业化过程各环节产生的尚未被有效利用的“废弃物”纳入循环利用体系中加以拓展延伸，直至物尽其用。在此过程中，既体现了“再利用”的循环经济再生资源价值创新策略，又提升了产业效益，实现了节约资源、维护生态、绿色发展的目的。

中药资源循环利用再生资源价值创新策略主要表现在以下几个方面：

(1) 基于中药资源产业经济的特点和客观条件，因地制宜、因资源品种制宜、因产业基础和再生利用能力制宜，围绕中药资源产业化过程产生的非药用部位、初加工下脚料、深加工产业化过程产生的废渣、废水、废气中资源性化学物质的再生利用价值，创新多途径、多层次的多元化再生利用策略，创建各具特色、适宜的中药资源循环经济产业发展模式。

(2) 基于精细化、高值化资源价值提升策略，在现代医药制造产业及其集成性工程技术体系支撑下，对资源消耗量和产品规模大的中药资源性原料及其深加工产品进行提质增效和升级改造，以优化和提升生产工艺和工程化过程，提高资源性化学成分的提取、富集和转化利用率；通过拆分和解析传统药材多元功效及其物质组分(成分)，以及资源产业化过程产生的理化性质各不相同的废弃物，构建形成具有“复杂混合物—组分(群)—成分(群)—结构改造(修饰物)”等不同科技含量、不同资源价值、不同产品形态、体现资源循环经济发展特征的中药资源新型产业结构，以有效提升资源利用效率和效益。

(3) 基于良好的生态环境本身就是生产力、保护生态环境就是保护和发展生产力的循环经济发展理念。针对中药深加工产业化过程中产生的固体或液体废弃物具有可生化性较好的理化性质特点和潜在的再生资源价值，多采用生物转化-化学转化-物理转化的联用手段，既要通过循环利用获得高附加值的资源性物质并延伸为再生产业，又要满足达标排放的要求，不能造成二次污染。由此推进中药资源产业向绿色产业转型发展，逐步实现经济发展与生态保护相伴而行、和谐共生的生态经济发展模式[52]。

因此,通过中药资源产业化全过程各环节推行资源循环利用发展理念和生产方式,有效地延伸和拓展资源经济产业链,系统深入地揭示中药资源中对人类健康及其相关领域具有应用价值或潜在价值的资源性化学物质,不断挖掘和创新再生资源价值与发展模式,是实现中药资源产业可持续发展的必由之路。

三、中药资源全产业链资源循环利用与绿色发展模式

1. 中药循环经济体系建设与发展的基础

目前,以消耗中药和天然药物资源性原料进行的中药制药、多类型健康产品生产、标准提取物生产、配方颗粒生产等深加工产业化过程存在着资源利用效率不高、产出单一、不能形成有效的循环利用再生产业等问题,亟待通过循环经济发展理念的引导和政府经济政策的激励,有效地改变目前仅利用药材原料中部分资源性物质所造成的高投入、低产出的传统落后生产方式,推动产业改造升级,实现经济效益和生态效益的同步提升与健康发展。

人类社会的进步和科学技术的迅速发展加快了工业生态文明到来的步伐,我国的中药资源产业发展模式和生产方式也将遵从循环经济发展方向发生根本性的转变。资源经济学与工业经济学家均认为,现代工业生产中最大的商机来自对传统工业废弃物的有效利用,资源产业化过程产生的各类废弃物被分门别类回收利用和循环生产,不仅创造了良好的经济效益,还带来了含金量更高的生态环境效益。从循环经济发展的角度,分析评价一家中药资源深加工企业是否具有可持续发展的潜力和远大前景,对其资源产业化过程废弃物的资源化利用程度和再生产业能力的分析是重要的考量指标。因为这不仅反映了该企业的经济发展模式是否属于循环经济先进的生产力发展方向,也体现了企业在生产方式上是否由传统落后的线性经济产业向循环经济产业发展模式的转变,更彰显出该企业在"减量化、再利用、资源化"循环经济方面所承担的社会责任与公共义务。

因此,大力开展中药资源产业化过程废弃物的资源化利用与再生产业发展,不仅可节约资源、有效降低企业生产成本、增加收益,同时可遏制其对生态环境造成的负担和压力,也是增强企业综合竞争能力的内在要求。

2. 中药资源循环经济发展模式的构建

循环经济按照自然生态系统中物质循环共生的原理设计生产体系,将一个企业的废弃物或副产物,用作另一个关联企业的生产原料,通过废弃物交换和再生利用将不同企业联系在一起,形成"自然资源—产品—资源再生利用"的物质循环过程,使生产和消费过程中投入的自然资源最少,将人类生产和生活活动对环境的危害或破坏降低到最低限度。按照工业生态学的原理,通过企业间的物质集成、能量集成和信息集成,形成产业间的代

谢和共生耦合关系，建立共生型生态工业发展模式。中药资源循环利用过程体现了资源的多途径、多层次利用价值，结合中药资源及其废弃物的特点，促进中药资源产业化过程由传统线性生产方式向循环经济生态发展方式的根本性转变。

依据社会需求、行业及区域经济发展水平，基于中药资源全产业链各环节产生的废弃物及副产物形成背景、利用现状、生态压力等因素，通过长期探索实践和理论创新，形成了转化增效、精细高值化、粗放低值化的多层级利用策略。基于不同类型废弃物的理化性质、资源化潜力等特点，创建了五类中药资源循环利用模式：针对具有潜在药用价值的非药用部位，创建"基于药材生产过程传统非药用部位的新资源药材、医药产品开发模式"；针对具有生物转化潜质的中药废弃物，创建"基于中药固废物及副产物的生物酶、低聚糖、生物醇等系列产品开发模式"；针对具有热解炭化价值的中药废弃物，创建"基于中药固废物的炭 - 液 - 气联产产品开发模式"；针对具有药食两用特点资源的非药用部位，创建"基于药材生产过程传统非药用部位的功能性食品开发模式"；针对具有材料化性能的中药废弃物，创建"基于中药固废物的功能材料制备及产品开发模式"（图 2-5-3）。

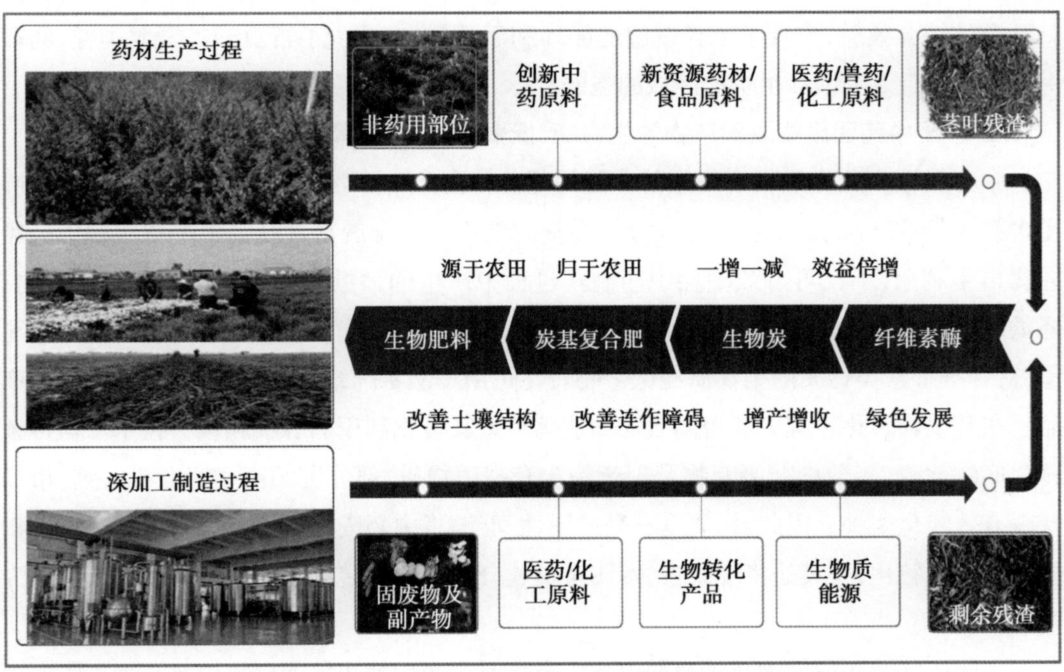

图 2-5-3　中药资源循环经济发展多元模式与绿色发展方案

(1)基于药材生产过程传统非药用部位的新资源药材、医药产品开发模式

中药材采收加工过程中产生的非药用部位大多含有与其药用部位相似的化学组成，部分非药用部位在民间尚有药用记载。本团队针对部分具有潜在药用价值的非药用部位，探索形成"基于药材生产过程传统非药用部位的新资源药材、医药产品开发模式"，并推广应用于丹参茎叶、苦参种子等10余种大宗药材非药用部位的资源价值发现与资源化利用。

丹参是一种常用的活血化瘀药物，然而在其种植过程中，我国每年会产生20余万吨的剩余茎叶，这些剩余茎叶因缺乏有效的利用途径而被废弃。本团队研究发现，丹参茎叶中富含以丹酚酸、迷迭香酸为代表的酚酸类组分，并具有显著的活血化瘀功效[53]，据此研究制定了丹参茎叶药材质量标准，作为新资源药材已收录于《陕西省药材标准》(2015年版)[54]。建立以丹参茎叶替代丹参药材作为丹酚酸医药/化工原料的高值化利用的制备工艺，实现了丹参药材生产过程废弃物及副产物的循环利用，提升了丹参药材的生产效益和效率。

以苦参素为代表的苦参碱类生物碱是目前用于医药临床、畜禽用药、生物农药的重要资源性化学成分。该类成分传统主要以荒漠植物苦豆子为原料进行提取制备，随着其需求量逐年增加，造成苦豆子资源的逐年减少，严重威胁荒漠地区的自然生态。本团队研究发现，在苦参药材种植过程中产生的废弃苦参种子与苦豆子生物碱类成分组成及含量高度相似，据此采用现代分离纯化技术创建形成以苦参种子资源为原料制备苦参素类生物碱成分的规模化生产工艺[55]。苦参素原料新资源的发现与有效利用，不仅增加了苦参药材种植的综合效益，实现了废弃资源的循环利用，同时也减少了苦豆子的资源消耗，间接保护了我国近万公顷沙生荒漠区域的脆弱生态。

(2)基于中药固废物及副产物的生物酶、低聚糖、生物醇等系列产品开发模式

中药资源产业化过程中产生的非药用部位及药渣中除含有次生代谢小分子产物外，尚含有大量的纤维素、木质素等大分子类资源性物质。开展富含纤维素类物质的中药废弃物再生利用，不仅可有效消耗中药制药过程中产生的大量非药用部位及药渣废弃物，降低环境承载压力，同时也可实现资源循环利用，实现中药工业的可持续发展。研究显示，富含纤维素类物质的生物质经微生物转化可用于制备纤维素酶、生物乙醇等资源性产品。在其生物转化过程中获得高效的功能菌种是其转化利用的源头和核心技术。与传统转化底物比较，多数中药废弃物及副产物含有抑菌物质，部分资源尚残留有机溶剂，市场缺少有效转化菌种。因此，构建具有高抗逆性，能够将中药废弃物及副产物中的资源性物质进行有效转化，尤其是将纤维素、木质素类成分进行有效转化的微生物菌种资源库尤为重要。

本团队针对不同品种及来源的中药废弃物及副产物独特的理化特性及其潜在资源化价值，采用现代高通量筛选技术，成功筛选并驯化得到适宜产纤维素酶的草酸青霉菌株和扩展青霉菌株[56]、适宜制备植物多糖的中间苍白杆菌株、具有耐醇/酯等有机溶剂的高抗逆性解淀粉芽孢杆菌株和地衣芽孢杆菌株等。在此基础上，经基因工程构建形成系列高产菌株，推广应用于甘草药渣、丹参药渣、黄芪药渣等十余种中药废弃物及副产物的转化利用，形成生物酶、低聚糖、生物醇等系列产品开发模式。如以甘草、丹参等富含纤维素类物质的中药药渣为原料，采用高压热解法使中药药渣中的半纤维素类物质降解为木糖液，经固液分离、脱色纯化等工艺制取木糖；固形物采用经多次诱变的高产纤维素酶菌株发酵、固液分离分别得纤维素酶液和发酵菌渣；发酵菌渣进一步与富含纤维素类物质的中药药渣混合发酵后，加入产乙醇的酵母用于发酵提取工业乙醇，发酵后剩余的渣料用于制备生物肥料。该技术体系通过连续成套工艺实现了以富含纤维类物质的中药废弃物及副产物联产低聚木糖、纤维素酶、工业乙醇、生物有机肥等资源性产品，降低了生产成本，实现了资源高效利用。

(3)基于中药固废物的炭-液-气联产产品开发模式

以农林废弃物为代表的生物质在缺氧条件下经高温热解形成生物炭、木醋液、可燃气是目前用于生物质处理和转化利用的有效方式。中药资源产业化过程产生的固体废弃物及副产物在一定程度上与农林废弃物具有较高的相似性，但也存在物料来源多样、理化性质差异较大等特性，导致传统热解工艺及装备较难适应中药废弃物的炭化处理。为此，本团队在革新炭化工艺的基础上，创制形成动态传热提效的中药固废物新型干馏炭化设备，研制形成适宜于高含水、难处理中药固废物的热循环预处理-炭化/气化一体化技术体系及装备，为中药固废物联产制备生物炭、木醋液、可燃气等资源性产品提供了转化增效途径。

山楂为药食两用资源，在其饮片及特色食品加工过程中产生大量的废弃种子资源。本团队采用热解炭化技术，以废弃山楂种子资源为原料通过工艺革新实现炭-液-气联产，开发出天然高效安全的妇科抗菌洗液新药，同时联产热解气和生物炭[57]。热解气燃烧产热不仅实现了企业能源自给，且延伸产生系列生物炭产品，有效提升了资源利用效率和效益，为山楂主产区果农增收和地方经济发展作出了重要贡献。

针对中药制药等深加工过程高含水中药复方药渣排放等环境难题，本团队通过集成多级脱水、余热回用等技术创新热解气化工艺，并创制适宜技术装备，转化应用于中药复方药渣的资源化利用与有效处置，转化形成清洁燃气、生物炭等资源性产品。所产生的清洁燃气可作为清洁能源，热解气化/炭化后的草木灰/生物炭用于复合有机肥料生产，实现中药渣无害处理与伴生能源收集/转化利用的集成创新，减少药渣排放，节约药渣清运和处理费用，产生显著的经济、社会和生态效益。

(4)基于药材生产过程传统非药用部位的功能性食品开发模式

部分药食两用中药资源，其生产过程中产生的非药用部位含有丰富的营养物质，以其为主要原料经现代工艺可制作具有一定保健功能及食疗作用的功能性食品。本团队以酸枣仁、大枣、芡实、瓜蒌等10余种药食两用资源非药用部位为示范，构建形成基于药材生产过程传统非药用部位的功能性食品开发模式，为药食两用中药资源的循环利用与产业提质增效提供了支撑。

酸枣仁为中医临床常用养心安神中药。产地调研表明，每30kg酸枣鲜果仅能产出

1kg 酸枣仁,在酸枣仁生产加工过程中产生巨量果肉及果壳废弃物,其随意排放已造成严重生态环境污染。基于以上产业现状,本团队以酸枣果肉副产物为原料采用益生菌发酵创制形成酸枣醋、酒、膏等系列功能性食品群[58];经提取制备多糖并络合铁离子形成酸枣果肉多糖铁;以提取酸枣多糖后剩余的酸枣果皮资源制备形成酸枣食用红色素;创建了从酸枣果肉提取残渣中同时制备可溶性与不溶性膳食纤维的制备工艺。此外,以大枣干燥加工过程中产生的残次枣为原料形成具有大枣特有风味的功能性果葡糖浆,以瓜蒌加工过程产生的废弃果瓤为原料形成瓜蒌果葡糖浆和瓜蒌黄色素。相关技术成果的推广带动了产区农户的脱贫致富与增产增收。

(5)基于中药固废物及副产物的功能材料制备及产品开发模式

针对质地坚实、纤维性强、具有材料化性能的部分非药用部位及提取药渣,引入压缩技术、固化成型技术,创建基于中药固废物的功能材料制备及产品开发模式[59]。

木塑复合材料是利用农林废弃植物纤维与回收再生塑料复合制备形成的一种新型环境友好复合材料,兼具高强度、高弹性、高韧性和耐疲劳等优点。多数纤维性强的中药固体废弃物含有与传统木塑原料(如杨木等)类似的植物纤维和相似的理化特性,为潜在优良低价的木塑产品原料,且中药固体废弃物成分复杂多样,其中部分品种尚富含天然抑菌物质,因此,从中药废弃物中开发具有天然防霉抑菌功能的木塑产品,对循环利用巨量中药固体废弃物、保护环境具有重要的社会意义和经济价值。为此,本团队前期选取黄蜀葵花采收后残余的根及茎秆废弃物,采用挤出成型的方法进行了工艺研究,构建了基于中药废弃物及副产物制备木塑板材技术体系,形成多类型功能性木塑产品。此外,本课题组还尝试建立了通过蒸爆解纤自胶结形成纤维板材的中药废弃物纤维板材制备技术,为以中药废弃物为原料制备功能板材产品实现中药固体废弃物资源化利用提供了技术支撑及产业化示范。

综上表明,针对中药材生产与深加工产业化过程中产生的非药用部位、固体废弃物及副产物,通过构建中药资源循环利用理论基础,创建资源化模式及适宜技术体系,并实现转化应用,初步形成了综合效益显著增加、资源浪费与环境压力显著减少的“一增一减”绿色发展样板,为推动我国中药产业提质增效、可持续发展,促进生产方式与发展模式的转变探索出了一条可复制、易推广的有效途径。但同时应注意到,限于中药资源行业领域的复杂性及现有政策法规的约束性,项目研究成果仍存在一定的局限性。具体表现为:一方面,中药资源产业涉及中药农业、中药工业两大产业链条,所产生的废弃物及副产物来源复杂,组成多样,理化特性差异较大,资源化程度不一,因此开展中药资源产业化过程废弃物及副产物的循环利用与产业化开发具有复杂性和连续性。另一方面,中药资源循环经济体系的构建不仅取决于科学技术的发展程度,同时与配套政策法规的建设密切相关,现有政策法规在一定程度上制约了中药废弃物及副产物多元化利用研究成果的有效转化。因此,实现中药资源产业循环经济模式的构建亟待政府、社会和企业共同倡导,在充分论证的前提下，基于循环经济发展理念，从政策保障层面拓宽中药废弃物及副产物的资源化利用途径，以全面推动中药资源产业循环利用与绿色发展。

参考文献

[1] 中国科学院植物研究所. 中国物种红色名录 (植物部分)[M]. 北京: 高等教育出版社, 2013.

[2] 中华人民共和国濒危物种进出口管理办公司, 中华人民共和国濒危物种科学委员会. 濒危野生动植物种国际贸易公约附录 [EB/OL].(2023-02-23)[2025-08-28]. https://www. forestry. gov. cn/main/4461/20230223/143021752206358. html

[3] IUCN. The IUCN Red List of Threatened Species [EB/OL]. version 2025.[2025-08-28]. https://www. iucnredlist. org/

[4] 中国中医科学院中药资源中心. 中国珍稀濒危药用植物资源调查 [M]. 北京: 科学出版社, 2015.

[5] 中国药材公司. 中国中药资源区划 [M]. 北京: 科学出版社, 1995.

[6] 陈士林. 中国药材产地生态适宜性区划 [M]. 2 版. 北京: 科学出版社, 2017.

[7] 江苏省统计局. 江苏统计年鉴 2022 [M]. 北京: 中国统计出版社, 2022.

[8] 陈士林, 郭宝林, 黄璐琦. 中国珍稀濒危药用植物资源调查与评价 [M]. 上海: 上海科学技术出版社, 2018.

[9] 段金廒, 王明耿. 江苏中药资源动态监测与产业服务体系构建研究 [J]. 中国现代中药, 2022, 24 (5): 612-618.

[10] 严辉, 陈静梅, 丁虹翔, 等. 2021 年江苏省中药材生产统计分析 [J]. 中国现代中药, 2023, 25 (11): 2301-2307.

[11] 刘建康. 高级水生生物学 [M]. 北京: 科学出版社, 1998.

[12] 吴振斌等. 水生植物与水体生态修复 [M]. 北京: 科学出版社, 2011.

[13] 中国植被编辑委员会. 中国植被 [M]. 北京: 科学出版社, 1995.

[14] 崔心红. 水生植物应用 [M]. 上海: 上海科学技术出版社, 2012.

[15] 赵可夫. 中国盐生植物资源 [M]. 北京: 科学出版社, 2011.

[16] 中国盐生植物编辑委员会. 中国盐生植物 [M]. 北京: 科学出版社, 1999.

[17] 熊亮. 江苏沿海重盐土区土壤盐分动态与耐盐植物筛选研究 [D]. 南京: 南京林业大学, 2008.

[18] 仲崇信. 大米草引种及其生态效应研究 [J]. 生态学报, 1982, 2 (3): 215-220.

[19] 吴向华. 苏北海滨盐土对 3 种耐盐植物种植的响应研究 [D]. 南京: 南京大学, 2012.

[20] 朱莹. 盐城滩涂湿地维管植物群落类型及植物资源调查与分析 [D]. 南京: 南京农业大学, 2014.

[21] 王芳, 朱跃华. 江苏省沿海滩涂资源开发模式及其适宜性评价 [J]. 资源科学, 2009, 31 (4): 619-628.

[22] 彭建, 王仰麟. 我国沿海滩涂景观生态初步研究 [J]. 地理研究, 2000, 19 (6): 249-256.

[23] 王苏民, 窦鸿身. 中国湖泊志 [M]. 北京: 科学出版社, 1998.

[24] 黄璐琦, 陆建伟, 郭兰萍, 等. 第四次全国中药资源普查方案设计与实施 [J]. 中国中药杂志, 2013, 38 (5): 625-628.

[25] 严辉, 郭盛, 段金廒, 等. 适宜于我国东部沿海地区水生、耐盐药用生物资源调查方法技术的探讨与实践 [J]. 中国现代中药, 2015, 17 (7): 637-645.

[26] 段金廒, 钱士辉, 史发枝, 等. 江苏省中药资源生产发展战略研究 [J]. 世界科学技术——中药现代

化, 2001, 3 (6): 42-46.
[27] 吴啟南, 徐飞, 梁侨丽, 等. 我国水生药用植物的研究与开发 [J]. 中国现代中药, 2014, 16 (9): 705-716.
[28] 中国药材公司. 中国中药资源区划 [M]. 北京: 科学出版社, 1995.
[29] 张小波, 黄璐琦. 中国中药区划 [M]. 北京: 科学出版社, 2019.
[30] 段金廒, 吴啟南. 江苏中药资源区划 [M]. 上海: 上海科学技术出版社, 2021.
[31] 陈士林. 中国药材产地生态适宜性区划 [M]. 2 版. 北京: 科学出版社, 2017.
[32] 黄璐琦, 郭兰萍. 中药资源生态学研究 [M]. 上海: 上海科学技术出版社, 2007.
[33] 朱寿东, 张小波, 黄璐琦, 等. 中药材区划 20 年: 从单品种区划到区域区划 [J]. 中国现代中药, 2014, 16 (2): 91-95.
[34] 张小波, 郭兰萍, 周涛, 等. 关于中药区划理论和区划指标体系的探讨 [J]. 中国中药杂志, 2010, 35 (17): 2350-2355.
[35] 冉懋雄. 试论中药区划与中药区划学的建立与发展 (下)[J]. 中药材, 1992 (2): 40-41.
[36] 孙成忠, 赵润怀, 陈士林, 等. 地理信息系统与中药资源信息化建设 [J]. 中国现代中药, 2006, 8 (10): 4-7.
[37] 郭兰萍, 黄璐琦, 吕冬梅, 等. 基于 3S 技术的中药道地药材空间分析数据库的构建及应用 [J]. 中国中药杂志, 2007, 32 (17): 1821-1824.
[38] 陈士林, 魏建和, 孙成忠, 等. 中药材产地适宜性分析地理信息系统的开发及蒙古黄芪产地适宜性研究 [J]. 世界科学技术, 2006 (3): 47-53.
[39] 严辉, 段金廒, 孙成忠, 等. 基于 TCMGIS 的当归生态适宜性研究 [J]. 世界科学技术——中医药现代化, 2009, 11 (3): 416-422.
[40] 严辉, 段金廒, 孙成忠, 等. 基于 TCMGIS 的明党参产地适宜性研究 [J]. 南京中医药大学学报, 2012, 28 (4): 363-366.
[41] 孙成忠, 郝振国, 张静华, 等. 中药资源区划分析系统的设计与实现 [J]. 世界科学技术——中医药现代化, 2019, 21 (11): 125-129.
[42] 孙成忠, 刘召芹, 陈士林, 等. 基于 GIS 的中药材产地适宜性分析系统的设计与实现 [J]. 世界科学技术, 2006 (3): 112-117.
[43] 赵玉洋, 孙成忠, 杨泽东. 中药资源信息空间数据库构建 [J]. 中国中药杂志, 2015 (6): 1219-1222.
[44] 王慧, 张小波, 格小光, 等. 中药资源普查工作管理系统的设计与实现 [J]. 中国中药杂志, 2017, 42 (22): 4287-4290.
[45] 项立辉, 刘健, 孔祥淮, 等. 江苏沿海地区地形地貌资源的开发与利用 [J]. 海洋地质动态, 2010, 26 (9): 39-42.
[46] 吴玲霞, 单兰倩. 江苏医药产业发展现状分析及对策 [J]. 当代经济, 2018 (17): 91-93.
[47] 江苏新医学院. 中药大辞典 [M]. 上海: 上海科学技术出版社, 1977.
[48] 国家中医药管理局《中华本草》编委会. 中华本草 [M]. 上海: 上海科学技术出版社, 1999.
[49] 段金廒, 宿树兰, 郭盛, 等. 中药资源产业化过程废弃物的产生及其利用策略与资源化模式 [J]. 中草药, 2013, 44 (20): 2787-2797.
[50] 段金廒, 张伯礼, 宿树兰, 等. 基于循环经济理论的中药资源循环利用策略与模式探讨 [J]. 中草药, 2015, 46 (12): 1715-1722.
[51] 宋德勇, 白西欣. 论资源再生的宏观经济效应 [J]. 统计研究, 2007 (6): 37-41.
[52] 段金廒, 唐志书, 吴啟南, 等. 中药资源产业化过程循环利用适宜技术体系创建及其推广应用 [J]. 中国现代中药, 2019, 21 (1): 20-28.
[53] 顾俊菲, 宿树兰, 彭珂毓, 等. 丹参地上部分资源价值发现与开发利用策略 [J]. 中国现代中药, 2017,

19 (12): 1659-1664.

［54］陕西省食品药品监督管理局. 陕西省药材标准 (2015 年版)[S]. 西安: 陕西科技出版社, 2015.

［55］段金廒, 宿树兰, 郭盛, 等. 中药废弃物的转化增效资源化模式及其研究与实践 [J]. 中国中药杂志, 2013, 38 (23): 3991-3996.

［56］曾飞, 张森, 钱大玮, 等. 甘草药渣降解菌的筛选及其产酶工艺研究 [J]. 生物技术通报, 2017, 33 (12): 125-131.

［57］郭盛, 段金廒, 鲁学军, 等. 中药固体废弃物的热解炭化利用策略与研究实践 [J]. 中国现代中药, 2017, 19 (12): 1665-1671.

［58］魏丹丹, 常相伟, 郭盛, 等. 菊花及菊资源开发利用及资源价值发现策略 [J]. 中国现代中药, 2019, 21 (1): 37-44.

［59］严辉, 张森, 陈佩东, 等. 基于木塑产品开发的中药固体废弃物资源化利用研究 [J]. 中国现代中药, 2017, 19 (12): 1677-1682.

第三篇

产业经济篇

第一章
江苏中药产业发展背景

一、中药产业概述

（一）中药产业的定义与特点

中药产业是指在国民经济中从事中药的生产及其相关经济活动的个人、企业、事业单位、机关团体的总和。从广义来讲，中药产业应该包括由中药农业、中药工业、中药商业、中药服务业以及中药知识产业等组成的一整条产业链。中药产业现代化进程对经济、政治、文化、社会和科技等方面都将产生影响。

中医药作为中华民族的瑰宝，在全球医药健康领域中占有独特的地位。我国的中药产业具有悠久的历史和独特的文化背景，近年来在政策支持和市场需求的推动下，取得了显著的发展，并呈现出以下特点：

1. 深厚的文化底蕴

中药学是中华文明的结晶，其理论体系源远流长，蕴含着深邃的哲学智慧和实践经验。从《黄帝内经》的药性理论到《神农本草经》的药物分类，再到《伤寒杂病论》的临床应用，这些古典医学著作不仅为中药学的发展奠定了坚实的基础，也为世界医学宝库增添了宝贵的财富。中药产业积累了丰富的传统经验，包括中医理论、中药炮制、方剂配比等。这些经验在中药产品的研发、生产和质量控制等方面具有举足轻重的地位。中药产业的发展，不仅仅是药材的种植与销售，更是一种文化的传承与创新。在现代社会，中药产业正通过现代化的手段，将这些传统理论与现代科技相结合，让中药学的智慧焕发出新的生命力。

2. 丰富的资源优势

中国是世界上生物多样性最丰富的国家之一，为中药产业提供了得天独厚的资源优势。从东北的人参到云南的三七，从西藏的冬虫夏草到海南的槟榔，各地的道地药材因其独特的生长环境和药效而闻名遐迩。中药产业对天然原料的依赖性较大，其中草药、天然矿物等原料的采集、储存和配比都是中药产品的重要组成部分。中药产业的发展，离不开我国广袤自然资源的支撑。为保护和合理利用这些资源，中国政府和企业采取了一系列措施，包括建立药材种植基地、实施可持续采集和加强野生资源保护等，以确保中药产业的可持续发展。

3. 完整的产业链

完整的中药产业链涵盖了从药材的种植、采集、加工、炮制到成药的生产、销售和使用的全过程，这不仅保证了中药产品的质量和疗效，也为中药产业的规模化、集约化发展提供可能。在种植环节，通过科学种植和规范化管理，提高了药材的产量和品质；在加工和炮制环节，采用现代技术和设备，确保了中药的安全性和稳定性；在生产和销售环节，通过品牌建设和市场拓展，提升了中药的市场竞争力。这一完整的产业链，使得中药产业能够在各个环节实现优化和升级，完善质量控制和风险管理，确保产品的安全性和有效性，不断提高整体竞争力。

4. 创新的科技应用

科技创新是推动中药产业发展的重要动力。随着现代科学技术的进步，中药产业在药材的种植、加工、研发、质量控制等方面都取得了显著的成果。例如，通过基因技术改良药材品种，通过生物技术提高药材的有效成分含量，通过信息技术实现药材的追溯和监管等。这些科技创新不仅提高了中药的疗效和安全性，也为中药产业的现代化和国际化打下了坚实的基础。同时，中药产业也在不断探索与现代医学的融合，通过临床研究和药效物质基础研究，揭示中药的作用机制，为中药的现代化和国际化提供了科学依据。

5. 严格的质量控制

中药产业在质量控制方面具有较高的要求。中药材的产地、气候、土壤、肥料等因素都会影响中药产品的质量和安全。为此，要求中药企业建立完善的质量控制体系，严格把控原材料采购、生产加工、成品检验等各个环节。同时，政府监管部门也会对中药产品进行严格的质量抽检，确保产品的安全性和有效性。

6. 广阔的市场前景

随着全球人口老龄化的加速和健康意识的提高，中药产业面临着巨大的市场机遇。在国内市场，随着居民收入水平的提高和医疗保障体系的完善，人们对健康的需求日益增长，中药以其独特的预防保健和治疗作用，越来越受到消费者的欢迎。在国际市场，随着中医药的国际影响力不断扩大，中药产品也逐步走向世界，成为全球健康产业的重要组成部分。面对市场机遇，近年来中药企业不断加大研发投入，开发适应不同市场需求的新产品；同时，也在加强国际合作和交流，提升中药的国际竞争力。

中药产业具有深厚的文化底蕴、丰富的资源优势、完整的产业链、创新的科技应用、严格的质量控制、广阔的市场前景等显著特点，共同构成了中药产业的独特魅力和发展潜力。

（二）中药产业发展意义

中药产业发展具有重要意义，主要体现在以下几个方面：

1. 保护和传承中医药文化

中医药作为中华文明的瑰宝，是中华文化的重要载体。通过中药产业的发展，可以将中医药的理论和实践知识转化为具体的产品和服务，使之得以在现代社会中继续流传和应用。同时，在中药产业的现代化进程中，传统中医药理论与现代科技相结合，为中医药文化的创新提供了平台。这种结合不仅能够提升中药产品的质量和疗效，还能够使中医药文化在新的时代背景下焕发新的活力，进一步强化了民族的文化自信。中医药在全球范围内的传播和认可，提升了中医药文化的国际地位，增强了民族自豪感和文化认同感。

2. 满足人民群众多层次健康需求

中医药以其独特的预防保健和治疗作用，在满足人民群众多层次健康需求方面发挥着重要作用。中药产业的发展，不仅能够结合中医诊疗为针对不同人群、不同健康状况提供多样化的医药产品和服务，还可以为不同疾病和治疗阶段的患者提供多元化治疗选项，如中药材、中成药和保健品。在慢性病管理方面，针对现代常见的亚健康状态[1]，中药产业提供了养生茶、药膳等调理方案，帮助缓解压力和改善睡眠。在公共卫生事件应对中，中药产业也展现了其快速响应和提供预防治疗方案的能力，增强了公众的健康防护。总之，中药产业通过其全面而深入的服务，为提升全民健康水平作出了重要贡献。

3. 促进国民经济发展

随着中医药在全球范围内的普及和认可，中药产业已成为我国国民经济的重要支柱之一。其产值逐年增长，对 GDP 的贡献日益显著。近年来，中药市场整体规模保持稳定增长。2023 年，中药市场规模已超 1.7 万亿元。中药产业的发展带动了种植、加工、销售等多个环节的就业，为农村和城市地区提供了大量的就业机会，有助于缓解就业压力。中药产业被纳入国家发展战略中，成为推动经济转型升级和高质量发展的重要力量。通过制订科学合理的战略规划，中药产业有望实现更加持续、健康的发展。

4. 推动医药科技创新

中药产业高质量发展对医药科技创新提出更高要求，促进医药科技创新。中药现代化研究推动了中药制药技术升级，利用现代科学技术手段，精准记录药材的生长周期、采收时机、加工参数、运输环境等各环节数据信息，构建起“来源可查、去向可追、质量可控”的数字化质量管控体系，为药材质量均一性和临床用药安全性提供技术保障。在研发创新层面，以临床需求为导向不断完善新药研发体系，带动了药理学、药物化学、生物技术等相关学科的发展，促进了医学、工程学、信息科学、管理学等不同领域的合作，突破单一学科的局限性，发挥各自领域的优势，推动中医药在临床应用方面取得更大的突破，为整个医药行业提供了新的研究思路和技术路径。

5. 促进区域经济发展

中药产业在促进区域经济发展方面发挥着重要作用。江苏依托自身资源优势，建设了多个中药产业集聚区，如南京江宁生物医药谷、苏州高新区生物医药产业园等，为中药产业发展提供了良好环境，形成了从种植、加工到研发、销售的完整产业链。省内各区域发挥特色，如南京在中医药研发与教育方面基础深厚，苏州在高端制造与产业化方面优势明显，无锡在物联网技术与智慧医疗领域成果突出。通过区域协同发展，优化资源配置，共同推动中药产业升级。同时，在茅山、云台山等中药材主产区，中药种植与加工直接带动了当地经济增长，促进农民增收，对乡村振兴战略实施具有显著意义。

6. 深化国际关系纽带

中药产业具有独特的市场竞争力，随着"一带一路"建设的稳步推进，中医药国际市场认可度不断提高，海外业务取得积极稳定进展。中药产业积极参与国际合作项目，加强与国际伙伴的交流与合作。例如，中国 - 东盟中医药产业交流宣介会的召开，以及《中医药产业在东盟发展状况报告蓝皮书(2024)》的发布，为中医药在东盟国家的推广和发展提供了有力支持。中药产业在国际市场上的影响力逐渐扩大，不仅可以促进中药出口规模稳步扩大，还能促进国际文化交流与合作，通过学术交流、联合研究、教育培训等形式，传播中医药文化与技术，增进国际社会对中医药的理解和认同，为推动构建人类命运共同体作出贡献。

7. 推动全球健康体系

中药产业作为全球健康体系的重要组成部分，通过提供独特的中医药资源，在疾病预防和治疗方面发挥着不可替代的作用，丰富了全球健康治理的策略选择。中医针灸、藏医药浴法等被列入联合国教科文组织人类非物质文化遗产代表作名录，《黄帝内经》和《本草纲目》被收录于世界记忆名录，不仅彰显了中医药的历史价值和文化内涵，也提升了其在国际舞台上的地位和影响力。随着中国在国际医药领域话语权的增强，中药国际标准制定、注册和认证工作的推进，为中医药在全球范围内的规范应用和推广奠定了坚实基础。特别是在应对慢性病和公共卫生事件方面，中药产业的发展显著提升了全球健康服务水平，例如在疫情防控中，中药提供了重要的补充和替代治疗手段，展现了其独特优势。通过加强中药产业的国际合作，推动构建人类命运共同体，共同应对全球健康挑战，这不仅有助于完善全球健康体系，也能够实现各国人民健康福祉的共同提升。

二、江苏中药产业发展历程与政策演变

(一) 发展历程

江苏中药产业的发展历程是一个不断探索、升级、创新与发展的过程，具体可以归纳为以下几个阶段：

1. 初期探索与基础建设阶段(1956—2000 年)

在这一时期，江苏省的中药产业主要以资源普查和基础建设为主，经历多次中药资源普查，为中药产业的发展奠定了基础。20 世纪 50 年代末至 60 年代，江苏省开始对中药

资源进行系统调查，为后续的发展奠定了基础。1983 年至 1987 年的第三次中药资源普查覆盖了全省 79.4% 以上的面积，为中药资源的保护和利用提供了科学依据。经过多年的发展，一些地区成功探索出中药种植的现代产业之路，如射阳县洋马镇在粮棉效益比较低的情况下，借助千亩“百药园”优势，发展药材生产，在 1997 年被中国自然资源学会天然药物专业委员会授予“中国药材之乡”称号。江苏也是全国最早开办中医院、成立中医院校的省份之一，拥有我国第一批中医学部委员、第一批中医教材、第一批中医师资、第一批外国留学生，为中药产业的发展奠定了坚实的基础。此外，江苏省在这一时期也开始了中药饮片的生产和技术改造，以适应市场经济改革的需求，为中药产业的现代化奠定了基础。

2. 科技推动与产业升级阶段(2001—2010 年)

2003 年，江苏省被批准为国家中药现代化科技产业基地，这一标志性事件推动了江苏中药产业的科技升级和产业转型。在这一阶段，江苏省承担了多项国家级科技项目，如“中药现代化研究与产业化开发”等，推动了中药材的规范化种植和中药产品的标准化生产。江苏省中药科技园的建设，为中药材种植的基地化和标准化提供了重要平台。2005 年，以新药创制为突破口，成功研制了治疗肿瘤的血管生成抑制剂、抗乙肝病毒新药、银杏提取物注射剂以及符合国际化与现代化开发规范的中药复方药物。在“十一五”时期，开展重大疾病发病机制与诊治机理的技术基础研究，加强创新药物发现、设计、合成等新药筛选研究，选择江苏名中药与著名经(古)验方和道地中药材，开展方剂配伍规律和作用机理、药效物质基础、药材活性成分、有效部位群以及毒理学、代谢物组学和中药材生产管理规范(GAP)等方面的基础研究，推动生物技术与新医药领域的原始创新研究[2]。

3. 创新与国际化发展阶段(2011—2020 年)

江苏省中药产业在这一时期注重科技创新和国际合作。例如，江苏省中药资源产业化过程协同创新中心的建设，旨在通过集聚优势资源和紧密合作，提升资源利用效率和技术创新能力。江苏中药产业积极响应“一带一路”倡议，开展中医药国际交流合作，扩大江苏中医药的国际影响。江苏省以南京中医药大学、江苏省中医院等核心主体，截至 2020 年已与 8 个共建国家(地区)建立常态化中医药交流机制，在马来西亚、新加坡等地设立 4 个海外中医药中心[3]；2020 年 11 月，南京中医药大学、江苏省中医院首批入选国家中医药服务出口基地，标志着江苏中医药服务贸易从民间交流向制度化、规模化发展转型。此外，江苏省还积极推动中医药服务贸易的发展，利用丰富的中医药资源，探索中医药服务贸易的新模式。

4. 高质量发展与政策支持阶段(2021 年至今)

近年来，江苏省政府出台了多项政策支持中医药的传承与创新，如《江苏省中医药条例》《江苏省医疗保障条例(草案修改稿)》等。同时，江苏省中医药发展研究中心的成立，进一步加强了对中医药发展的研究和政策制定的支持。随着科技的进步，江苏中药产业也加快了智能化与现代化转型的步伐。通过引进先进的生产设备和技术手段，提高中药产品的生产效率和质量控制水平，推动中药产业高质量发展。

江苏中药产业发展是多维度协同推动的系统工程，涉及资源普查、产业链构建、科技创新、国际化交流、智能化转型、政策引导等。未来，随着科技的不断进步和政策的持续支持，江苏中药产业将迎来更加广阔的发展前景。

（二）政策演变

1. 中药现代化科技产业基地建设（2000—2004 年）

自 2000 年起，江苏省被国家批准为中药现代化科技产业基地，标志着江苏省中药产业进入了一个新的发展阶段。在此期间，江苏省在中药现代化领域承担了多项国家科技攻关项目，并建立了相关的研究实验室。

2. 中药产业发展战略（2005—2009 年）

江苏省通过 SWOT 分析方法制定了中药产业的发展战略，旨在提升中药产业的整体竞争力和市场地位。此外，江苏省全面贯彻落实《中药现代化发展纲要》，进一步推动中药产业的现代化和国际化。

3. 中医药文化建设与政策支持（2010—2019 年）

江苏省加强了对中医药文化的建设和发展，发布了《江苏省中医药文化建设发展行动计划（2021—2025 年）》，强调提升中医药文化内涵和社会影响力。同时，江苏省政府也通过各种政策支持中医药事业的发展，如《江苏省中医药条例》的制定，以保障和促进中医药事业及产业发展。

4. 医疗保障与产业融合（2020 年至今）

近年来，江苏省在医疗保障方面也作出了调整，例如将符合条件的中医医疗机构纳入医疗保障定点范围，这有助于提升中医药服务的可及性和质量。此外，江苏省还探索将中医药健康养老产业与其他产业如医疗、旅游等进行深度融合，以促进产业的多元化发展。

近年来，国家出台了一系列的政策促进和发展中医药，江苏省坚持以习近平新时代中国特色社会主义思想为指导，认真贯彻落实国家中医药工作决策部署，以中医药强省建设为统领，遵循中医药发展规律，健全中医药服务体系，推动中医药改革创新，提升中医药综合服务能力，为推进健康江苏建设，促进中医药事业健康发展，不断提高人民群众健康水平发挥了积极作用。

2017 年 3 月，《江苏省中医药发展战略规划纲要（2016—2030 年）》为推动江苏中医药高质量发展提供了顶层政策支撑。2017 年 6 月，《江苏省“十三五”中医药健康服务发展规划》提出积极促进中医药健康服务相关支撑产业发展，加快发展现代中药产业。2020 年 10 月，《江苏省中医药条例》提出鼓励和支持中医药领域的专利申请、商标注册、地理标志产品保护申请。2020 年 12 月，《中共江苏省委江苏省人民政府关于促进中医药传承创新发展的实施意见》提出将中药和中药产业的高质量发展作为促进中医药传承发展的任务之一。2021 年 12 月,《江苏省"十四五"中医药发展规划》明确中药产业作为"十四五"重点之一,进一步规范中药材种植、养殖,促使中药材向产业化、商品化和适度规模化方向发展,建成中药农业产业强镇、中药特色产业集群。2022 年 1 月,《江苏省知识产权促进和保护条例》强调为中医药领域的专利申请、商标注册、作品登记、地理标志申请等提供指导、咨询、信息服务。2022 年 5 月,《江苏省中医药文化建设发展行动计划(2021—2025 年)》强调发挥中医药文化对中医医疗、保健、教育、科研、产业、对外发展的引领作用。同月,《关于医保支持中医药传承创新发展的实施意见》指出将更多中医医疗服务项目、中药纳入医保目录。2023 年 1 月,《江苏省医疗保障条例》探索符合中医药特点的医保支付方式。2023 年 9 月,《江苏省基本医疗保险中药配方颗粒管理暂行办法》规范了基本医疗保险中药配方颗粒管理,保障参保人员基本用药需求。2023 年 10 月,《江苏省推动中医药振兴发展重大工程实施方案》提出加强中药全过程管理,促进中药材种业发展,推动中药产业高质量发展。2024 年 4 月,《江苏省改善中医药服务行动实施方案(2023—2025 年)》强调坚持加强中药药事服务,提升中药现代化供给水平。江苏省一系列政策文件的出台为中药产业发展保驾护航,推进中医药事业发展(表 3-1-1)。

表 3-1-1　近年江苏省与中药产业相关的部分政策文件

时间	文件名称	相关内容
2012 年 4 月	《江苏省医药工业"十二五"发展规划》	促进现代中药产业发展。充分发挥江苏传统中医药历史积淀深厚的优势,以产品技术创新推进中药工业的现代化,推广先进的提取、分离、纯化、浓缩、干燥、制剂和生产过程质量控制技术,加快对指纹图谱技术、超临界萃取技术、连续逆流、大孔树脂吸附、多效浓缩、连续逆流循环等先进技术的发展与应用
2017 年 3 月	《江苏省中医药发展战略规划纲要(2016—2030 年)》	加强中药产业发展统筹规划,加快建设中药特色产业园区和中药产业基地,培育现代化中药生产企业。支持省内知名中药生产企业扩大规模。加强中药新药研发和二次开发,促进中药工业数字化、网络化、智能化技术创新,加速中药生产工艺和流程的标准化、现代化建设,提高中药生产技术水平
2017 年 6 月	《江苏省"十三五"中医药健康服务发展规划》	加快中药工业企业结构调整,以中药工业为主体,优化产业布局,促进产业集聚,培育一批国内一流的中药企业和全国第一、唯一的特色名牌产品。加快中药新药、天然药物、中药提取物、新型中药饮片的研发,开展大品种二次开发,鼓励开展循证医学研究和发达国家药品注册,推进中药产品国际化。加快传统中药商业升级改造,支持我省中药连锁经营企业发展,建立完善现代物流体系

续表

时间	文件名称	相关内容
2020 年 10 月	《江苏省中医药条例》	依法保护中医药领域知识产权和商业秘密。鼓励和支持中医药领域的专利申请、商标注册、地理标志产品保护申请。有条件的地方应当支持中医药产业集群发展，支持中医药企业形成核心品牌，扶持拥有知识产权或者列入中药保护目录的品种生产，推进中医药企业兼并重组，优化资源整合，提高竞争力
2020 年 12 月	《关于促进中医药传承创新发展的实施意见》	加强中药产业发展统筹规划，建设中药特色产业园区和中药产业基地，产学研结合，促进中药生产、研发、物流、贸易等上下游产业联动发展，培育各类现代化中药企业和中药产业集群。支持中药企业开展智能化、信息化、网络化、绿色化改造，加快转型升级。加强中药新药研发和中成药上市后评价研究，集中力量培育 10~20 个中药大品种和知名品牌。鼓励研究制定高水平中药质量标准，推进中药国际化。扶持独家生产、拥有知识产权或者列入中药保护目录的品种
2021 年 9 月	《江苏省市场监督管理局、江苏省药品监督管理局、江苏省知识产权局关于深化改革创新推动生物医药产业高质量发展的意见》	鼓励中药研发创新，全程指导用于防治重大、难治、罕见疾病和新发突发传染病的中药研究。简化医疗机构应用传统工艺配制中药制剂备案程序，优化调剂流程。推进中药材产地初加工标准化、规模化、集约化，试点中药饮片生产企业采购趁鲜切制的中药材，鼓励中药生产企业向中药材产地延伸产业链和质控体系，实施一体化、规范化发展。鼓励中药企业集团化发展，探索集团内部资源共享。指导企业参与国家中药技术评价体系建设，提升质量可控性。科学制定江苏省中药配方颗粒市场准入规划、备案管理规定和省级质量标准，引导中药产业健康发展
2021 年 12 月	《江苏省“十四五”中医药发展规划》	推广中药资源评估方法和技术，加强中药新药研发和中成药上市后评价研究，打造世界一流的中药研发机构和中药产业集群，促进中药生产、研发、物流、贸易等上下游产业联动发展。鼓励社会资本建设中药特色产业园区和中药产业基地
2022 年 1 月	《江苏省知识产权促进和保护条例》	负有知识产权管理职责的部门应当会同商务、卫生健康等部门，为老字号、非物质文化遗产、民间文学艺术、中医药等领域的专利申请、商标注册、作品登记、地理标志申请等提供指导、咨询、信息服务
2022 年 5 月	《江苏省中医药文化建设发展行动计划(2021—2025 年)》	发挥中医药文化对中医医疗、保健、教育、科研、产业、对外发展的引领作用

续表

时间	文件名称	相关内容
2022 年 5 月	《关于医保支持中医药传承创新发展的实施意见》	建立与国家药品目录调整相联动的医院制剂、中药饮片动态调整机制，将符合临床需求、价格合理、疗效确切的民族药、具有国家或有地方标准的中药饮片（中药配方颗粒）、医疗机构配制的中药制剂按程序纳入我省医保目录。支持将符合规定的中医医院制剂在规定的定点医疗机构范围内调剂使用，并纳入医保支付。医疗机构中药制剂、中药配方颗粒按乙类支付，探索建立全省统一的医保支付标准
2022 年 9 月	《关于印发持续优化营商环境促进生物医药产业提速畅通高质量发展若干措施的通知》	全面推行第三类高端医疗器械审评重心前移试点及注册受理前技术问题咨询新模式。充分发挥国家药监局医疗器械技术审评中心医疗器械创新江苏服务站作用，深入推进我省国家药监局重点实验室、省食品药品监督检验研究院药品创新发展技术服务平台建设，联合企业开展技术交流和攻关，推动科技成果转移转化。推进大型仪器设备共享，持续开放省食品药品监督检验研究院、省医疗器械检验所大型精密仪器设备，引导企业使用公共科技资源开展研发创新，促进产业创新发展
2023 年 9 月	《江苏省基本医疗保险中药配方颗粒管理暂行办法》	基本医疗保险中药配方颗粒管理，坚持“保基本”的功能定位，与基本医疗保险基金承受能力和参保人员合理用药需求相适应；坚持专家评审，适应临床需求，实现科学、规范、精细、动态调整；坚持中西药并重，支持中医药产业创新传承发展
2023 年 10 月	《江苏省推动中医药振兴发展重大工程实施方案》	加强中药种植养殖、生产、使用全过程管理，加快促进中药材种业发展，大力推进中药材规范种植养殖，提升中药饮片和中成药质量，推动中药产业高质量发展
2024 年 4 月	《江苏省改善中医药服务行动实施方案（2023—2025 年）》	中医医疗机构应积极为患者提供个性化中药服务，按医师处方提供丸、散、膏以及复方颗粒等剂型服务。鼓励二级以上中医医院开设中药学服务门诊，提供个性化的中药合理用药指导和咨询。提升信息化水平，加强对中药审方、煎煮、配送等全过程的质控管理。积极开展中药代煎、配送等服务，缩短患者在院等候取药时间。支持有条件的二级以上中医医院建立智慧共享中药房，在区域内统一开展中药饮片采购、调配、炮制、煎煮和配送服务。加强医疗机构中药制剂调剂使用，扩大优质中药资源供给

三、江苏中药产业发展环境分析

（一）内部优势与劣势

1. 内部优势

（1）资源禀赋优越

江苏省生态环境多样，江苏位于我国东部沿海地区，集海、江、河、湖于一体，拥有我国最长的沿海滩涂和丰富的水体资源，平原约占全省面积 70%。依附水域独特的自然生态环境，孕育形成了以水生、耐盐、林下药材为特色的中药材产业。多样性的生态环境孕育了丰富多样的药用生物资源，造就了众多的苏产道地药材，如茅苍术、苏薄荷等药材品质优良，具有独特的地域性。江苏宜于种植药材的土地面积广阔，目前中药材种植面积基本稳定在 115 万亩（1 亩≈666.67m^2），约占全省适宜种植和发展药材生产区域面积的 10%[4]，为中药产业发展提供了坚实的物质基础。江苏中药资源丰富，在第四次全国中药资源普查工作中，江苏省调查发现中药资源种类为 2 289 种。其中，药用植物 1 822 种，药用动物 401 种，药用矿物 66 种。在此次普查工作中，发现老山岩风和宝华老鸦瓣两个植物新种，新的生物资源的发现，极大丰富了药物资源的种质库。

（2）产业基础雄厚

江苏省中药产业历史悠久，产业链较为完善。江苏是中国医药产业的重要基地，拥有众多知名的医药企业。这些企业不仅在国内市场上占有重要地位，而且一些企业还积极参与国际竞争，取得了显著的成就。江苏拥有扬子江药业集团有限公司、金陵药业、恒瑞医药、南京同仁堂等医药企业，这些医药企业投资开发了众多具有自主知识产权的新型中药新药。传统的产品如苏州雷允上的六神丸，南京同仁堂的排石颗粒、大活络丹、石斛夜光丸等，不仅在中国市场具有相当强的竞争力，而且东南亚地区也具有较高的信誉；新生的中药产品，如金陵药业的脉络宁等在国内占有相当大的市场份额，成为江苏省中药产业创利的主打产品。这些企业在中药研发、生产、销售等方面积累了丰富的经验。

（3）人才优势明显

江苏省拥有众多高等院校和科研机构，培养了大批中医药人才。江苏省中药学科实力雄厚，省内拥有南京中医药大学、南京农业大学、苏州大学、中国药科大学等本科院校，徐州生物工程职业技术学院、苏州卫生职业技术学院、江苏卫生健康职业学院、江苏护理职业学院、江苏医药职业学院等专科院校，均设有中药学相关专业，持续不断地为中药产业发展输送优秀人才。江苏省科研平台实力强劲，拥有与中药研发制造相关的国家重点实验室、国家级工程技术平台、省级中药研究平台，在众多的大型中药制药企业中也设有中药研究开发部门。江苏省将产学研紧密融合，创建附属药企模式，如南京中医药大学与康缘药业、苏中药业联合，产出了一批标志性成果，如黄葵胶囊相关研究获国家科学技术进步奖一等奖，还自主研发了一批中药大品种，如槐耳颗粒、黄葵胶囊等[14]。同时，江苏省政府高度重视中医药人才培养，出台了一系列人才引进和培养政策，为中药产业发展提供了有力的人才保障，培养并集聚了一批院士、国医大师、杰出青年、岐黄学者等标志性人才。

(4) 中医药文化底蕴深厚

江苏省中医药文化源远流长，拥有丰富的中医药典籍和临床经验，为中药产业发展提供了宝贵的文化资源。江苏省作为中医药的重要发源地之一，保存了大量的中医药典籍。这些典籍既系统载录古代医家的诊疗智慧，又凝练了完整的中医药理论体系与临床实践范式。在江苏省内的中医药图书馆、研究机构以及中医药院校等，都收藏有大量的中医药古籍，如《本草纲目》《伤寒杂病论》等经典著作的珍贵版本，这些典籍为中药产业的研究、开发提供了重要的学术支撑。江苏省中医药文化在长期的发展过程中，也积累了丰富的临床经验。历史上，江苏地区涌现出了许多杰出的中医医家和学派，如孟河医派是我国目前传承脉络最清晰、学科最齐全、传承人最多、流传最广泛的地方中医流派之一，以高深的学术造诣，丰富的临床经验，为中医药事业发展作出了卓越贡献[5]。他们通过长期的临床实践，形成了独特的诊疗方法和用药经验。这些经验不仅为中医药的学术发展作出了重要贡献，也为中药产业的临床验证和市场推广提供了有力支持。

2. 内部劣势

(1) 中药材种植规模小且分散

江苏省中药材种植规模相对较小，且分布分散，难以形成规模效应。2021 年，江苏省中药材种植面积共 115.56 万亩，产量为 54.06 万吨，产值为 69.38 亿元。江苏省中药材种植面积达到了一定规模，但相对于其他中药材大省来说，其规模仍然相对较小。江苏省的中药材种植分布较为分散，主要集中在徐州、淮安、盐城、泰州等市。根据 2021 年江苏省各县域中药材种植面积统计，中药材种植面积在 50 000 亩以上的县域有 6 个，10 000 亩 ≤ 种植面积<50 000 亩的县域有 18 个，1 000 亩 ≤ 种植面积<10 000 亩的县域有 21 个，种植面积<1 000 亩的县域有 22 个，另有 29 个县域未统计到规模化中药材种植。整体来看，江苏省北部及中东部地区中药材种植面积较大，南部中药材种植面积较小[6]。然而，这种分散的分布模式使得中药材种植难以形成规模效应，增加了管理和运营的难度。此外，中药材种植技术水平参差不齐，由于江苏省中药材种植户众多，且种植户之间的技术水平存在差异，中药材的质量和产量受到影响。一些种植户可能缺乏先进的种植技术和管理经验，导致中药材的品质不稳定，产量也无法得到有效提升，影响了中药材的质量和产量。

(2) 中药材缺乏规范化生产与产业化经营

整个中药产业中，随着野生资源的不断减少，部分种类面临稀有濒危和灭绝的危险；

而家种(养)药材生产,由于中药材生产基地的覆盖面不广,中药材盲目生产的现象依然很严重,大部分还处于生产不稳的无序状态,使得中药材产量和质量下降。此外,药材的销路主要是进入药材销售市场和直接提供制药企业作为加工的原料,市场信息网络共享程度不高,使得农民药材生产无信息引导,难以与收购部门需要对接;农民又难以进入药材大市场,产、供、销严重脱节。

(3)专业技术人才缺乏

江苏省在中医药人才培养方面面临挑战,表现为医生梯队建设不乐观,优质中医医疗资源下沉到基层的速度较慢。由于各大院校培养的中药资源人才往往转向药剂学、药理学、化学等领域,中药资源研究、中药炮制与调剂方面人才缺乏。在中药饮片企业及中成药制药企业中,具有配方、制丸、制膏、炮制等专业技能的专业人才数量也明显不足。

(4)中药饮片加工企业同质化竞争严重

江苏省中药产业目前处于"有高原无高峰"状态——江苏省中药饮片、中成药企业及销售企业规模较小,国际竞争力不足,现代化程度较低,创新性不够强等。江苏省中药饮片加工企业数量众多,但缺乏龙头企业引领,同质化竞争严重,导致产品附加值不高。从数量上来看,我省的医药产业群较多,且发展态势良好。但这些医药产业群中龙头企业的带动作用不明显,具有较高科技含量的中成药和生物制品等产品所占比重偏低,集中药材种植、加工、销售、中成药制剂等为一体的中药产业集群尚未形成。中药饮片加工企业生产的中药饮片品种和品规相对固定,且多数企业生产的饮片品种相似,导致市场上同类产品众多。由于难以形成有差异化的竞争制作工艺,使得消费者在选择时难以区分不同品牌或企业的产品,加剧了同质化竞争。随着科技的不断进步,中药产业也面临着技术和中药制造业创新的压力。相较于发达国家,江苏省中药产业的创新能力仍有待提高。中药制造业的创新体系尚未完全建立,产学研用结合不够紧密。高校、科研机构与中药企业之间的合作机制尚不健全,导致科研成果转化率低,创新资源难以有效整合和利用。在中药产业研发中,与西药研发相比,中药研发的资金投入相对较少。中药研发周期长、风险高、收益不确定性大,导致许多企业缺乏足够的动力进行大规模的研发投入,制约了中药产业的转型升级,同质化竞争愈发严重。

(5)中医药服务业发展不平衡

江苏省中医药服务业发展不平衡,优质中医医疗资源主要集中在城市,农村地区中医药服务供给不足。江苏省内许多优质的中医医疗资源,如三甲医院、知名的中医院、高水平的中医专家等,主要集中在南京、苏州、无锡等大中城市。这些城市拥有较为完善的中医药服务体系,能够满足市民多样化的中医药服务需求。相比之下,农村地区,尤其是偏远乡镇的中医药服务供给明显不足。基层医疗卫生机构如乡镇卫生院和村卫生室,往往缺乏专业的中医医师和必要的中医药设备,中医药服务的种类和质量也相对有限。在苏南、苏中、苏北的地区,资源分配和利用方面也存在不平衡现象。苏南地区资源优势明显,苏南包括南京、无锡、常州、苏州、镇江等城市，这一地区的经济较为发达，对中医药的投入也较大。因此，苏南地区的中医药服务资源相对丰富，不仅拥有高水平的中医医疗机构和专家团队，还在中医药科研、教育、产业等方面取得了显著成就。相比之下，苏中、苏北地区资源相对匮乏，苏中地区（南通、扬州、泰州）和苏北地区（徐州、连云港、淮安、盐城、宿迁）的中医药服务体系尚不完善，中医医疗机构的数量和质量有待提高，中医药服务的覆盖面和可及性也相对较低。

（二）外部机遇与挑战

1. 外部机遇

（1）国家产业政策支持带来的机遇

中药产业是我国一直以来高度重视、重点发展的领域。近年来，《国务院办公厅关于促进医药产业健康发展的指导意见》《"健康中国 2030"规划纲要》《江苏省中医药发展战略规划纲要（2016—2030 年）》《全国道地药材生产基地建设规划（2018—2025 年）》《江苏省"十四五"中医药发展规划》等一系列政策和规划，从产业政策扶持、中药资源保护发展、现代中药流通体系构建、中医药事业发展等方面，明确了中药产业发展思路、目标、路径和主要任务，这些都为江苏省中医药产业迈向优质、高水平发展提供了强大的动力。随着"健康中国"战略的实施，推动了中医药在健康产业中的融合发展，为中药产业带来了新的增长点。这一战略为中药产业提供了明确的政策导向和发展空间，为江苏中药产业带来了前所未有的发展机遇。

（2）"一带一路"交流合作带来的机遇

现阶段正是"一带一路"倡议的加速实施期，中医药交流合作成为共建"一带一路"高质量发展的新亮点。作为"一带一路"交汇点的江苏，担负着积极响应国家共建"一带一路"倡议的责任。通过参与"一带一路"建设，江苏的中药企业可以拓展海外市场，将具有中国特色的中药材和中药产品推向世界。这不仅有助于提升江苏中药产业的知名度和影响力，还能进一步促进产业的发展和升级。通过与共建国家的科研机构和企业进行合作，江苏可以开展中医药国际交流，引进先进的中药研发、生产技术和理念，提升自身的创新能力和技术水平，扩大江苏中医药的国际影响，推动中医药走出江苏、走出国门、走向世界等重大使命，为江苏中药产业发展拓展了崭新空间。

（3）传承精华守正创新带来的机遇

近年来，随着中药产业链进一步完善优化，现代化中药产业集群发展壮大，更多中药大品种和知名品牌培育出现，中药产业多元化快速发展。国家积极构建科技创新、互联网思维与传统产业相融合的平台，激发中药产业发展活力。中药产业在多个业态具有较强的带动辐射效应[7]：从中药相关产品的研发到中药材栽培，再到中药饮片、中成药及中药保健食品的生产加工；从互联网销售和仓储物流到中药制药机械装备升级发展；同时还与文化、养老、旅游、体育、商务等业态深度融合。这些领域的协同发展为全面融入“大健康”市场、服务百姓健康生活迎来了前所未有的发展机遇。

(4)数字经济发展带来的机遇

数字经济的发展打破了地域限制，使得中药产品能够更容易地进入国际市场。中药企业可以通过电商平台、跨境电商等渠道，将产品销往全球，满足更多国家和地区消费者的需求。随着健康意识的提升和消费者需求的多样化，中药产品不再局限于传统形态，而是逐渐向保健品、功能性食品、日化用品等领域拓展。数字经济的发展为这些新型中药产品的市场推广提供了便利条件。通过大数据分析，中药企业可以更加精准地了解市场需求、消费者偏好以及产品反馈等信息，从而优化产品研发、生产和销售等环节。此外，大数据还可以应用于中药材种植、采收、加工等产业链的各个环节，提高中药材的质量和产量。数字经济的发展促进了中药产业与互联网的深度融合。通过搭建电商平台、建立在线诊疗系统等方式，中药企业可以实现线上线下融合发展，为消费者提供更加便捷、高效的中药服务。数字经济为中药产业带来了市场扩展、技术创新、产业融合等多方面的机遇。中药企业应积极把握这些机遇，加强技术创新和产业升级，拓展市场空间和提升品牌影响力，为中药产业的持续健康发展贡献力量。

2. 外部挑战

(1)国内外市场竞争激烈

江苏中药产业在市场竞争中面临着来自国内其他地区以及国际市场的激烈竞争。随着医药行业的快速发展，越来越多的企业进入中药市场，导致市场竞争日益激烈。此外，随着消费者对药品质量和效果要求的提高，企业需要不断提升产品质量和服务，以满足市场需求。

作为中药的发源地，中药产业在中国的发展有着其他国家无法比拟的优势，但在国际市场上，国产中药所占市场份额却不尽如人意。如何提升中药的国际竞争力，打破国际贸易壁垒，是中药产业需要解决的问题。同时，国际市场上对药品的安全性和有效性有着更高的要求，这要求中药产业不断提升产品质量和服务，以适应国际市场的需求。

(2)现有模式与产业转型升级不相适应的矛盾

江苏省作为中药工业大省，大多生产企业仍属于大量生产、大量废弃的传统线性增长方式，约 70% 的剩余物和副产物被作为废物排放或简单转化为低附加值产品，利用率低至 30%，亟待政府和企业高度重视全产业链资源价值提升与绿色发展。江苏省中药产业发展水平中等，产业创新能力和核心竞争力不强，中药产业的发展还不适应市场转型升级的要求，高质量、多样化、高品质的中药产品供给不足，进一步凸显了中药供需之间的结构性矛盾。中药现代化转型是一项系统工程，涉及中药资源保护、中药标准化、中药新药研发等多个方面。随着中药市场的不断扩大，中药资源的需求量也在不断增加。保护中药资源的同时实现其可持续利用，是中药现代化转型面临的重要挑战。中药具有个体差异性和复杂性，如何在标准化生产的同时保留其个性化特点，也是中药现代化转型需要解决的问题。而中药走向世界需要跨越技术壁垒，包括国际标准的制定、产品注册与认证等方面的挑战，需要进行不断探索。

(3)消费者对中药品质要求提高

消费者对中药品质要求的提高推动了中药标准化生产的进程。然而，中药的标准化生产涉及多个环节，包括中药材种植、采收、加工、炮制以及中药制剂的生产等，需要建立完善的质量控制体系。这要求中药企业加强内部管理，提高生产技术水平，确保中药产品的质量和疗效。随着中药品质要求的提高，中药的质量标准也需要不断提升。这要求中药企业必须加强对中药产品的质量检测和控制，确保中药产品符合国家和行业的相关标准。同时，还需要加强与国际标准的接轨，提高中药产品的国际竞争力。

(4)知识产权保护不足

中药企业在投入大量资源进行技术创新和产品研发时，如果知识产权保护不足，一些具有核心竞争力的中药技术可能会通过各种途径流失，研发成果容易被侵权或抄袭，使企业在激烈的市场竞争中处于不利地位。这不仅会导致企业的研发投入无法获得应有的回报，还会挫伤企业的创新积极性，影响整个产业的技术进步。知识产权保护不足不仅使企业品牌形象和声誉受到严重影响，进而降低市场竞争力，还可能导致中药企业的市场份额被侵权企业侵占。这些侵权企业可能通过低价竞争等手段，吸引消费者，从而损害研发企业的市场利益。以江苏道地药材薄荷为例，目前美国已拥有相关专利8项，主要用于口香糖等高利润市场，而我国所占专利只是薄荷糖、薄荷水等，市场空间有限。在国际贸易中，知识产权保护是衡量一个国家或地区创新能力的重要指标之一。如果江苏中药产业的知识产权保护不足，将影响其在国际市场上的认可度和竞争力。一些国家和地区可能会以知识产权保护不力为由，对江苏中药产品设置贸易壁垒，限制其进入当地市场。这将进一步加剧江苏中药产业在国际市场上的困境。

第二章
江苏中药产业发展现状

一、中药产业结构与格局

（一）产业结构

江苏省的中药产业结构主要包括中药农业、中药工业、中药商业、中药服务业和中药知识产业五大部分。

1. 中药农业

从种植规模来看，江苏省中药材种植面积广泛，主要集中在徐州、盐城、扬州、南通、泰州和淮安等地。2021年，全省中药材种植面积达到115.56万亩，年产量54.06万吨，年产值69.38亿元。从种植种类来看，江苏省种植的中药材种类繁多，包括银杏、菊花、芡实、瓜蒌、黄蜀葵花和薄荷等。其中，银杏和菊花的种植面积最大。

在政策管理方面，江苏省推进实施中药材生产质量管理规范（GAP），加强道地药材产区规划和规范化种植。采用现代种植技术和管理方法，提高中药材质量，实行零投入管理，保障产品安全。同时，鼓励根据当地环境条件选择优良适生品种，坚持绿色清洁化种植。

总体来看，江苏省中药材种植虽然规模相对较小，但在政策支持和技术指导下，正逐步向规范化、生态化方向发展，并致力于提升中药材的质量和产量。

2. 中药工业

2022年，全省持有《药品生产许可证》的企业共4 000多家，其中药品生产企业近500多家，有77家中药规上企业实现营业收入341.2亿元。2022年江苏中药饮片加工企业数为41家，营业收入达183.61亿元，相比于2021年减少3.50%；中成药生产企业数为36家，营业收入达157.59亿元，相比于2021年增加7.40%[8]。

在新药研发方面，江苏省在中药创新方面取得了显著成果，获批上市的新药数量仅次于北京，居全国第二，以江阴天江药业为代表的江苏药企在中药配方颗粒领域领跑全国。江苏省政府明确将中药产业作为“十四五”发展重点之一，鼓励企业持续创新攻关，加强中药新药研发和经典名方挖掘。目前，企业在研的中药新药有30余项，涵盖心脑血管、骨科、抗肿瘤等多种治疗领域。这些新药的研发积极遵循国家“三结合”（中医药理论、人用经验、临床试验相结合）的中药审评审批体系要求，在研究中深度融合中医理论指导，充分重视人用经验数据的收集与评价，并科学严谨地开展临床试验。

在高校合作方面，江苏省中药工业与高校紧密合作，共同推动中药产业的发展。例如，南京中医药大学设有江苏省中药药效与安全性评价重点实验室，这是国内开展中药新药研究的重要基地，并且是科技部唯一在高校建立的国家规范化中药药理实验室。此外，江苏康缘药业牵头组建了长三角中药绿色智能制造技术创新联合体，联合江南大学等高校进行技术创新。

在智能制造方面，江苏省中药工业也取得了重要突破。扬子江药业集团有限公司、扬子江药业集团江苏龙凤堂中药有限公司与中国标准化研究院联合起草了江苏省地方标准《中药智能制造技术规程》（DB32/T 4080—2021），并于2021年正式发布并实施。江苏康缘药业则通过智能化提取精制车间和智能化固体制剂车间，建成了现代中药工业互联网标杆工厂。此外，康缘药业还在探索基于工业机器人技术的自动化物流转运系统、5G+工业互联网技术和大数据平台系统等先进技术[9]。

3. 中药商业

江苏省中药商业流通体系较为完善，但仍存在规范性不足的问题。根据《江苏省中医药发展战略规划（2016—2030年）》，江苏省政府明确提出要加速改造传统中药商业，支持中药商业企业拓宽经营渠道，创新商业模式。江苏省药监局最新统计数据显示，截至2023年3月，江苏省共有《药品经营许可证（批发）》持证企业759家，其中批发企业451家、零售连锁总部308家，《药品经营许可证（零售）》持证企业34 091家，其中零售连锁门店18 668家、零售门店15 423家。这表明江苏省在中药商业流通方面已有一定的基础。然而，部分中药材市场仍存在交易混乱、质量缺乏保障、市场管理缺位等问题。这些问题的存在使得建立规范化、标准化、集约化的现代中药材商业流通体系成为必然趋势。此外，江苏省的传统药品流通企业也在积极加强医药物流中心的建设，力求提升运营效率，实现精益物流。例如，江苏省医药有限公司启动了现代智能化物流中心建设项目，该项目共计6万m^2，支持年度200万箱货物进出，约180亿元销售额，可为省域内跨地区医疗机构提供更高水平的物流服务。

在品牌建设方面，江苏省积极推动“苏产良药”品牌建设，提升中药产品的科技竞争力和品牌影响力。江苏省中药企业的品牌建设活动丰富多彩，涵盖了从品牌推广、质量控制到文化宣传等多个方面。比如天江药业通过长期的品牌建设和推广，获得了多项荣誉和认证，包括江苏省名牌产品证书、江苏省著名商标、中国驰名商标等。2019年，经专家评审和技术机构测算，其品牌价值达到29.37亿元。扬子江药业集团有限公司自20世纪70年代起致力于传统中药的发展，并在80年代赢得了“板蓝根大王”的美誉。近年来，公司全力打造“龙凤堂”中药大健康产业项目，推广“大健康”理念，构建了符合中药复杂体系特点的整体质量标准体系，使中医药走向世界。康缘药业通过建设千亩现代中药健康产业园，打造绿色、生态、花园式工厂，并创建工业旅游示范点，将工艺考察、科普教育、旅游观光、健康养生和休闲度假融为一体，提升了顾客的品牌认知和忠诚度。这些品牌建设活动不仅提升了企业的市场竞争力，还促进了中医药文化的传播和国际化进程。

在政策方面，南京市出台了一系列政策支持中医药品牌的培育和发展，鼓励自主研发或基于中医经典名方、验方、秘方等研发中药新药，并运用新技术、新工艺、新剂型改良已上市中药品种。2019 年，江苏省中医药局发布《江苏省中医药文化建设发展行动计划(2017—2020 年)》，旨在打造具有较高知名度的中医药健康旅游品牌，整合中医医疗、中医养生保健、旅游等资源，引入社会力量开展省级中医药健康旅游示范区建设。2022 年，江苏省卫生健康委、省中医药管理局、省委宣传部、省教育厅等七部门联合印发《江苏省中医药文化建设发展行动计划(2021—2025 年)》，强调积极发挥中医药文化对中医医疗、保健、教育、科研、产业、对外发展的引领作用，努力做到突出原创性、保持民族性、体现时代性，以内涵提升、平台建设、文化教育、人才培养、文化惠民、品牌打造等重点任务为抓手，以“六大提升”推进中医药文化高质量建设发展，为更高水平建设中医药强省注入源源不断的文化动力。

4. 中药服务业

在医疗保障方面，江苏省通过医保制度改革，提升中医药服务能力，促进中医药产业进一步发展。例如，江苏省明确了中药配方颗粒的医保支付政策，同名的中药配方颗粒实行相同的医保支付政策，乙类中药配方颗粒个人先行自付比例为 30%，还将符合条件的中成药、中药饮片、中药类医院制剂及时纳入江苏省基本医疗保险支付范围，促进中医适宜技术推广应用。江苏省还出台了多项医保政策举措来支持中医药的发展，包括鼓励各类符合条件的中医医疗机构纳入跨省异地就医直接结算，并将新增中医诊疗项目纳入基本医疗保险支付范围。推行符合中医药特点的医保支付方式，发布中医治疗优势病种，支持基本医疗保险按疾病诊断有关分组收付费，鼓励实行中西医同病同效同价。完善药品阳光采购政策，将中药配方颗粒纳入省级采购平台阳光挂网，挂网价格不得高于其他省级平台挂网价格。同时，分批、分类调整中医医疗服务价格，拉开技术等级差价，推动部分中医项目实行与西医同类项目同质同效同价。建立健全中医药发展的财政保障措施，确保中医药传承创新发展所需经费纳入财政预算。

在中医医院建设方面，主要包括中医药服务体系建设、中医药特色专科建设、信息化建设以及中医药文化传播等。首先，在中医药服务体系建设方面，江苏省积极推进中医医疗机构的建设和优化。例如，《江苏省改善中医药服务行动实施方案(2023—2025 年)》明确指出要提升中医医疗机构门急诊服务能力和水平，并鼓励中医医院开设中医专病门诊，发挥中医药在急危重症救治中的作用。此外，江苏省还计划新增 80 家左右基层五级中医馆，强化县级中医医院急诊科和特色优势专科服务能力。其次，江苏省在中医药特色专科建设方面也取得了显著进展。例如，南京市中医院开展了传统中药制剂研究与备案工作，并通过“互联网＋护理服务”提供了线下服务。无锡市中医医院则被确定为国家中医药重点专科建设单位，并且其骨伤科和心血管内科是江苏省中医示范专科建设单位。再次，信息化建设也是江苏省中医药服务业的重要组成部分。例如，常州市中医医院成功将医疗服务“装进”患者手机，在全省中医系统率先开通手机版“掌上常中医（WEB 版）”医疗服务。无锡市中医医院早在 2004 年就引入了无线移动技术，研发了“医患通”数字化客户服务平台。这些信息化措施大大提高了中医药服务的便捷性和效率。最后，江苏省在中医药文化传播和国际交流方面也有突出表现。例如，南京市中医院获批江苏省华侨文化交流基地，并获得向海外推广中医文化的“杏林使者”称号。此外，江苏省还积极参与援外任务，派出医师赴马耳他执行为期一年的援外任务。

江苏省在中医诊疗方面取得了显著进展。江苏省正在推进智慧中医医院的建设，并开展中医特色的互联网诊疗服务。比如，江苏省卫生健康委和省中医药管理局发布《关于印发〈江苏省家庭医生签约中医诊疗服务项目库（2022）〉的通知》，进一步推进家庭医生签约中医药服务工作。此外，根据《江苏省推动中医药振兴发展重大工程实施方案》，江苏省将推广 24 个中医优势病种的诊疗方案，鼓励零售药店提供中医坐堂诊疗服务，推动医疗机构开展中医医疗预防保健服务。这表明江苏省在拓展中医诊疗服务渠道方面采取了积极措施。

江苏省在中药养生保健品领域也有较好的发展趋势，通过多种方式促进中医药与养生保健、养老、旅游、文化等产业的融合发展。例如，《江苏省中医药条例》规定了推动中医药与养生保健、养老、旅游、文化等产业的融合发展，并细化了相关内容。此外，还支持社会力量举办中医养生保健机构，提供非医疗类健康服务。在市场需求方面，江苏省的中药保健品市场呈现出良好的增长态势。根据相关报告，江苏省中药保健品产量和需求均有所增加，市场前景广阔。同时，随着健康意识的提高和大健康时代的到来，药食同源产品作为大健康产业的重要方向，成为新的经济增长点。

5. 中药知识产业

江苏省在中药科研创新方面投入大量资源，抢占科研创新高地。江苏省建立了多个中药相关的重点实验室和研究中心。例如，江苏省中药功效物质重点实验室致力于突破中药功效物质研究的核心技术和方法，并研发具有市场影响力的创新药物。南京中医药大学还设有江苏省中药药效与安全性评价重点实验室，这是国内开展中药新药研究的重要基地。江苏省中药资源产业化过程协同创新中心围绕行业需求，解决制约产业发展的重大科学问题和技术难题，形成了中药资源理论创新、生产与资源创新等四个主要创新方向。此外，江苏省现代中药融合创新中心也在推动中药产业的高质量发展方面发挥了重要作用。江苏省正全力打造高水平的中医药科技创新平台，加快推进国家中医药传承创新中心和重点研究室的建设，整合科技资源，搭建临床研究协同创新网络。

江苏省高度重视中医药知识产权保护工作，出台了一系列政策文件和法规，如《江苏省知识产权强省建设纲要(2021—2035年)》《江苏省"十四五"知识产权发展规划》等，将中医药领域作为知识产权保护的重点领域。这些政策文件旨在提升中医药行业的自主创新能力和知识产权战略运用能力，为中医药产业健康发展提供坚实支撑。除此之外，江苏省法院出台《全省法院加强中医药知识产权保护十五条司法措施》，要求全省法院充分发挥审判职能作用，加大中医药知识产权司法保护力度，推动中医药创造性转化、创新性发展。

江苏省注重中医药人才的培养，通过教育和培训提升中医药从业人员的专业素质。江苏省委、省政府印发《关于促进中医药传承创新发展的实施意见》，提出组织实施省中医药领军人才培养计划，培养造就高水平中医临床人才和多学科交叉的中医药创新型领军人才，培育高层次中医药创新团队。推进省优秀中医人才研修项目，加大中医药人才梯队建设力度。进一步壮大基层中医药人才队伍，重点加强基层骨干人才培养。南京市人民政府出台《南京市促进中医药传承创新发展条例》指出市、区人民政府和江北新区管理机构应当实施中医药人才战略，支持高等学校、科研机构与医疗机构开展合作，培育中医药领军人才和高层次复合型人才，定期开展名中医医师评选，建立中医药人才选拔、培养、激励制度，设立青年人才支持专项。连云港市政府办公室印发《连云港市中医药发展三年行动方案(2025—2027年)》，计划实施中医药优秀人才研修项目，培养2名以上中医临床、西学中优秀人才；实施中医药骨干人才培养项目，培养中医药骨干师资和中药、护理、康复、管理等方面骨干人才，规范化培训中医医师。《常州市推动中医药振兴发展重大工程实施方案》提出对标国家、省中医药人才项目，做好市级培育，实施市中医药中青年优才项目，培育省级以上中医临床优秀人才6~8名；实施市西学中项目，培育省级以上西学中高级人才6~8名；开展市名中医评选及市名中医传承工作室建设，培育新增省名中医5~8名，力争入选2~3名全国老中医药专家学术经验继承指导老师和4~6名继承人；引进院士、国医大师、全国名中医、岐黄学者等高层次中医药创新团队3~5个，培育中医药高层次人才梯队。《苏州市促进中医药振兴发展三年行动计划(2024—2026年)》强调充分依托中国中医药联合研究生院、南京中医药大学、上海中医药大学、吴门医派进修学院等师资资源，实施中医药人才培养计划，持续开展中医领军人才项目、中青年中医临床优秀人才项目、省级西学中人才及基层中医药骨干人才项目，构建更加合理的中医药人才梯队结构，不断壮大中医药服务人才队伍、量质并升；到2026年，培养中青年中医优才150名，西学中人才300名，基层中医药骨干人才300名，基层名老中医传承人100名；充分利用姑苏卫生人才计划、"校园苏州日"卫生引才专线等渠道，加大对国医大师、全国名中医、岐黄学者的引进力度，争取三年内新增省级以上传承工作室3~5家，江苏省名中医10名。

在师承方面，江苏省积极开展中医师承教育，并建立健全了中医药师承教育制度。省内积极落实国家中医药管理局《关于深化中医药师承教育的指导意见》对加强师承教育的要求，推进师承教育与院校教育相结合、推进师承教育与继续教育协同发展。《江苏省中医药条例》鼓励县级以上地方人民政府发展中医药师承教育，完善师承教育制度与学位、研究生教育制度衔接的政策机制，支持符合条件的师承教育继承人申请中医硕士、博士专业学位。首先，江苏省将师承教育贯穿于中医药人才培养全过程，包括院校教育、毕业后教育和继续教育。明确师承指导教师，增加跟师学习时间，并且把师承教育融入临床实践教学中。其次，江苏省积极推进名老中医药专家传承工作室的建设，这些工作室不仅是加强中医药活态传承的重要载体，还配备了声像采集系统、记录设备及信息化管理配置等设施，推进中医智能辅助诊疗系统的开发。除此之外，江苏省完善了本省中医药师承教育的考核制度，强化了过程考核、出科考核和结业考核，严格实践技能考核标准，并建立了完善的试题库。还组织了传统医学师承人员的出师考核工作，确保考核内容和标准符合国家相关规定。最后，江苏省鼓励和支持国医大师、全国名中医等名老中医药专家开展学术传承活动和培养学术传承人，探索建立引导优秀人才脱颖而出的褒奖机制。

（二）产业格局

江苏省中药产业格局呈现出集群化发展的特点，主要集中在苏州、南京、泰州、连云港、徐州、南通、常州和无锡等城市。

1. 区域分布

从江苏省中药产业发展的集聚程度来看，主要有如下典型的集聚区：

苏州中国药谷：苏州是江苏省生物医药产业的重要集聚区，拥有众多中药企业和科研机构。

南京生物医药谷：南京是江苏省中药产业的核心区域，集中了大量中药企业和科研资源。

泰州中国医药城：泰州是江苏省中药产业的重要基地，拥有完善的中药产业链。

连云港中华药港：连云港是江苏省中药产业的重要集聚区，具有较强的中药生产和研发能力。

从中药资源分布状况来看，主要可以划分为5种生态区类型：

徐淮平原药材区：主要包括徐州、淮安、宿迁、连云港等地，主要种植生产侧柏、银杏、薯蓣、牛蒡、桑、菊、女贞、栝楼、忍冬等。

江淮平原药材区：主要包括扬州、淮安等地，主要种植生产莲、女贞、浙贝母、芡、薯蓣、桑、栝楼等。

沿海平原滩涂野生及家种药材区：主要包括盐城、南通、连云港，主要种植生产桑、菊、女贞、浙贝母、栝楼、牛皮消、延胡索等。

宁镇扬低山丘陵道地药材区：主要包括南京、镇江、扬州等地区的丘陵山区，主要种植生产莲、芡、白茅、栀子、芍药等。

太湖平原“四小”（小草药、小花果、小动物、小矿物）药材区：包括苏州、无锡、常州等地，主要种植生产南方红豆杉、卷丹、栝楼、薄荷等[6]。

2. 产业集群

(1)企业集群

江苏省中药企业集群效应明显，形成了以扬子江药业集团有限公司、济川药业等为代表的中药企业集群。这些企业在中药制药、研发和市场推广方面具有较强的竞争力。

据统计，江苏现有中药饮片企业41家，知名企业包括苏州天灵、南通三越、江阴天江等。现有中成药生产企业104家，拥有热毒宁注射液、槐耳颗粒、黄葵胶囊、脉络宁注射液、桂枝茯苓胶囊、胃苏颗粒、蓝芩口服液、蒲地蓝口服液等年销售额过5亿元的中药大品种，以及六神丸等国家保密处方品种。江阴天江药业作为中药配方颗粒行业的开创者与领跑者，在中药饮片加工行业取得突破，有望实现百亿级产业规模。康缘药业在2019年、2020年、2021年的研发投入金额分别达4.65亿元、3.95亿元和5.01亿元，研发投入在营收中的占比均达10%以上，分别为10.18%(2019年全国排名第二，仅低于龙津药业的10.64%)、13.04%(2020年全国排名第一)、12.25%(2021年全国排名第一)。2017—2021年，全国中药新药创制水平逐步提升，共批准了20个中药新药上市，其中江苏有2个，分别是康缘药业的筋骨止痛凝胶和银翘清热片。

(2)科研集群

江苏省中药科研机构集群效应显著，南京中医药大学等高校和科研机构在中药研究方面取得了显著成果。江苏省中医药科研力量较强，主要体现在以下4个方面：

1)学科实力雄厚：江苏省拥有南京中医药大学、中国药科大学、江苏大学、扬州大学、苏州大学五所具有中药学学科的高校，全国六所“中药学”一流学科建设高校有两所在江苏，分别为南京中医药大学和中国药科大学。南京中医药大学的中药学学科是国家“双一流”建设学科、国家一级重点学科、江苏省高校优势学科。该校的中药学与药学学科的发展带动了区域整体水平的显著提升，其中化学、临床医学、生物学与生物化学等6个学科进入ESI全球排名前1%，药理学与毒理学学科进入ESI全球排名前1‰。南京中医药大学还建有江苏省中药炮制重点实验室、国家中医药管理局中药炮制重点研究室、教育部中药炮制规范化标准化工程中心等重要科研平台，并在中药功效物质研究方面取得了重要成果。中国药科大学的中药学学科也是国家“双一流”建设学科，是江苏省高校优势学科。该校的药学学科群以药学和中药学为龙头学科，其中药学学科为国家一级重点学科，中药学学科为江苏省国家一级重点学科培育建设点。中国药科大学在中药学领域的人才培养和科研创新方面也取得了显著成就。两个“双一流”学科高校支撑有力，不断为中药产业发展输送优秀人才。

2)科研平台实力强劲：江苏省拥有与中药研发制造相关的国家重点实验室 2 个，中药制药过程控制与智能制造技术全国重点实验室(康缘药业、南京中医药大学)和天然药物活性组分与药效国家重点实验室(中国药科大学)；还拥有中成药智能制造国家地方联合工程研究中心(康缘药业)、中药资源产业化与方剂创新药物国家地方联合工程研究中心(南京中医药大学)、中药制药工艺技术国家工程研究中心(扬子江药业集团)等多个国家级工程技术平台；拥有中药炮制规范化及标准化工程研究中心、江苏省药用植物开发研究中心、江苏省现代中药制剂工程技术中心、江苏省植物药深加工工程研究中心等一批省级中药研究平台；江苏众多的大型中药制药企业中也设有中药研究开发部门。

3)杰出人才集聚：杰出人才集聚是江苏中医药资源与产业发展的显著优势。在中医药领域，江苏涌现出一批具有国际影响力的领军人物。在院士层面，代表有王琦院士、王广基院士和肖伟院士。王琦院士作为国医大师，是中医体质学的开拓者，不仅在学术上有着卓越的贡献，更以其深厚的中医理论功底和丰富的临床经验，成为江苏省中医药领域的杰出代表；王广基院士则以其在药物代谢动力学领域的开创性研究，获得了何梁何利基金科学与技术进步奖，并担任中国药科大学学术委员会主席、江苏省科学技术协会副主席，其研究成果为我国创新药物研发提供了重要支撑；肖伟院士作为企业家科学家，在中药现代化和产业化方面贡献卓著，他带领团队在中药质量控制、新药研发等方面取得了显著成就，推动了中药产业的转型升级。在国医大师群体中，江苏拥有周仲瑛、夏桂成、邹燕勤等六位国医大师。周仲瑛教授作为中医内科学泰斗，创立“瘀热相搏”理论，在流行性出血热等危急重症救治中成效卓著；夏桂成教授深耕中医妇科，创立“心 - 肾 - 子宫轴”理论，系统构建月经周期节律调节法；邹燕勤教授开创“益肾清利活血”法治疗慢性肾病，形成独特学术体系。他们不仅在临床实践中积累了丰富经验，更在学术传承上培养了大批优秀人才，如周仲瑛教授培养出中国工程院院士吴以岭等杰出学者。在青年人才梯队建设方面，江苏形成了“杰青 + 岐黄学者”的创新人才集群。国家杰出青年科学基金获得者曹鹏教授，在中药抗肿瘤药理研究领域取得系统性突破，主持国家重点研发计划项目，获 1.1 类中药新药临床批件。岐黄学者王振中作为肖伟院士团队核心成员，主持研发 19 个中药新药，获国家科学技术进步奖二等奖 2 项，其研究成果推动了中药新药创制技术升级。此外，江苏省通过“双创计划”“中医药领军人才”等专项，培育了一批高层次中医药科研团队，形成老中青结合的人才矩阵。

4)产学研融合紧密：江苏省通过创建附属药企模式，推动了校企合作和中药研发的创新。例如，南京中医药大学与康缘药业、苏中药业等企业建立了紧密的合作关系。南京中医药大学与江苏康缘集团于 2010 年正式合作建设了康缘中药学院，并将其附属企业康缘药业打造成南京中医药大学的附属药企。双方还共同打造了产学研协同创新高地，共建科学研究与技术平台，提升中医药学科建设和人才培养质量。在标志性成果方面，黄葵胶囊的研究获得了国家科学技术进步奖一等奖，这是对苏中药业科研创新的高度认可。另有中药相关研究成果获得了国家科学技术进步奖二等奖 8 项。江苏省还自主研发了一批中药大品种，如槐耳颗粒等，这些单品种的年产值均超过 5 亿元。这些成就不仅展示了江苏省在中药研发领域的强大实力，也为地方经济发展和中医药产业的可持续发展提供了有力支持。

二、主要产品与服务内容

（一）产品类型

中药产品主要分为中药材、中药饮片、中成药、中药配方颗粒以及中药注射剂与中药保健品等类型，其中中药材是初级产品，中成药和中药饮片、中药配方颗粒以及中药注射剂与中药保健品等产品则是可以直接使用的终端产品。

1. 中药材

中药材是在中医药理论指导下应用的原生药材，用于治疗疾病，一般包括药材原植、动、矿物除去非药用部位且未经加工或未制成成品的商品药材。根据采收方式分类，可分为植物类、动物类和矿物类三种。中药材同样可按照采收原则、加工等级、加工方法、采购周期、质量细分、鉴定标准和包装细分等方式进行分类。

2. 中药饮片

中药饮片是中药材按照中医药理论、中药炮制方法，经过加工炮制后的、可直接用于中医临床的中药。这个概念表明，中药材、中药饮片并没有绝对的界限，中药饮片包括了部分经产地加工的中药切片、原形药材饮片以及经过切制、炮炙的饮片。

3. 中成药

中成药是以中药材为原料，在中医药理论指导下，为了预防及治疗疾病的需要，按规定的处方和制剂工艺将其加工制成一定剂型，并经国家药品监督管理部门批准的商品化的一类中药制剂。因此，作为供临床应用的中成药，不但要具备相应的药名、用法用量、规格和特定的质量标准及检验方法，而且要有确切的疗效，明确的适用范围、应用禁忌与注意事项。

4. 中药配方颗粒

中药配方颗粒是由单味中药饮片按传统标准炮制后经提取浓缩制成的、供中医临床配方用的颗粒，国内以前称单味中药浓缩颗粒剂，商品名及民间称呼还有免煎中药饮片、新饮片、精制饮片、饮料型饮片、科学中药等。中药配方颗粒是以传统中药饮片为原料，经过提取、分离、浓缩、干燥、制粒、包装等生产工艺，加工制成的一种统一规格、统一剂量、统一质量标准的新型配方用药。

（二）服务内容

1. 中医药服务体系的完善

江苏省致力于健全中医药服务体系，包括加强中医医疗机构建设，实现基层中医药服务全覆盖。2022 年，社区卫生服务中心、乡镇卫生院全部设立标准化中医馆，社区卫生服务站、村卫生室中医综合服务区覆盖率达 30% 以上。

2021 年，全省拥有中医类医疗机构 2 689 个，较 2015 年翻了一番；中医医院（含中西医结合医院）197 所，其中三级医院 44 所、二级医院 63 所。中医实有床位 68 988 张，中医医院房屋建筑面积 529.98 万 m^2，分别较 2015 年增长 47.2%、40.9%。三级综合医院 100% 建有中医科，建有全国综合医院中医药工作示范单位 36 个。基层中医药服务进一步发展，建成全国基层中医药工作先进单位 73 个，98.4% 的乡镇卫生院和 99.1% 的社区卫生服务中心均建有中医馆。社会办中医医疗机构 2 573 个，是 2015 年的两倍。中医“名院、名科、名医”战略成效明显，构建了一批层次分明、特色明显、功能互补的现代化中医医疗机构和中医临床专科群。建有国家中医药管理局区域中医（专科）诊疗中心 6 个，国家临床重点专科（中医专业）21 个，国家中医药管理局重点专科 69 个，省级中医重点专科 183 个[10]。

2. 中药资源保护与开发

江苏省全面推行标准化生产，支持企业建设中药材生产质量管理规范（GAP）种植基地，示范带动专业合作社和农户规范化生产。此外，开展中药资源普查，建立中药资源数据库和种质库，科学规划道地中药材种植区域和规模。

江苏省注重保护省内道地中药材资源，鼓励省内大型中医机构、中药生产企业在省内外道地中药材产区建立规范化、规模化、产业化中药材生产种植基地。同时，加大珍稀濒危中药材栽培的财政扶持力度，并完善中药资源动态监测信息和技术服务体系；加快推动新技术、新工艺在中药研发、生产、管理中的推广应用，以技术创新推进中药的现代化，为疗效明显、安全性高、作用机制明确和质量可控的中药产品提供有力保障。此外，设立市级中医药科技发展专项，如南京市鼓励各区、江北新区设立区级中医药科技发展专项，促进传统中药的二次开发；制定和完善中药产业发展规划，不断发挥中药资源优势，加快中药产业发展。颁布一系列加强野生中药资源保护的法律法规，建立一批国家级或地方性的自然保护区，开展珍稀濒危中药资源保护研究。江苏省自 2011 年启动并于 2019 年完成了第四次全国中药资源普查试点工作，并初步建成中药资源动态监测信息和技术服务体系。通过这些普查工作，摸清了江苏中药资源家底，建立了中药资源信息库，制定了中药产业发展政策。

3. 中药新药研发与技术创新

江苏省加强中药新药研发和二次开发，促进中药工业数字化、网络化、智能化技术创新，加速中药生产工艺和流程的现代化。同时，推动中药资源理论创新研究、中药资源生产与资源创新、中药功效物质与方剂创新药物等方向的研究。

江苏省组建了多个中药新药研究中心和技术创新平台，如江苏省中药单体开发工程技术研究中心、江苏省医院中药制剂工程研究中心等，这些平台为中药新药的研发提供了重要的技术支持。江苏省还取得了显著的新药研发成果，例如，卓和药业集团股份有限公司申报的九味止咳口服液获批上市；南京中医药大学狄留庆教授团队研发的抗乳腺增生中药新药消癥丸获得批准。此外，江苏康缘药业开发了多个国家级新药。江苏省积极推动中药产业现代化，加快中药生产工艺标准化和现代化进程。通过技术集成和工艺创新，提升中药产品的内在质量和新药研制水平。江苏省还设立了专项资金支持新药创制，并对取得优秀成果的集体和个人给予奖励。例如，江苏中医药科学技术奖评选出多项优秀成果，促进了全省中医药科技创新实力的提升。江苏省鼓励高校、科研院所和企业之间的合作，共同推进中药新药研发。例如，南京中医药大学与康缘药业联合共建中药质量控制与智能制造技术全国重点实验室，获批国家级重点实验室。

4. 中医药信息化水平提升

江苏省积极推进省中医药数据中心和基层中医馆的信息系统建设，并实现与省全民健康信息平台的互联互通。这使得全省范围内的中医药数据能够共享和利用，提高了医疗服务效率。

到 2022 年，江苏省已建设了 20 所互联网中医医院，常州市中医医院还成功开通了手机版“掌上常中医（WEB 版）”，患者可以随时随地进行预约挂号、候诊候检等操作；积极开发和应用中医智能辅助诊疗系统，提高了诊疗效率和准确性；加强中医电子病历、电子处方等核心基础数据库建设，打通了中医药数据采集、存储的数据链路；建立中医药大数据监管平台，实现了数据存储、查询、分析的基础能力，构建信息监测和通报网络体系，全面提升了卫生计生综合监督执法机构的中医药管理水平；江苏省中医院启动了 5G 智慧医疗中心建设，并启用第四代手术机器人，成为全国中医系统和江苏全省的首创；鼓励建设具有示范性的智能化中药房、区域智慧共享中药房，并研发具有中医药特色的智能电子病历、智能预诊随访等系统；实施“互联网 + 中医药健康服务”行动，利用智慧健康工程契机，推进与省市信息系统平台实现互联互通。

5. 中医药产业集群发展

江苏省支持中医药企业形成核心品牌，扶持拥有知识产权或者列入中药保护目录的品种生产，推进中医药企业兼并重组，优化资源整合，提高竞争力。

江苏中药产业在国内总体处于第一梯队，尤其是在中药创新成果方面表现优异。江苏省政府出台了一系列政策措施来支持中医药的发展。例如，《江苏省中医药事业发展专项资金管理办法》自 2017 年制定以来，不断加强专项资金管理，确保财政投入到位；此外，江苏省还出台了《关于促进中医药传承创新发展的实施意见》，加强中药产业发展统筹规划，建设中药特色产业园区和中药产业基地，产学研结合，促进中药生产、研发、物流、贸易等上下游产业联动发展，培育各类现代化中药企业和中药产业集群。支持中药企业开展智能化、信息化、网络化、绿色化改造，加快转型升级。加强中药新药研发和中成药上市后评价研究，集中力量培育 10~20 个中药大品种和知名品牌。同时，支持中医药研究机构、高校、医院以及企业组建跨学科、跨领域协同创新网络，建立多学科融合、集成高效的科研创新平台，构建产业技术创新战略联盟，推进产学研一体化。加大政策和资金支持力度，支持中医药领域的省级临床医学研究中心、工程研究（技术）中心、企业技术中心、技术创新中心和重点实验室建设。依托省级各类科技计划，加大对中医药防治重大、难治、罕见疾病和新发突发传染病等临床研究支持力度，支持开展中医药基本理论、诊疗规律和作用机制研究，加快经典名方和大品种二次研发，支持新型制剂、优质饮片、非药物疗法和先进中医诊疗、中药设备研发，促进中医药技术创新和成果转化。

6. 中医药文化传承与推广

江苏省重视弘扬中医药文化，保障和促进中医药事业及产业发展，保护人民健康。

江苏省通过深化医教协同，推动中医药教育改革和高质量发展。例如，江苏计划加强中医药一流学科和专业建设，支持建设 5~10 个国家级一流本科专业，并推动高校开展中医药类专业认证工作；实施中医药文化建设发展行动计划，加强中医药文物设施保护和非物质文化遗产传承，支持中医药文化宣传教育基地和中医药博物馆建设；制定与实施《江苏省中医药条例》，旨在传承和发展中医药，弘扬中医药文化，保障和促进中医药事业及产业发展，为江苏省中医药事业传承创新发展提供系统完备、科学规范、行之有效的制度供给和法治保障；建立江苏省中医药博物馆，展示丰富的中医药文化藏品，如古籍经方、药材标本等，让公众感受中医养生文化的底蕴；研究与推广中医药流派。江苏中医流派蕴含丰富的中医药文化内涵，专家学者发表了大量有关中医流派的学术论文和著作，江苏各地建有不同形式和规模的中医药博物馆和中医药文化宣传基地；将中医药文化作为中小学教育教学内容，提高中小学生对中医药的认知度；举办多次中医药文化海外推广活动，如“澜湄中医药传统文化宣传日”活动和“亲情中华·魅力江苏”中医药文化海外推广研习班。

三、市场规模与研发创新

（一）市场规模

江苏省是中医药产业大省，底蕴厚重、资源丰富、潜力巨大。江苏也是中医药的重要发祥地之一，近年来中医药工作呈现蓬勃向上的强劲势头，必将在推进中医药强省建设的新征程上取得新成就。

江苏中药产业在国内总体处于第一梯队，在三方面取得了重大成就：一是中药创新成果显著，获批上市新药数量仅次于北京，居全国第二；二是培育了不少中药大品种；三是以江阴天江药业为代表的江苏药企，在中药配方颗粒领域领跑全国。在中药领域，江苏涌现了不少知名企业和中药产品，根据米内网数据，仅 2022 年重点城市公立医院终端中成药品牌 Top20 排行榜中，江苏药企的 5 个产品凭借临床价值与市场竞争力跻身前列，扬子江药业、济川药业、无锡济煜山禾和南京圣和药业 4 家制药企业上榜。其中，扬子江药业的苏黄止咳胶囊（第 3 位）聚焦咳嗽顽疾，蓝芩口服液（第 4 位）深耕咽喉病症；济川药业的小儿豉翘清热颗粒（第 6 位）凭借儿科领域的品牌积淀稳居头部；南京圣和药业的通关藤注射液（第 13 位）、无锡济煜山禾药业的醒脑静注射液（第 16 位）在神经重症领域持续突破。

总部位于连云港的康缘药业 2023 年年度报告显示，公司主营业务收入 48.68 亿元，同比增长 11.88%；归母净利润 5.37 亿元，同比增长 23.54%。南通的精华制药 2022 年度中药制剂实现营业收入 4.19 亿元，毛利率 74.37%；化学原料药及中间体实现营业收入 3.37 亿元，毛利率 46.58%；化工医药中间体实现营业收入 4.69 亿元，毛利率 38.08%。泰州济川药业 2023 年年度业绩报告显示，公司营业收入约 96.55 亿元，同比增加 7.32%；净利润约 28.23 亿元，同比增加 30.04%。

统计数据显示（表 3-2-1），相比于 2021 年，2022 年江苏省中药饮片加工企业数量增加 1 个，营业收入减少 3.50%，营业收入在全国占比减少 0.20%，营业收入在医药制造业占比减少 0.47%；中成药生产企业数量增加 1 个，营业收入增加 7.40%，营业收入在全国占比增加 0.20%，营业收入在医药制造业占比减少 0.01%。

表 3-2-1　江苏省中药饮片加工与中成药生产企业营收情况

类别	2021 年				2022 年			
	企业数 / 个	营业收入 / 亿元	营业收入在全国占比 /%	营业收入在医药制造业占比 /%	企业数 / 个	营业收入 / 亿元	营业收入在全国占比 /%	营业收入在医药制造业占比 /%
中药饮片加工	40	190.26	9.20	4.34	41	183.61	9.00	3.87
中成药生产	35	146.73	2.90	3.34	36	157.59	3.10	3.33

数据来源：江苏省医药行业协会《医药政策与医药统计（2023）》。

1. 供需情况

江苏省中药产业具有较好的历史积淀和应用基础，近年来，随着省委、省政府各项政策的实施与推动，中药材及中药饮片需求量逐年增加，中药配方颗粒等新型中药产品显现勃勃生机，但仍存在一定问题。

首先是中药材规范化、规模化生产程度低，种质退化、流失严重，种质资源库有待丰富完善。一方面，随着城镇化进程加速，土地资源日益减少，加之生态环境变化，严重危及省内野生动植物资源的生长繁衍，不仅导致部分资源数量急剧下降，更使种质退化和流失。例如，传统上用于提取蟾酥的野生蟾蜍数量已锐减，直接导致蟾酥的产量大幅降低，且其有效成分含量也严重下滑，许多具有重要药用价值的野生植物资源，如珊瑚菜、徐长卿、荆芥、龙胆、黑三棱等，在野外已变得十分稀少，甚至难以寻觅。另一方面，规范化、规模化生产缺失使得对野生资源的依赖难以有效替代。以江苏著名的道地药材茅苍术为例，其种群自身恢复能力本就较差，数据显示，镇江市茅苍术的收购量从 1966 年的 7 728kg 急剧下滑至 1985 年的 366kg，进入 90 年代更是基本无商品药材可供收购，如今在野外也仅能零星见到。此外，现有种质资源库的丰富度和完善程度仍显不足，难以满足现代中药材育种、良种繁育以及应对潜在资源风险的需求。种质资源的收集、保存、鉴定、评价和利用体系尚不健全，使得种质资源的保护、开发和利用工作缺乏坚实的物质基础。

其次，由于中药材生产行业从业人员数量不足、队伍老龄化严重，技术较为落后，中药材生产种植缺少规划与指导，基地规范化、规模化水平较低。中药材良种繁育技术体系缺乏、生产技术体系的现代化水平低、打造道地药材品牌意识不强，导致种质退化、流失严重。例如，道地药材薄荷，因城镇化进程推进，传统道地产区太仓、南通已基本无产出，目前全省种植面积仅有几百亩。生产企业仅关注自身的品种繁育，多为传统育种技术，缺乏种质资源保护、现代生物技术育种等创新意识，科技投入严重不足。中药材种子种苗标准建立滞后。部分地区存在盲目发展中药材种植，无序引种扩种的问题。因此，中药材种植与生产在全国已不具有明显优势。

2. 竞争情况

江苏省中药饮片、中成药企业及销售企业“有高原缺高峰”，规模较小、国际竞争力不足，现代化程度较低，创新性不够强。

江苏中药饮片加工企业独自发展，区域同质化竞争严重，缺少引领行业整体发展的企业或组织。2021 年江苏有中药饮片生产企业 41 家，数量上与安徽、广东等省份差距明显；缺乏当地龙头企业和国内大型中药加工与商业流通企业在当地建厂。2021 年的全国中药饮片抽检中，江苏省合格率为 97.3%，仅接近全国平均水平 97%，与江西（100%）、安徽（98.4%）、山东（98.9%）等省份存在明显差距。

江苏中药工业产值超中药产值一半，拥有 20 个销售额过亿的中药大品种以及六神丸等特色名优产品。但生产规模大、品牌强的龙头中成药企业不多，仅康缘药业和扬子江药业 2 家的部分品种生产实行了现代化、智能化，具有国际竞争力的企业更是欠缺。2021 年，传统医药国际化全球企业排名 30 强榜单发布，排名第一的是一直被视为我国中药国际化的最大竞争对手的日本株式会社津村；此外，国内的同仁堂（北京）、天士力（天津）、白云山（广州）、漳州片仔癀（福建）、奇正藏药（西藏）、九芝堂（湖南）等中药企业均完成国际化布局，入选榜单，但江苏无企业入选。2021 年江苏进入中国中药协会发布的中成药企业 50 强的企业有 5 家，然而体量上与广州白云山（690.1 亿元）、云南白药（363.7 亿元）、中国中药控股有限公司（190.0 亿元）等行业龙头企业存在明显差距。中药企业品牌意识不够强，目前尚未将品牌技术优势有效转化为企业生产力，百亿级、国际化中药企业缺失是目前存在的短板之一。

（二）研发创新

江苏中药产业发展势头迅猛，规模以上的中药工业产业数量和产值位居全国领先地位。据统计，江苏现有中药饮片企业 41 家，知名企业包括苏州天灵、南通三越、江阴天江等。现有中成药生产企业 104 家，数量仅次于吉林（166 家）、广东（154 家）、四川（138 家）、山东（105 家），拥有热毒宁注射液、槐耳颗粒、黄葵胶囊、脉络宁注射液、桂枝茯苓胶囊、胃苏颗粒、蓝芩口服液、蒲地蓝口服液等一批年销售额过 5 亿的中药大品种，以及六神丸等国家保密处方品种。新型冠状病毒流行期间，江苏省加大对抗新型冠状病毒感染的新中成药研发力度，康缘药业研发的抗新型冠状病毒感染的散寒化湿颗粒获得国家药品监督管理局批准，作为 3.2 类中药新药上市，这是继“三方三药”后，首个获批的治疗新型冠状病毒感染的中药药物，已纳入《新型冠状病毒肺炎诊疗方案（试行第九版）》中。

与国内其他省份相比较，江苏省域中药制造业发展较好。根据 2021 年 12 月中国中药协会发布的中成药企业排行，江苏有 5 家中药制药企业（济川药业、苏中药业、康缘药业、金陵药业、雷允上药业）进入前 50 强，仅次于广东（6 家），高于四川、上海、天津等地。江苏排名第一的济川药业年产值 76.31 亿元（全国排名第 16），但与广州白云山、云南白药等百亿级企业仍有一定差距。在树立品牌方面，生脉注射液、热毒宁注射液、蓝芩口服液等 19 个品牌入围 2021 临床价值中成药品牌榜（共 138 个），数量居全国第 2 位。

除此之外，江苏省中医药传承创新深入推进，人才队伍建设迈上新台阶。吴门医派、孟河医派、龙砂医派研究院相继成立。建成全国中医学术流派工作室、国医大师和名老中医药专家传承工作室 66 个。建成国家中医临床研究基地 1 个、国家中医药重点学科和重点研究室 48 个、省级中医药重点学科 20 个。设立中医药科技发展专项，系统开展中医药基础临床研究。中医药单位承担省部级及以上科技项目 1 123 项，其中国家级 760 项；获得省部级及以上科技成果奖 16 项，其中有国家科学技术进步奖二等奖和技术发明奖二等奖各 1 项、省科学技术奖一等奖 2 项。中医药产值持续增长，规模以上中药企业实现营业收入 280.7 亿元，拥有 20 个年销售过亿元的中药大品种。“十三五”期间，江苏省中医药人才队伍不断壮大，全省共有中医类别执业（助理）医师 34 795 人，每千人口中医类别执业（助理）医师 0.41 人；实施中医药领军人才和优秀中青年人才培养计划，新增国医大师 1 人、全国名中医 4 人、岐黄学者 5 人、全国优秀中医人才 33 人，省名中医 100 人、省中医药领军人才 29 人、省优秀中医人才 57 人。

第三章
江苏中药产业发展典型案例

一、洋马镇菊花产业：因地制宜发展全产业链

射阳县洋马镇是全国最大的药用菊花生产基地，国家中药材标准化生产基地，也是全国最大的白菊花产地，加多宝、王老吉、广药集团菊花原料最大供应地。洋马镇拥有60余年菊花等中药材种植及加工历史，围绕“一镇一特色”因地制宜发展菊花特色产业，全力实现菊花生产规模化、产业化、品牌化，获评“国家级白菊花标准化示范区”“全省农村（菊花）一二三产业融合发展先导区”“国家农业产业强镇”。

（一）种植理念与产业规模

1. 种植理念

洋马镇坚持“绿色生态”种植理念，制定菊花标准化种植规程，建成国内领先的菊花智能化育苗工厂和菊花种植资源圃。通过水旱轮作、推广有机肥以改良盐碱土壤肥力。种植过程不使用化学农药，推广使用微生物农药，利用灯光诱虫、雌虫引诱、胶黏等物理方法进行病虫害防治；洋马镇积极进行水环境整治提升，保障农用水质达到检测标准后进行灌溉。

2. 产业规模

洋马镇菊花种植面积常年稳定在3.5万亩以上，年采摘鲜菊花约7.5万吨，年加工菊花干品约1.2万吨，带动周边地区种植面积20万亩。目前，全镇药用菊、茶用菊产量分别占全国总产量的60%、70%。洋马镇先后引进种苗高效繁育、花期调控等种植技术，培育出茶用、药用菊花独有品种30余个。洋马镇聚集有60多家深加工企业，均配备微波杀青烘干技术，年加工中药材7.5万吨，年销售量、加工技术、单季加工能力均位于全国第一，年产值达8亿元。作为全国最大的药用菊花生产基地，洋马镇调优产业结构，推进“国家农业产业强镇”项目建设，创建“全省农村（菊花）一二三产业融合发展先导区”，建成国家级农业龙头企业1家、国家级农业合作社2家、省级龙头企业3家，建成菊花大数据中心智能系统，实现“栽、管、收”各环节数据集成化与可视化。（数据来源：洋马镇政府工作报告）

（二）农旅融合与品牌建设

1. 农旅融合

农旅融合是乡村旅游和休闲农业发展的新模式。农旅融合是在充分尊重农业产业功能的基础上，合理开发利用农业旅游资源和土地资源，以所开发的农业旅游休闲项目为核心功能架构，旨在实现产业融合，推动乡村经济发展[11]。

洋马镇通过规模化布局、标准化作业，将菊花种植面积扩大到近 4 万亩，并形成了观赏性菊花和功能性菊花两大系列共 1 300 多个品种，在提高产量的同时增强市场竞争力。洋马镇结合乡村振兴战略，发展乡村生态旅游业。搭建鹤乡菊海现代农业园、健康产业园和十里菊香百药园三大农业现代园区，开发菊花文创、餐饮产品，丰富了菊花产业链，提升产品附加值。举办菊文化艺术节、“十里菊香”乡村健康跑、产业论坛、药材交易会展等活动，先后建成千亩花田景观、全国最大的室内精品菊花文化展馆、中药材主题文化街区、“十里菊香”旅游环线。洋马镇通过规模化种植、乡村旅游、产品创新及文化交流等多种手段，实现了菊花产业的农旅融合建设，既促进了农民增收，又推动了乡村振兴和可持续发展。

2. 品牌建设

洋马镇围绕“一镇一特色”因地制宜发展菊花特色产业，全力实现菊花品牌化。洋马镇加大与南京中医药大学、南京农业大学合作力度，培育适合盐碱土地种植的“苏菊”系列新种苗，制定“苏菊”种植标准与管理体系，建设优质农产品基地。

洋马镇打造“观九天鹤舞，赏十里菊香”的旅游品牌，申报“洋马菊花”国家地理标志证明商标，持续放大菊花资源禀赋，深度剖析菊花文化内涵，与中药文化、康养文化、膳食文化等特色文化形成链接，大力发展文化旅游产业，如深化园地共建，推动“十里菊香”民宿运营，推动农特产品成为旅游商品，食品加工流程变为旅游体验场景等。

洋马镇顺应数字化、网络化、智能化发展趋势，积极探索电商产业市场化，不断完善电商基础配套服务。洋马镇开拓线上销售渠道，其菊花产品在淘宝、美团、拼多多、天猫等平台销售，累计开设网店 500 多家，日成交量约 5 万单，年销售菊花、玫瑰花、柠檬等各类花草茶干品 2 万吨[12]。

（三）技术支持与发展保障

1. 技术支持

洋马镇与江苏省中医药管理局、南京中医药大学共建国家中药资源苏北监测站。通过该监测站进行中药资源的动态监测，了解药材产销情况、价格动态和对当地经济的贡献份额及农民增收情况。在药材生产期内，安排技术人员深入基地指导种植，解决生产技术难题。监测站建立产地信息采集网络，畅通市场信息渠道，定期组织人员调研各地药材市场及白菊主产区行情，及时反馈信息[13]。在菊花采收季，监测站将不同时期采收的菊花样品送往南京中医药大学进行技术检测分析，不断优化菊花品种，提升菊花品质与产量。洋马镇积极举办“洋马菊花产业发展论坛及技术对接会”，邀请20余位来自全国从事菊花育种、栽培、加工及机械化等方面的专家实地考察并进行技术帮扶，聘请南京中医药大学段金廒教授等9位专家担任中药材产业发展技术顾问，持续开展技术攻关和产业转化。

2. 发展保障

洋马镇着重改善融资环境，联合辖内商业银行推进农村信用体系建设工作，为菊花产业筑牢金融保障。截至2021年10月，农行射阳分行与江苏银行组建银团，向鹤乡菊海现代农业产业园项目发放固定贷款1.5亿元，支持产业园一期项目建设，帮助建成智能温室大棚8.29万 m^2、连栋钢架大棚46.72万 m^2、宽体大棚104.32万 m^2、科技服务用房3 109.3m^2 及相关附属基础工程和生产所需设备工程。吸纳务工人员2万人次，带动5 200户参与农业生产，增加农户户均收入5 000元，该产业园年可吸引旅客百万人次。当地印发《射阳县农户小额普惠信用贷款工作推进方案》，做好惠农“整村授信”工作，提升辖内银行服务普惠金融、服务农业农村的能力，截至2021年8月，对洋马7个行政村建立白名单客户6 691户，授信金额5.65亿元。洋马镇推广“一项目一方案一授权”普惠贷款运作新模式，在推进白名单客户增量拓面和用信落地方面双向发力，围绕菊花产业链，加大收购加工经纪人和小微企业支持力度，截至2021年10月，已支持菊花农户贷款38户、贷款金额4 200万元，支持菊花加工小微企业贷款7户、贷款金额2 200万元[14]。

二、南京同仁堂：传统中药品牌现代转型

南京同仁堂药业有限责任公司（简称“南京同仁堂”）位于江苏省南京市雨花台风景区西麓，拥有现代组织体系（图3-3-1），总部由总经理统筹经营，党委、工会协同保障，子公司分工明确，实现“研发-生产-销售”全链贯通，是一家以现代科技生产古方传统品种和综合新剂型，集科、工、贸为一体的中药企业。

（一）企业发展沿革与战略转型

1. 企业发展沿革

南京同仁堂前身是北平同仁堂京都乐家老铺南京分号，于1929年在南京开业，1955年南京市人民政府批准南京同仁堂公私合营，改名为公私合营南京同仁堂国药号股份有限公司，1957年定名为南京同仁堂制药厂。1966年新厂址选定在南京市雨花台区中华门外眼香庙32号（后改窑岗村32号），更名南京中药厂。1998年，改制组建南京同仁堂药业有限责任公司，由南京医药集团与南京同仁堂制药厂职工持股会共同投资。

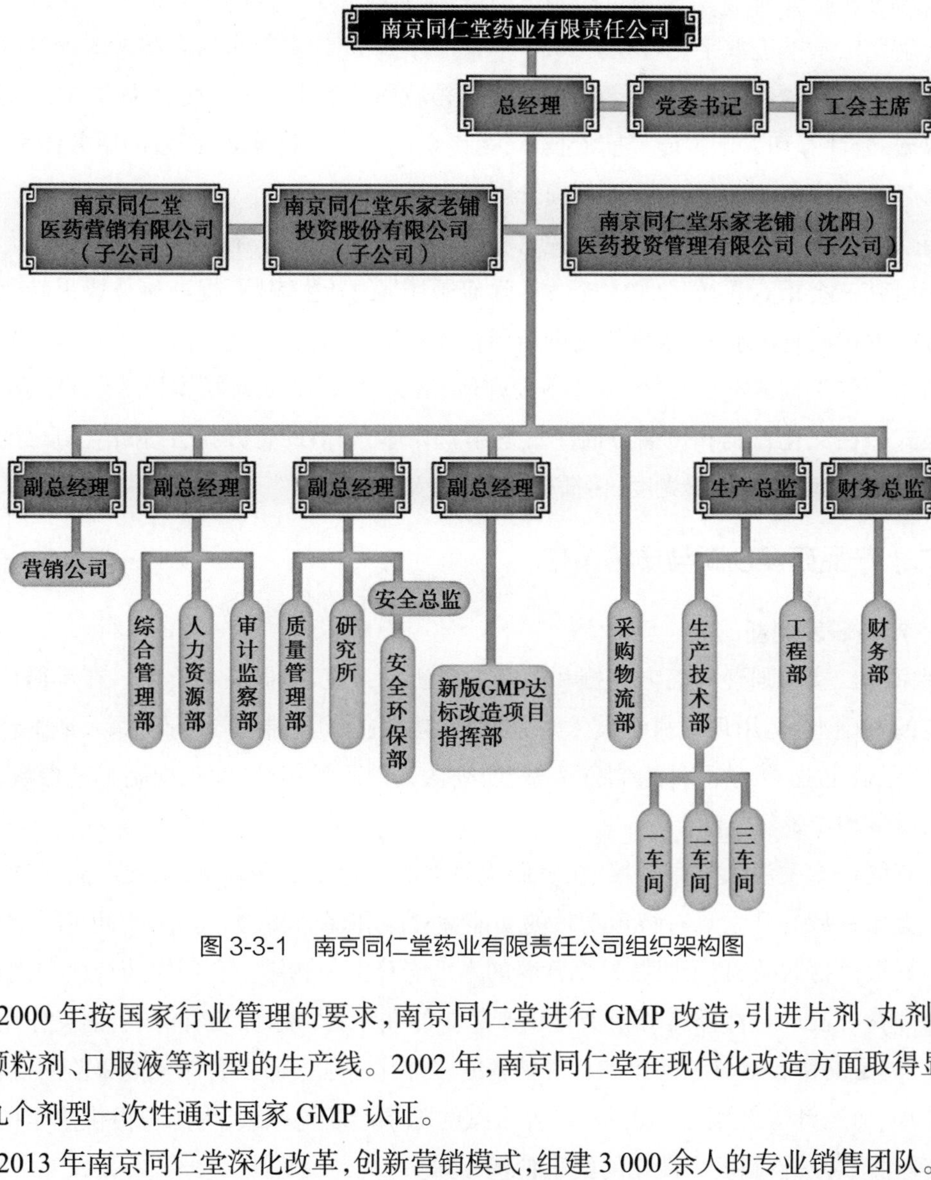

图 3-3-1　南京同仁堂药业有限责任公司组织架构图

2000 年按国家行业管理的要求，南京同仁堂进行 GMP 改造，引进片剂、丸剂、胶囊剂、颗粒剂、口服液等剂型的生产线。2002 年，南京同仁堂在现代化改造方面取得显著成果，九个剂型一次性通过国家 GMP 认证。

2013 年南京同仁堂深化改革，创新营销模式，组建 3 000 余人的专业销售团队。数据显示，2013—2018 年，南京同仁堂复合增长率达到 70% 以上。南京同仁堂已从区域性品牌转向全国性品牌，从小众市场延伸到大众领域。南京同仁堂以打造系列商标为目标，在原有"乐家老铺"商标的基础上，启动"遐龄"商标，满足银发市场需求。2018—2022 年，南京同仁堂实现百亿突破，其中药业板块突破 30 亿[1]。

2. 战略转型

南京同仁堂为适应市场需求变化，确立了"一体两翼"发展战略，即以南京同仁堂百年老字号品牌为载体，药与非药为两翼，致力为社会公众提供专业健康的产品与服务。将中成药、中药饮片研发、制造和销售作为一翼，在传承经典中药的同时，利用现代制药技术，着力开发新型中药组方药物；将非药大健康产业作为另一翼，专注大健康产品与服务，构建集药材种养殖基地、大健康产品制造销售、康养服务于一体的大健康全产业链[15]。

南京同仁堂推进数字化转型。2024 年 8 月，南京同仁堂与未名企鹅达成深度战略合作协议。发挥未名企鹅在“互联网 + 大健康”领域的数字化和智能化解决方案的优势，借助大数据、云计算和人工智能等前沿技术，为南京同仁堂构建全面、高效的服务体系，协助其提高产业链效率、优化资源配置并提升服务水平。

南京同仁堂加大科研投入力度，完善科技创新机制。聚焦新产品研发、重点工艺创新和临床研究三个重点领域，加快构建“产学研服用”创新生态圈，提高科技成果转化落地的承接能力和产业化水平，依靠科技创新催生新质生产力。

南京同仁堂构建电视媒体、专业平面媒体、展会会议、移动新媒体相结合的“立体式”宣传模式。在文化营销和传播方面注重运用新媒体，如借助官方抖音、微信公众号、线上旗舰店等平台，增加品牌曝光度，传播企业文化。

（二）产品研发创新与市场策略

1. 产品研发创新

南京同仁堂加强经典名方挖掘和中药二次研发力度，挖掘品种价值。在遵循传统炮制工艺的基础上，运用现代科学技术对其成分、功效、作用机制等进行更深入地阐释和验证，围绕经营主业，推动品种炮制方法整理，确认关键质量属性，优化炮制工艺参数，提升产品的质量和疗效稳定性。

南京同仁堂关注大健康领域，在发展优质中成药存量的基础上，拓展产品线，挺进非药的大健康领域。开发具有特定功效的功能性食品和保健品，如具有解酒护肝养胃功效的人参葛根植物饮品、利于肌肤补充营养的木瓜野葛根美胸霜。利用中药特色和优势，研发中药牙膏、洗发水、沐浴露等中药日化产品。如在牙膏中添加具有清热、消炎作用的中药成分，满足消费者对口腔健康和日常护理的多样化需求。研发智能化健康监测设备，如智能手环、血压计等健康监测设备，结合中医的脉象诊断等原理，为用户提供更全面的健康数据监测和分析，制定个性化的健康管理方案。

2. 市场策略

南京同仁堂致力于打造多层次市场营销格局。其在全国主要地区设立门店，形成覆盖面广泛的销售网络，持续加强零售终端运营优化。南京同仁堂推出门店形象升级、专业化服务升级、品类需求升级的门店“焕彩”行动，通过门店开展产品说明会、义诊、健康咨询、中药文化展览等活动，增强与消费者的互动交流，打造全场景服务平台，全力提升药店的自主销售能力，提高南京同仁堂品牌在药店终端的知名度及用户好感度。在临床终端，南京同仁堂与相关学术组织开展合作，获得相关临床数据，验证产品的临床疗效与安全性，提升产品学术水平。南京同仁堂优化电商市场策略，加快推进自营配送体系建设，线上线下联动营销，提升品牌传播力和销售转化能力。

南京同仁堂在中药 GAP 种植、植物提取精制、保健饮料、中药精制饮片、中成药生产与销售的基础上，以健康产业、工业旅游为发展方向，建立起以百年老字号为品牌的健康产品一体化供应链企业。稳步向健康服务领域迈进，实现中医药文化与中药材种植、加工、工业旅游的良好嫁接。

（三）品牌塑造与文化传承

1. 品牌塑造

南京同仁堂坚守品质，树立良好口碑。品牌秉承“炮制虽繁，必不敢省人工；品味虽贵，必不敢减物力”的古训，对产品质量严格把控。如在生产安宫牛黄丸等产品时，对天然麝香、天然牛黄等珍贵药材的选用严格把关，从源头上保证产品质量；在丸剂制作过程中，对各道工序精益求精，确保质量符合标准。

南京同仁堂创新产品，满足多元需求。在保持传统中成药优势的基础上，关注大健康领域，拓展产品品类。与高校、科研机构合作，运用现代科学技术对传统名方进行研发，在守牢传统中成药优势的基础上，一方面深耕经典名方的现代化升级，联合高校、科研机构用现代科技解码安宫牛黄丸、六味地黄丸等产品的成分机制与功效原理，研发出更贴合现代服用习惯的新剂型；另一方面拓展大健康品类边界，开发人参葛根植物饮品等功能性食品、中药牙膏等日化产品，以“传统药方 + 现代场景”的创新组合，为品牌注入新活力，覆盖更广泛的健康需求。

南京同仁堂开拓渠道，进行品牌推广。在传统媒体方面，通过电视、广播、报纸、杂志等进行广告投放，提高品牌知名度；在新媒体方面，利用官方网站、微博、微信、抖音等平台进行品牌传播和营销。线上发布养生知识、产品动态、用户反馈等内容，增加与消费者的互动和沟通；线下在社区、公园等中老年人聚集地举办健康讲座、养生研讨会等品牌推广活动，进一步扩大品牌影响力。

2. 文化传承

南京同仁堂拥有深厚的历史文化底蕴，可追溯到 1669 年乐氏家族乐显扬创办的同仁堂京都乐家老铺，历经百年，其传承了传统中医药文化的精髓，承载着中华优秀传统文化记忆和民族情怀。南京同仁堂坚守制药匠心和济世初心，将传统中医药文化与现代企业发展紧密结合，在产品研发和生产过程中，充分体现中医药文化的特色和优势。例如，在对经典名方的传承和创新中，不仅注重保留原方的疗效和特色，还通过现代科学技术对其进行优化，让更多人了解和认可中医药的价值。

南京同仁堂注重培养和引进专业人才，传承技艺。其拥有一批经验丰富、技艺精湛的中医药专业人才队伍。通过师徒传承、内部培训、与高校及科研机构合作等方式，传承发扬传统的制药技艺和经验，提升人才的专业素养及中医药文化的传承能力，确保中医药文化的传承发展具有坚实的人才基础。

南京同仁堂积极传承发扬中医药文化，举办中医药文化科普教育活动，被授予“南京市科普教育示范基地”称号。其通过中医药文化展厅、生产车间参观线、互动体验中心等多种形式，向公众展示中医药文化的发展历程、中医药经典人物及著作、制药工艺等，提升公众对中医药文化的认知和兴趣。

三、连云港康缘药业：科技创新驱动产业发展

江苏康缘药业股份有限公司（简称“康缘药业”）是集中药研发、生产、销售为一体的大型中药企业。是我国国家重点高新技术企业、国家技术创新示范企业、全国制药工业的百强企业。

（一）企业特色与研发实力

1. 企业特色

康缘药业在生产上实现了智能化与现代化。其拥有先进的生产设备和技术，如 2015 年落成了业内首个智慧工厂，中药材经机器投放后可自动完成提取、浓缩、纯化等多个关键步骤，成为药物中间体送往成品车间进行加工。现代中药智能化固体制剂工厂实现从中药原料提取、精制到制剂的全过程智能化，率先达到中药工业制造 4.0 水平[16]。康缘药业首创中成药智能化制造技术，解决了制药工业大数据采集、分析、应用等方面的问题，提高了生产效率和产品质量稳定性。康缘药业产品优势明显，产品线分布范围广泛，覆盖呼吸与感染疾病、妇科疾病、儿科疾病、心脑血管疾病、骨伤科疾病等中医药优势领域。康缘药业拥有多个独家品种，如热毒宁注射液、银杏二萜内酯葡胺注射液、金振口服液、散寒化湿颗粒、苓桂术甘颗粒、九味熄风颗粒等。

康缘药业学术推广特色鲜明。持续创建学习型学术推广模式，依托公司内部的“潘医生工程”，对一线员工开展常态化、系统化、专业化的学术培训。通过组建专业学术推广队伍，把产品临床应用研究成果传递给医疗行业一线从业人员，提高产品的知名度和行业的认可度[17]。

2. 研发实力

康缘药业坚持把“创新中药研发与产业化”作为企业发展的核心战略，其研发实力雄厚。从 20 世纪 90 年代开始，康缘药业启动以十年为一周期的产品创新研发，目前已进入第四轮。康缘药业注重科研平台、科研设施配套、重点项目实施、高层次人才队伍等方面的建设。

康缘药业建有国家博士后科研工作站、国家认定企业技术中心、中成药智能制造技术国家地方联合工程研究中心、中药制药过程控制与智能制造技术全国重点实验室等国家级科研平台，在江苏连云港、南京，以及上海等地设有研发中心，拥有“创新中药发现—新

药研发—上市后再评价”全流程的系统研发平台[18]。

康缘药业研发用先进仪器设备原值2.29亿元，每年研发投入10%以上用于科研平台、技术创新及产品研发，现建有国内外科研院所共建实验室10余个。

2022年，康缘药业承担国家级重大科技项目40余项，拥有中药新药50余个，获发明专利授权600余件，获省部级以上科学技术进步奖13项，科研创新实力多年位列“中国中药研发实力排行榜”第一。

康缘药业每年将研发投入的3%~5%用于人才培养，拥有一支博硕比例在70%以上的500多人的不同专业结构的科研创新团队，涵盖中药学、天然药物化学、药物化学、药剂学、药物分析、药理毒理和临床医学等专业领域[19]。累计培养高校博士、硕士生导师44人，培养中国工程院院士1人、国务院政府特殊津贴专家6人、岐黄学者1人、国家“百千万人才工程”专家1人，入选江苏省“双创团队”1个、“双创人才”2人，入选江苏省“333高层次人才培养工程”9人。

（二）技术革新与应用成果

1. 技术革新

康缘药业立足于国家级科研平台，提出以功效物质为核心的中药创新整合研发系统理论，形成了基于网络靶标的功效成分辨识新技术、多组学验证技术等多项核心技术[20]，创建以功效成分群为关键质量目标的智能制造技术体系，实现了生产全过程在线控制、自动化、数字化生产的智能制造。

康缘药业引入以5G、大数据、云计算等新兴技术为代表的新质生产力技术[21]，致力于建设5G智慧中药工厂，实现对生产过程的智能化判断和调控。作为国内首家完成5G SA独立组网模式专网建设的制药企业，康缘药业工业生产设备5G连接率达到80%。结合5G无线通信技术、无线传感技术、边缘计算技术等多种现代化技术，将5G+工业互联网应用到研发、生产、检测、仓储、管理5大关键环节中，形成了5G+产品缺陷视觉检测、5G+近红外检测等14个典型应用场景。通过5G全场景应用，康缘药业在生产过程可视化、质量控制、标准制定与国际化、降低生产成本、绿色环保等方面均产生了直接或间接效益[22]。

康缘药业构建了中药质谱数据库、网络药理学智能信息和本草御病多模态组学数据库三大功效物质研究软件应用平台，将其应用于中药品种的技术升级，便于阐明中药品种的功效物质、多成分多靶点调控机制，为上市中药品种质量提升与科学评价、中药新药创新研发提供核心技术支撑。

2. 应用成果

康缘药业持续加大中药创新药研发力度，近年来中药新药筋骨止痛凝胶、银翘清热片、散寒化湿颗粒、苓桂术甘颗粒相继获批上市[23]，截至2023年，其新药上市数量在中成药企业中位居首位。目前，康缘药业拥有中药新药 56 个、化学药新药 9 个，研发实力稳居行业领先地位。

康缘药业持续增加对中药智能制造转型升级的投资，建成和完善了中药智能化提取精制车间、中药注射剂智能制造车间、中药智能化固体制剂工厂、中药智能化口服液车间、中药前处理与提取车间、智能化仓库 6 个智能化车间或仓库，建设总投资超过 10 亿元，占地近 4 万平方米，建筑面积超 10 万平方米。设计采用了在线质量控制、自动化控制、智能物流等智能化管理系统，设计制剂产能达到硬胶囊剂 50 亿粒、软胶囊剂 5 亿粒、中药片剂 28 亿片、颗粒剂 700 吨、口服液 3.8 亿支、注射剂 7 600 万支等，可实现年产值 103 亿元人民币。通过智能制造和数字化转型，康缘药业显著提高了生产效率，降低了生产成本。

（三）经济贡献与区域影响

1. 经济贡献

康缘药业营业收入和净利润的持续增长为经济作出了显著贡献。近年来，康缘药业营收和净利润稳步增长，2023 年实现营业收入约为 48.68 亿元，同比增长 11.88%；对应实现的归属净利润约为 5.37 亿元，同比增长 23.54%；扣非净利润 4.99 亿元，同比增长 26.47%（表 3-3-1）。

表 3-3-1 康缘药业 2023 年营收数据表

	当期金额 / 亿元	同比增长率 /%
营业总收入	48.68	11.88
净利润	5.47	23.79
归属净利润	5.37	23.54
扣非净利润	4.99	26.47

数据来源：康缘药业 2023 年年报。

作为上市公司，康缘药业为国家和地方财政贡献了可观的税收。其税收贡献不仅来自主营业务收入，还包括研发创新、技术升级等方面的投入所带来的税收效应。这些税收收入对于支持地方政府的基础设施建设、公共服务提升等方面具有重要意义。

2. 区域影响

康缘药业在生产、研发、销售、管理等各个环节提供了大量就业岗位，缓解当地就业压力，提升当地居民收入水平，促进社会稳定。康缘药业还通过产业链上下游的带动作用，吸引众多原材料供应商、包装企业等与之合作，促进相关产业的发展和集聚，在区域内形成较为完整的医药产业链，提升区域产业的整体竞争力。

康缘药业拥有先进的研发平台和专业的技术团队，为医药相关专业人才提供良好的发展空间和学习机会，吸引优秀人才汇聚，同时也培养了一批本土的专业技术人才和管理人才，为区域内医药产业的长远发展储备人才力量，促进区域人才结构的优化和升级。

康缘药业积极履行社会责任，参与社会公益活动。通过捐款捐物、志愿服务等方式，为贫困地区、灾区人群提供支持和帮助。康缘药业通过与贫困地区结对帮扶、带动农民就业致富等方式，助力乡村振兴。依托党团组织，成立志愿服务队，定期开展敬老助困、军民联谊、文明城市创建、关爱留守儿童等暖心活动，传递社会正能量。

康缘药业坚持绿色发展理念，将环保作为企业发展的重要组成部分。康缘药业投资20亿元，按照"绿色工业、绿色生产、绿色园区"理念投资建设的康缘现代中药健康产业园，成为生态工业园区的典范。康缘药业建设"绿色、环保、生态、智能化"生产基地，实现处理站智能控制系统、高效低耗臭氧催化氧化系统、异味气体处理工艺升级改造、中水回用及生态湿地公园系统建设，打造"清洁生产、清洁治理、资源化综合利用"绿色制造的典范。

四、孟河中医药特色小镇：文化传承与康养旅游融合

孟河镇位于江苏省常州市新北区，北临长江、南接京杭大运河，新老孟河纵贯其间，是历史悠久的江南古镇。孟河镇围绕独特文化，以"兰陵古镇，孟河医魂"为主题于2017年8月成功入选第二批全国特色小镇。孟河镇是孟河医派的发源地，汇聚了众多具有历史传承的中医馆，彰显了该地区深厚的中医学术底蕴。同时，作为齐梁故里，孟河镇孕育了独特的三教圆融文化，体现出儒、释、道思想的融合与共存。作为中国历史文化名镇和中国民间文化艺术之乡，孟河镇承载了丰富的文化遗产，具有重要的历史与文化研究价值。

（一）小镇特色与发展定位

特色小镇与普通市区、小镇相比，有着非常明确的产业定位、文化内涵和旅游导向。特色小镇是产业特色鲜明、人文气息浓厚、生态环境优美、具备旅游条件和社区服务功能的新型发展载体，符合党的十八届五中全会提出的"创新、协调、绿色、开放、共享"的新发展理念，是一个融合了文化、产业、旅游等功能的可持续发展平台。

1. 小镇特色

(1)独特的空间格局和适宜的旅居环境

孟河连接着长江和京杭大运河两大水系，新老孟河穿孟河镇而过，使得孟河镇具有明显的运河古镇格局。整个街区顺应周边地势环境，自然地形成了沿着水系展开的运河小镇，孟河镇主街与孟河平行，其间的小巷连通主街与孟河，形成独特的鱼骨状街巷格局。孟河古镇的整体街区体现出运河古镇聚落特有的传统格局特色。

孟河镇是国家新型城镇综合试点镇。近年来，新北区政府不断完善基础设施，在孟

河主镇区及老孟河、万绥片区等地将江南地区特色与本地建筑风貌有机结合，形成了以新中式为主的城镇风貌。在区政府的推动下，积极推进孟河镇美丽乡村建设，先后在南兰陵村、小黄山村、银河村等行政村进行了美丽乡村的规划和建设，打造出一个既体现江南地区文化特色，又保持本地风貌特征的生态宜居的新型村庄居民点。

(2)特色多元的文化遗存

孟河镇有着悠久的历史文化背景。孟河古镇临常州段古运河，有着世界上历史最为悠久并沿用至今的伟大水利工程体系之一。大运河的便利交通促进了南北方各地的交流与融合，也为历史上几次重大的人口迁移提供了便利。例如萧氏家族的迁址，萧氏家族的到来不仅带来大量物质财富，同时也带来了先进生产技术和多彩文化，为齐梁文化的产生与繁盛奠定了基础，使得孟河古镇在南北朝时期，形成以萧道成、萧珩为代表的十余位皇帝及萧统等名臣、文人开创的儒释道三教融合的文化新格局，谱写了中国历史上光辉的“齐梁文化”[24]。

此外，孟河镇保留了大量反映江南古镇风貌的明清建筑，占到总体建筑的16%。镇中建筑多为明清和民国风格，街区留存得较为完整，保留了13处古遗址和84处文物点。孟河镇现已挖掘的历史文化遗存众多，拥有省级文物保护单位1处，市级文物保护单位13处，不可移动文物点68处，历史建筑34处，历史传统建筑群3处。近年来孟河镇先后修缮了费伯雄故居、巢渭芳故居、万绥东岳庙和九龙禅寺大雄宝殿等历史建筑；对古城墙、丁甘仁故居进行了原址恢复。此外，孟河镇还有万绥猴灯等省级非遗项目2个、市级5个、区级3个，记录在案的民风、民俗及民间技艺等项目多达92项[25]。

(3)传承多年的医派文化和丰富的医药资源

孟河镇有着源于明天启元年(1621年)的孟河医派，所谓“吾吴医学之盛，甲子天下；而吾孟河名医之众，又冠于吴中”。孟河医派作为著名医派之一，其形成可追溯至东汉时期。孟河地区历代名医辈出，有宋代开医案类著作之先河的许叔微、明代著《六科准绳》以求“宗学术之规矩”的王肯堂。到清代时，孟河地区积集了一批医学造诣深厚的名医名家，为孟河医派的崛起奠定了坚实基础。清咸丰年间，孟河费氏医名大振，远近求医者纷纷而至，形成了一个因医药业发达而闻名的繁盛地区。清朝中后期以费伯雄、马培之、巢崇山、丁甘仁为代表的四大医家创造了孟河医派的辉煌。

孟河镇处在宁镇山脉末梢，有着独特的地理环境和气候特点，适宜温带、亚热带药用植物生长。调查显示，在孟河镇的东西两山上，有超过180种产量非常丰富的野生药材。同时，孟河镇有大青叶、薄荷、荆三棱、苍术和半夏等中药材种植基地，中药材资源优势明显。

2. 发展定位

(1)发展中医药产业

孟河医派源远流长，此地名医众多，有着丰富的医派文化和古籍传承。同时，孟河镇地理环境独特，适合药材生长，有着明显的中药材资源优势。孟河镇依托现有中医药资源，规划建设中医药特色产业园区，培育各类现代化中医药企业和产业集群，吸引大小企业投资，打造中医药产业链，带动本地中小企业发展。要进一步挖掘孟河医派的中医药资源，以此来培育扶持本地中药饮片、中成药企业发展。

（2）打造旅居胜地

孟河镇以自身孟河医派文化为基础，将中医药与周围环境特点结合，大力推进“中医药 +”产业融合发展。

以小黄山旅游度假区为例，小黄山旅游度假区总面积 15km^2，其中核心区域 11.5km^2。在空间布局上，规划形成“四位一体”的整体结构：特色农业生态区、小黄山旅游度假区、孟河镇区、历史文化保护区。其中小黄山核心区又形成“东南西北中”的结构，东是九龙圆融园、南为龙亭颐养村、西为田园农庄、北为山地运动公园、中为小黄山森林公园。孟河镇以小黄山为切入点，融合孟河医派的中医养生文化，打造小黄山生态健康生活小镇及中医康养目的地；传播药膳文化，推广养生宴项目，鼓励药膳配方、药妆、中医适宜技术相关健康产品生产，促进产业链进一步延伸。

孟河镇也积极与中医医院、养老机构等合作，强化中医药与养老服务的衔接；孟河镇依法保护、合理利用历史文化遗存，大力宣传孟河镇文化，结合当地文化特色，打造精品的康养旅游和文化旅游线路，形成了以中医为本、颐养为题、历史为游的康养旅游小镇。

（二）康养旅游模式与体验经济

1. 康养旅游

随着社会经济的快速发展，人们越发关注自身健康。在旅游时，人们除了欣赏风景人文，也更愿意获得身体和精神上的健康与放松。对比传统文化旅游，康养旅游具有明显的特征，也具有鲜明的发展方向。根据《国家康养旅游示范基地标准》，康养旅游是指通过养颜健体、营养膳食、修心养性、关爱环境等各种手段，使人在身体、心智和精神上都达到自然和谐的优良状态的各种旅游活动的总和。

（1）自然资源和产业基础

孟河镇地处新北区北部，东与春江镇、扬中市西来桥镇连接，南与西夏墅镇为邻，西与丹阳市后巷镇、访仙镇接壤，北与丹阳市界牌镇毗连，属于亚热带季风气候，夏季高温多雨，冬季温和少雨，热量资源丰富。孟河镇水资源丰富，境内主要河道有新孟河、浦河、剩银河、老孟河等 47 条水系。孟河镇耕地面积 3 620.02 万 m^2，人均 440m^2。公共绿地 1.25 万 m^2，绿化覆盖率 28.34%。同时孟河镇是中国历史文化名镇，文化底蕴浓厚，还有大量的古建筑和明清两朝兴起的孟河医派。

（2）孟河镇康养旅游模式

结合孟河镇的现有资源与设施，孟河镇的康养旅游模式以“文化 + 康养”以及“田园 +

康养”模式为主。

孟河镇有着浓厚的文化底蕴。孟河镇发展至今，有着齐梁文化、三教圆融文化、运河文化、军事文化、商埠文化以及孟河医派文化。将“文化”与“康养”相结合，发展具有地方特色的文化康养旅游业是推动经济发展的主要方式。孟河小镇在丰富多元、具有特色的文化基础上，发展文化康养的旅游模式，不断修缮留存下来的历史古迹，建立文化博物馆等，促进了孟河镇文化的发展与传播。孟河镇是孟河医派的发源地，孟河医派是独特的康养旅游资源。通过将孟河医派中医药文化、养生保健、旅游资源等多种元素相结合，构建中医保健与旅游产业相结合的旅游方式。通过医养结合与旅养结合方式，将孟河医派文化融入康养旅游服务体系中。

孟河镇依山傍水，有着天然的地理环境，为“田园 + 康养”模式提供优质基底。新北区政府也积极推进孟河镇美丽乡村建设，目前南兰陵村已完成建设，小黄山村与银河村的“美丽乡村”建设也在推进之中，环境整治覆盖城镇建成区以外的所有自然村庄。依托万亩耕地资源与整治后的乡村生态，当地打造了“农耕体验 + 田园疗愈”的康养场景：在南兰陵村规划有机果蔬采摘园、生态稻田观光区，游客可参与农耕劳作、果蔬认养，体验“日出而作”的田园生活；小黄山村结合山体资源修建森林步道、山间民宿，推出“森林浴 + 民宿静养”套餐，让游客在自然环境中调节身心；银河村则利用滨水资源打造湿地公园，设置垂钓区、滨水瑜伽平台，将田园风光与休闲康养深度融合。通过“田园景观观赏 - 农事活动参与 - 生态环境疗养”的全链条体验，形成独具乡村特色的康养旅游模式。

2. 体验经济

体验经济是指以服务为中心，以商品为素材，为消费者创造出值得回忆且能感受的一种经济形态。它是从服务经济衍生出来的，是继农业经济、工业经济和服务经济之后的第四类经济类型。其实质是体验产生美好的感觉，具有个性化、参与性、情感化、回忆性等主要特征。

体验是一种参与经历，可以为参与者提供身心享受，留下难以忘怀的回忆。旅游是体验的一种主要方式，包含了体验经济的诸多精神要点。在体验经济下，旅游产品必须突出体验属性。

孟河镇在中医文化方面，举办中医药文化节、健康论坛和主题展览等活动，来促进医药文化的传播与交流；通过打造中医药体验式旅游项目，游客可以在小镇内亲身感受中医药的独特魅力，例如中草药采摘、传统中医理疗、品尝特色药膳等，使游客体验到中医药的魅力，也促进了中医药的传承。

在其他方面的文化遗存上，建立博物馆，讲解历史留下的建筑、文化，制作相应文化产品、周边，使游客在了解孟河古镇文化的同时，也多一种体验与纪念。

结合孟河镇周边环境，打造田园式旅居场所，开展农家乐等活动，让游客体验到孟河田园风光。

（三）产业发展推动与社区参与

孟河小镇的发展不仅依赖于中医药文化的传承与康养旅游的推动，还与地方产业的发展以及社区的广泛参与密不可分。

1. 政策支持

推动产业发展需要政府的高度支持。近年来，常州市委市政府高度重视孟河医派的弘扬和发展，印发《常州市孟河医派传承创新工程实施意见》，开展了孟河医派“333”工程，初步建立了孟河医派传承研究、临床应用、科研与药物研发三大体系，搭建了人才培养、学术交流和文化宣传三大平台，完善了医疗资源协同、创新和交流三大机制，组建了世界孟河医派发展联盟。常州市中医医院创建了国家孟河医派传承基地和国家孟河医派中药饮片特色炮制技艺传承基地。

2024 年，常州市发布《常州市推动中医药振兴发展重大工程实施方案》，要求以人民健康为中心，发挥孟河医派特色优势，坚持预防为主、防治结合，坚持中西医并重，围绕中医药传承创新发展的重点任务，加大投入与体制机制创新并举，着力改善中医药发展条件，提升中医药防病治病能力与科研水平，促进中医药产业创新升级，推进中医药振兴发展，为“常有健康”贡献中医药力量。

2. 搭建发展平台

2023 年，由常州市人民政府牵头发起成立世界孟河医派发展联盟，南京中医药大学、江苏省中医院、上海中医药大学、常州市中医医院担任轮值主席单位。联盟设立孟河医派发展基金，举办孟河医派国际高峰论坛，搭建国内外专家学者交流平台。入选江苏省中华文化走出去重点项目，中医医疗、教育、科研机构和社会团体加强中医药对外交流合作，通过孟河医派海外文化馆建设、开展孟河医派海外巡展等，推动孟河医派高质量发展和医派文化海外传播。

常州市政府依托孟河医学研究院、江苏省中医流派研究院孟河医派分院、中西医结合骨伤研究中心等平台，促进中医药传承创新；推动孟河医派人用经验研究与转化重点实验室创建省级重点实验室，加快 5 家孟河医派名方验方成果转化合作基地建设。

3. 人才培养与科研创新

孟河医派的传承离不开人才的培养和创新。在人才培养方面，常州市开展孟河医派百人传承培养工程，支持传承人开展临床研究、开设公益课堂，提升传承实效。孟河医派百人传承培养工程中 5 批共 108 人纳入培养，目前已全部完成培养并通过考核。常州市推动孟河医派名医开展各级名老中医药专家传承工作室建设，目前常州市 5 个全国名老中医药专家传承工作室指导老师均为孟河医派名医，省级名老中医药专家传承工作室中有 6 个工作室指导老师为孟河医派名医；此外，还建立了市级孟河医派名中医工作室 3 个，孟河医派名中医工作室基层工作站项目 38 个。同时，常州市政府与南京中医药大学国际经方学院合作开办新北区经方研修班，完善区内名中医培养和评选办法，截至2025年底，带教培养名中医传承人不少于20人，每年安排不少于3名中医专业农村订单定向免费培养医学生招录计划，支持中医类别医生开展规范化培训，鼓励西学中人才研修培训和基层中医药人员继续教育及师承学习。在科研创新方面，常州市卫生健康委员会、市科技局、市财政局联合组织开展2024年常州市孟河医派传承创新发展项目申报、评审工作，主要围绕孟河医派当代医家研究、孟河医派优势病种研究、孟河医派中药制剂研发、孟河医派特色技术挖掘、孟河医派炮制研究与转化应用、孟河医派研究的方法学探索性研究6个方面展开，设立近30个课题，资助资金260万。通过课题研究，孟河医派的传承创新有了一系列新的成果；同时，也培养出一支高水平人才团队，形成中医学术流派理论研究、临床科研等领域的学术高地，打造中医流派传承创新发展的全国范式[26]。

4. 弘扬中医药文化，打造特色文旅

孟河镇已形成以孟河医派博物馆、孟河医派四家故居为核心的文化设施集群，目前正持续推进古建筑修缮保护工程，并系统开展中医药文物、史料及代表性见证物的征集典藏工作，同步推进博物馆数字化升级（如建立孟河医派数字文物库、VR线上展厅等）。在此基础上，通过资源整合，孟河镇正着力打造集文化展示、体验互动于一体的中医药主题文化园，同步开发药香手作、古籍复刻等中医药特色文创产品，推动中医药文化要素深度融入旅游场景。

另外，孟河镇利用“中医养生节”“中医药文化节”等活动，开展义诊、中医养生讲座、中草药科普鉴别等中医药宣传推广和中医药文化“六进”活动；举办“孟河医派特色技术演示活动”，挖掘、引进更多中医药特色技术。孟河镇积极推动名中医自媒体建设，公益宣介中医药文化知识，提升大众中医药文化认同感。

5. 社区参与

作为中国历史文化名镇的孟河古镇，有着众多丰富的文化和历史遗存。发动广泛的社区参与可以增强当地居民保护遗存的意识和自觉性。孟河镇有着悠久的孟河医派文化，通过加强社区与中医药产业的互动，在社区开展活动、讲座等，普及中医药文化知识，增强社区居民对孟河中医药文化的了解。孟河镇有着良好的中医药产业基础，依托政策与孟河镇优势，打造具有中医药特色的康养旅居小镇。在康养服务业、旅游业、草药种植等领域，给孟河镇居民提供新的就业机会，促进居民技能的提升，推动社区参与小镇发展。让居民切身参与文化遗存的保护之中，增强其对中医药的理解和参与感。孟河镇的多元文化传承时间悠久，通过推动社区参与，可以更好地挖掘和保护当地文化资源，收集非物质文化遗产等。例如，发动当地居民直接参与到文化的传播中，通过讲解文化遗存、制作非遗工艺品等方式，使孟河古镇的文化真正融入人们的生活，增强当地人民的文化自信心与凝聚力。同时，还可以将开发具有孟河文化特色的文创产品，打造富有孟河特色的旅游品牌，促进孟河特色文化产业与旅游业的发展。

五、泰州中国医药城：产业集聚与区域协同

中国医药城，坐落于长三角重要城市江苏省泰州市。泰州医药高新技术开发区于2009年5月29日正式挂牌成立，是中国首个国家级医药高新区，又被称为“中国医药城”。2017年，泰州医药高新区生物医药产业获批科技部第三批国家创新型产业集群试点。

泰州中国医药城由科技部、国家卫生健康委员会、国家市场监督管理总局、国家中医药管理局与江苏省人民政府共同建设，致力于打造一个集科研开发、生产制造、会展交易、健康医疗、教育教学等功能于一体的综合性医药产业园。

（一）园区定位与发展规划

1. 园区定位

中国医药城位于长江三角洲区域内，而其所属的泰州，更是国务院批复确定的重要工贸港口城市，具有良好的交通条件和经济基础。泰州作为苏中城市，连接着苏南、苏北两个经济板块，同时泰州也承接着上海、南京两大经济圈，周边城市经济基础良好、工业发达，为中国医药城提供了广阔的市场。

中国医药城坐落于泰州，离不开泰州底蕴丰厚的中医药文化。泰州的气候温和湿润且四季分明，为中药种植提供了得天独厚的条件。同时，泰州在历史上曾出现多位开创中医学先河的中医名家。

优越的地理位置、良好的生态环境以及深厚的中医药文化底蕴，都为医药园区的发展奠定了基础。

2. 园区成果

中国医药城一区多园，拥有医药园区、数据产业园区等。其中医药园区内已经集聚国内外多所知名大学和医药研发机构，如美国哈姆纳研究院、德克萨斯医学中心、中国药科大学等。在研发人员方面，有1 460多名海内外高层次人才落户创业，22人入选国家“千人计划”。截至2024年，已有1 300余家医药健康企业先后在园区落户，包括阿斯利康、雀巢、勃林格殷格翰、武田制药、阿拉宾度等14家全球知名跨国制药企业，集聚海内外高层次人才4 300多名，大健康产业规模突破1 200亿元，连续两年跻身全国生物医药产业园区综合竞争力前十强。同时，各类创新成果加速转化，在研和申报一类新药80个，取得临床批件248张、药品注册证223张（其中新药注册证12张）、2 100多项“国际一流、国内领先”的医药创新成果成功申报等。众多中小企业在医药园区上市，中国医药城正努力将医药园区建设成为体制机制创新的示范区和全国加快发展战略性新兴产业的先导区。

3. 中医药产业

中医药产业是中国医药城的重要组成部分，也是园区的重要支柱之一。中国医药城有着良好的科研基础设施和政策支持，吸引了众多中药企业和研究机构汇聚，为推动中药从传统工艺向现代化、科技化方向转型奠定坚实基础。通过研发中心、实验室等设施平台建设，园区内的企业和机构得以深入开展创新研究，不仅加速了新型中药产品的开发，也促使中药的质量标准不断提升。同时，中国医药城内形成了涵盖中药材种植、中药饮片加工、中成药制造和中医药研发等环节的完整产业链，为中医药产业的持续发展提供了有力保障。

中国医药城重视中医药产业的发展，园区内的研发企业不仅致力于传统中药的开发，还积极探索将生物技术、基因工程、纳米技术等新兴科技与中药研发相结合，开发出高科技含量的中药制剂与产品，推动中药现代化。

4. 生物医药产业

生物医药产业是中国医药城的主导产业，在医药园区内聚集着众多生物医药企业，涵盖了从研发、生产到销售的全产业链。在政策的支持下，园区产业规模不断扩大，吸引国内外知名企业落地投资，推动了园区生物医药产业的快速发展。其中，疫苗、抗体药物和医疗器械等都是生物医药产业的重点项目。

5. 发展规划

2022 年以来泰州市平均增速位居全省前列，是长三角发展最快的城市之一。其中，大健康产业是泰州市最具特色、最有优势的地标性产业，是引领泰州高质量发展的战略性抓手。生物医药是备受关注的引领性产业。疫苗产业是打造新质生产力的热点赛道。

泰州的中国医药城作为国家级医药高新区，既承担着推动中医药产业高质量发展的重要使命，也肩负着促进中医药产业高质量发展的重要责任。中国医药城的发展不仅助力我国医药产业提升国内外竞争力和影响力，更通过中医药现代化、标准化建设，增强中华传统医药的全球影响力。中国医药城致力于建设成为“中国第一，世界有名”的医药健康名城，坚持产业化、特色化、资本化、国际化的发展路径。在巩固生物医药、高端医疗器械等支柱产业的同时，将现代中药作为核心发展内容之一，同步推进大数据健康、中医药文化传承等新兴领域融合发展。

中国医药城的发展符合时代的要求。泰州医药高新区于 2009 年成为全国第一个以医药健康产业命名的高新区。2010 年，科技部、卫生部、国家食品药品监督管理局、国家中医药管理局与江苏省政府共建中国医药城机制正式启动，其成为全国唯一由省部共同推进建设的高新区，其中中医药传承创新是重要共建内容。在政策支撑上，《江苏省“十四五”制造业高质量发展规划》明确提出支持泰州推动中医药与现代技术融合，《关于促进全省生物医药产业高质量发展若干政策措施》则强调在泰州培育中医药特色产业集群，依托部省共建机制开展大健康产业（含中医药）集聚发展试点。2020 年泰州市提出

"举全市之力建设中国医药城"时,特别将"现代中药创新发展"列为地标产业打造的重要板块。

在产业布局上,中国医药城经过16年的发展,已形成涵盖中药种植、研发、生产、流通的完整产业链。聚集了扬子江药业、济川药业等龙头企业,其中扬子江药业建成国内首个中药流程智能制造国家高新技术产业标准化试点,其龙凤堂中药基地整合中药材种植、智能化生产、中医药文化传播功能,年处理中药材能力达10万吨;济川药业的蒲地蓝消炎口服液、小儿豉翘清热颗粒等8个中药品种年销售额超亿元,构建起"经典名方二次开发-特色中药培育-国际化认证"的发展模式。目前,区内中药企业已申报新药品种46个,其中中药创新药9个,23家企业获得中药生产许可,在抗肿瘤、心脑血管等领域形成12个特色中药品种产业化集群[27]。

在人才方面,中国医药城与南京中医药大学、中国药科大学、上海中医药大学等知名医药类高校建立合作关系,开设中医药联合研发项目,推动中药新药的研发和中医药现代化。合作项目覆盖了中药材种植技术、中药成分提取、中药制剂优化以及临床应用等多个领域。中国医药城与科研机构以及高校联合培养高素质专业人才,特别是针对中药制药、生物技术、药品研发等领域的人才,实行定向培养和联合培养模式。实习基地、校企合作培养使学生能够直接参与科研项目和企业生产,增强实际操作能力。中国医药城还通过政策优惠,引进全球范围内的高端人才,吸引大量高水平科研团队入驻,并提供相应资金、设备,促进更多成果的产业化。

(二) 主要企业与重点项目介绍

1. 主要企业

(1)扬子江药业集团有限公司

扬子江药业集团成立于1971年,坐落于泰州,是一家大型医药企业集团。集团秉承"求索进取,护佑众生"理念,在中药领域贡献卓越。积极响应国家乡村振兴战略,布局80个中药材种植基地,既保障了药材质量,又为当地农户增收和地区经济发展注入新动力。集团拥有中药制药工艺技术国家工程研究中心等科研平台,推动中药研发创新。其中药产品符合多国药典质量标准,2024年第45次全国医药行业质量管理(QC)小组成果发表交流会,扬子江药业集团106项QC小组成果获得一等奖,蝉联全国医药行业质量管理(QC)小组发表成果一等奖总数"二十连冠",在中药现代化和产业化方面发挥了重要作用。

(2)苏中药业

苏中药业集团始建于1972年,是一家集医药制造、商销、健康产业于一体的高新技术企业。集团高度重视中药发展,着力塑造先进制造能力,建有中药研发生产基地,重点打造肾脏及内分泌、妇儿等中西药品群。在高科技生物工程和转基因药品开发上,苏中药业创造黄葵胶囊、云芝胶囊、生脉注射液等独家专利高科技药品。集团坚持传承与创新，掌握中华传统医药精髓，发扬汉药运用天然植物祛病除疾精神，秉持“无毒副作用，再祛除顽疾”制药精神。为推动中药现代化，苏中药业依托汉药配方，在美国硅谷设立植物药研发工作室，并购进先进设备，与中国社会科学院合作，创造出植物药精品。在第十七届健康产业生态大会上，入选“2024 中成药工业综合竞争力 50 强”。集团致力于中药现代化、国际化发展，不断创新，研发满足市场需求的新产品，为企业的不断发展奠定基础[28]。

(3) 济川药业

济川药业是中国制药工业百强企业。济川药业坚持引领前沿的研发理念，将自主研发与产学研相结合，组建了一批高学历高素质核心研发团队，形成了上海、泰兴的竞合联动研发体系平台。

在中药产业方面，济川药业的蒲地蓝消炎口服液、小儿豉翘清热颗粒、妇炎舒胶囊、参归养血片等中药产品都来源于名方验方。同时济川药业也不断改良中药，其中小儿豉翘清热糖浆已获得临床批件，正处于临床试验阶段。

在西药产业方面，济川药业加强高端、特色仿制药项目的立项及推进。济川药业自主研发生产出国内首仿上市的新一代肠道清洁剂——硫酸镁钠钾口服浓溶液。新一代补铁剂蛋白琥珀酸铁口服溶液等也通过仿制药质量和疗效一致性评价。

2. 重点项目

(1) 现代中药创新研发与产业化推进

泰州中国医药城聚焦现代中药领域，以提升创新水平和产业化能力为核心，重点推进多维度发展。一方面，做大做强蒲地蓝消炎口服液、蓝芩口服液、胃苏颗粒等已有优势现代中药品种，扩大市场影响力；另一方面，着力突破中药有效成分、有效部位及有效单体的提取精制等关键技术，为新药研发奠定基础。同时，加大经典名方创新力度，深入开展中药配方颗粒标准研究，推动中药在生产、质量控制等环节的现代化、标准化进程，助力中药产品向国际化迈进，形成从研发到产业化的完整链条，强化现代中药产业的核心竞争力。

(2) 中药标准化体系构建与国际化探索

泰州中国医药城积极推动中药标准化建设，支持检验机构参与中药饮片、中药配方颗粒等省级地方标准的起草，完善地方层面的质量规范。在国际化方面，鼓励中药生产企业参与《欧洲药典》等国外药典中中药品种标准的制修订，推动中药标准与国际接轨，提升泰州中药产品的国际认可度和市场准入能力。此外，通过专利标准融合创新，培育相关领域企业，强化标准对产业发展的引领作用，为中药产业高质量发展提供标准化支撑，助力泰州中药走向国际市场。

(3) 中药传承创新平台与科研合作深化

泰州中国医药城着力搭建中药传承创新平台，支持扬子江药业等龙头企业组建国家医药健康产业创新中心，推动国家中药产业创新中心中药大健康产业创新平台落户。依托中药现代化先进科学基础设施，促进医疗机构制剂的精准研发和标准提升，鼓励符合条件的企业加强中药配方颗粒的科研与生产，并推广临床使用。同时，深化与大院大所的合作，建设中药研究和生物医药技术服务平台及产业基地，集聚创新资源，形成“研发-转化-生产”的协同体系，推动中药传承与创新融合发展。

（三）集群效应与区域经济协同

1. 集群效应

集群是指某一行业内的竞争性企业及与这些企业互动关联的合作企业、专业化供应商、服务供应商、相关产业厂商和相关机构，如大学、科研机构、产业公会等聚集在某个特定地域的现象。泰州中国医药城的集群效应不仅体现在生物医药领域，更融合了中医药产业的发展。

(1)生物医药产业集群产生过程

在1978年我国开始实施经济体制改革，泰州在该时期积极探索企业产权制度，建立现代化企业制度，为中医药产业发展奠定基础。扬子江药业等本土药企在此阶段崛起，早期聚焦中药研发，如胃苏颗粒、蓝芩口服液等经典中药产品的开发。1971年创立的扬子江药业，从中药起步，逐步构建起涵盖中药材种植、提取、制剂的完整产业链，并在1985年后通过现代化生产工艺实现中药产品的规模化生产。

2001年我国加入WTO后，长江经济带战略推动泰州成为新兴产业重点布局区域。政府通过投资、土地和政策扶持，吸引生物医药与中医药企业集聚。2005年，江苏省委、省政府决定在泰州设立医药产业园，明确将现代中药列为四大主导产业之一。此阶段，扬子江药业联合高校成立南京海陵中药制药工艺技术国家工程研究中心，攻克中药有效成分提取等关键技术，推动中药生产标准化。

2009年泰州市医药高新区升级为国家级高新区，国家中医药管理局参与共建，形成“4+2”产业体系(生物药、化学药、诊断试剂、现代中药+特医食品、动物药)。新成立的江苏龙凤堂中药有限公司作为扬子江药业的中药核心板块，整合中药材种植、智能制造、工业旅游等功能，建成国内首个中药流程智能制造国家高新技术产业标准化试点。

(2)产业集群的作用

1)提高产业整体竞争力和促进创新。中国医药城内聚集多家生物医药企业，如：扬子江药业集团有限公司、江苏中慧元通生物科技有限公司、阿斯利康等。大量企业集中在园区内，促进产业集群内部企业间的竞争，有利于刺激企业不断研发创新。扬子江药业建立中药研究院，与30余家高校合作，研发出柴芩清宁胶囊、双花百合片等9个独家中药品种，并推动5个中药材标准纳入《欧洲药典》。龙凤堂通过智能化生产提升中药生产效率，并建成中医药文化传播立体化场景，成为全国中医药文化宣传教育基地。

2)加强有效合作和降低成本。集群运行机制的基础是信任和承诺等人文因素，由于医药集群中，企业与企业之间空间距离的接近，各企业领导人交流密切，进而促进了人际关系的接近，易于建立密切的合作关系。扬子江药业与泰州中医院合作开展医疗机构制剂研发，推动中药配方颗粒临床应用；泰州市政府与柬埔寨吴哥国际医院共建中医药国际合作基地，通过远程会诊、药品出口等方式拓展国际市场。

2. 区域经济协同

区域内各地域单元子区域和经济组分之间协同和共生，自成一体形成高效和高度有序化的整合，实现区域内各地域单元和经济组分一体化运作的区域经济发展方式。协同发展的区域体系有统一的联合与合作发展目标和规划，区际之间有高度的协调性和整合度，共同形成统一的区域市场，商品及生产要素可以自由流动与优化组合，具有严谨和高效的组织协调与运作机制，内部各区域之间是平等和相互开放的，同时也向外部开放，使协同发展的区域体系形成一个协调统一的系统，既有利于内部子系统的发展，又有利于与外部系统。

(1) 中国医药城产业集群下的区域经济协同

在产业环境的营造以及产业壮大发展的历程中，产业集群规划编制是重要的基础性条件。虽然市场机制是产业集群形成与发展的主要推手，但健康的产业集群却并不能仅仅依赖市场机制，还需要政府的调节。当地政府从中国医药城实际情况出发，制定了较为合理的产业集群战略规划。

目前，园区已形成抗体药、疫苗、诊断试剂及高端医疗器械、化学药新型制剂、特医配方食品等特色产业集群。中国医药城与市场紧密结合，突出全球价值链衔接的集群发展，通过研究世界医药发展轨迹和需求变化趋势，医药城确立了以打造生物医药产业基地为重点、加快抢占医药产业发展前沿的建设策略，并通过加大扶持力度、构筑发展平台、创优服务方式，推动相关产业快速集聚。在区域内部和区域之间的产业集群发展中，政府充分发挥了协调作用。工程项目的实施一直围绕着重大工程与重大项目进行设计，并将物流、研发、教育等共同规划其中，促进关联效应的强化，目前园区由科研开发区、生产制造区、会展交易区、康健医疗区、教育教学区、综合配套区等六大功能区组成。在对重点工业生产项目入区建设进行吸引的过程中，也对物流配送、研发中心等相关设施与项目的进入一并考虑，一直在完善产业配套，实现商务成本的降低，促进竞争效率的提高。

(2) 自主创新能力的提升

当前世界各国产业集群的优势离不开其科技水平，只有对科技加强投入，促进产业集群自主创新能力的提升，才能使其发挥更大作用。根据区域产业集群发展实际情况，政府积极构建和完善区域集群创新网络。区域经济协同发展是依靠产业集群中各个企业的共同发展实现的，所以科技创新也应体现在区域每个企业中，区域各个企业必须提高自身系统集成能力，通过对核心技术的掌握取得自主知识产权。区域内集群创新网络建设，则需对集群优势企业带头和示范作用充分发挥，为区域内集群创新发挥核心作用。

中国医药城先后建成北京大学医药健康产业创新中心、复旦大学健康科学研究院、中国科学院大连化学物理研究所生物医药创新研究院等创新平台，区内拥有各类研发机构70多家，搭建了21个公共技术服务平台，各类重点企业与100多家国内外高校、科研院所建立了产学研合作关系。对高校和科研院所优势科技资源的充分利用，加强了区域内产学研合作的深化，将高校和科研机构的科技资源有效输送给了区域内集群企业，为区域经济的协同发展提供了集中的技术支持。在集群创新成果产生和转移的过程中，科技产业化平台是必不可少的基础。所以在建设区域科技产业化平台时，对以专业化集群或科技园区为依托的专业技术孵化平台加以发展，并以科技情报研究机构为依托，对资源共享基础平台进行有规划、重点和层次的建设，为区域经济协同发展提供科技支持。

第四章 江苏中药产业经济发展策略与建议

一、加强资源保护与可持续利用

（一）制定并落实资源保护政策

1. 制定资源保护政策

全省各级政府应担当主导责任，根据各区域中药材资源种质、产量、规模的不同，因地制宜制定具有区域针对性的中药资源保护政策。详细划分各类药材，确定濒危级别及保护等级。对中药资源丰富的区域进行重点保护，坚决打击非法捕猎、采集等行为，保证中药材生产、种植生态环境良好。加大对破坏中药资源行为的惩处力度，完善相应法律法规的制定，法治先行，对非法采集、非法捕猎、非法买卖等破坏资源的恶性行为起到威慑、警醒作用，为中医药资源的保护建立稳固的法律屏障。制定相对严格的中医药资源开发准入政策，规范各环节审批机制，保证中药资源的可持续利用，防止过度开发导致资源匮乏。各级政府应及时出台政策鼓励并扶持中药材的种植业发展，对于中药种植、开采产业进行相应补贴，引导个人及企业进行合理的开采行为，逐步降低其对中药资源开采、买卖的经济依赖程度，改变其“唯利是图”的开采观念。

2. 落实资源保护政策

全省各级政府应加强对资源保护政策落地执行的监管力度，对各项政策的实施过程及最终效果建立审计机制，各部门建立联动协作机制，组织分工完成资源保护政策的各要求，对有关部门的工作情况及时进行绩效评估。加大政策宣传力度，利用多种渠道对有关中药资源开发的各群体进行知识普及，提高公众对中药资源保护的认知度和参与度，做到资源保护政策人人皆知、资源保护观念人人具备、资源保护行为人人参与。同时，呼吁人民群众对各级行政执法部门在实施各政策中的工作过程进行监督，确保政策有效、合理、合法地执行。

（二）构建资源监测体系

1. 明确主体责任，建设人才队伍

中药资源保护工作的受重视程度日益增加，在目前较为复杂的行政组织系统中，应在

省域内以政府为主体，建立一个进行中医药资源动态监测专项任务的组织机构，对中药资源监测工作进行统筹规划、监督指导，定期组织中药资源监测活动并及时分析资源变化情况，向国家及社会公众公布监测信息，制定资源监测的各项政策，具备长期进行中药资源动态监测的政府职能。

随着社会不断发展，各项监测技术不断更新，各项工作的信息化程度不断提高，需要在中药材相关专业技术人员的监测队伍上建立起一支专业化、全面化的人才队伍。通过各级政府与各级科研单位、高校、企业的合作，综合分析中药资源的变化趋势，加强科研成果的转化与运用，提升工作人员的监测能力。加大资金投入，为一线人员配备齐全的各项监测设备，加强基础条件建设。人才是第一资源，政府应积极出台各项政策，吸引相关高技术人员参与到中药资源的监测工作中，保证监测工作顺利开展。

2. 建立监测站点，构建数据平台

在江苏省第四次中药资源普查工作中，首次系统提出了 96 个县域中药资源产业发展规划，在上述 96 个县域中中药资源丰富的区域建立地方监测点；在五个一级和十四个二级中药资源区建立监测站，结合苏南、苏中、苏北 3 个动态监测站，构建省域中药资源动态监测网络，建立数据平台，对省域资源数据进行分析与信息传递，拓展资源监测服务内容，服务于地方政府、企业、农户多元对象及“农 - 工 - 商”中药资源全产业链发展。

3. 规范资源监测环节，建立标准监测体系

构建中药资源监测体系是细致而复杂的工作，在具体流程中，应规范各环节工作，对于人力、财力、物力、信息资源等的利用，各项监测活动的开展、监测的指标体系和监测技术，都应制定一定的标准和规范。对中药资源进行动态监测并进行综合分析，必须要有大量的数据作为支撑。在实际过程中各项数据繁冗复杂，可从中药材生长环境（温度、湿度、海拔等）、产业社会环境（中药材价格、供求量等）以及中药材自身数据（数量、种类等）等方面建立指标体系。加大技术创新资金投入，完善并制定标准化的监测技术，不断提升在中药资源监测过程中信息的采集、传输、储存等环节的技术，提高各项数据的准确性、数据传输分享的高效性与及时性。

（三）推广资源可持续利用技术

1. 加大科研资金投入，发展可持续利用技术

政府、企业及科研机构应加大对中药资源持续利用技术的研发投入，支持相关科研项目的开展，放宽中药产业技术开发市场准入标准，吸引多方资金投入。研发推广中药材人工种植、养殖技术，提高中药材的产量与质量；基于本省提出的中药资源循环利用理论基础，推广中药资源循环利用模式与技术体系，将把非药用部位、废弃物及副产物转化为系列资源性产品过程中的各创新技术大力推广，在全省范围内实现中药资源的高效率使用，践行“源于农田归于农田，提质增效绿色发展”的循环经济理念。

2. 坚持政策落地先行，加强技术宣传推广

面向企业，政府部门应出台相关政策鼓励中药资源可持续利用技术的开发与推广，如提供资金支持、税收优惠等财政政策；建立中药资源可持续开发技术研发行业协会和研究中心，由政府主导，实现产学研融合，将创新技术及时运用到生产实践中；面对社会公众，利用媒体渠道，大力宣传中药资源可持续利用的重要性，利用广告、节目等提高公众对中药资源保护的认知度，在社会内营造有利于推广中药资源可持续利用技术的良好氛围。

3. 加强技术培训学习，助力技术落地运用

在技术创新、政策先行、宣传推广的基础上，应加强技术培训学习，力争在中药全产业链、供应链中将最新技术实际运用到生产中。以政府为主导，在政、产、研、学的基础上，将各科研机构、高校等的先进创新技术进行培训传授，组织专业技术人员下企业、下产线，定期开展技术培训活动，保证将新技术及时、高效地推广到实际生产场景，确保一线工人掌握技术；对于技术落后、发展缓慢的企业，可建立“科研机构 - 企业”帮扶工作，保障企业生产与时俱进，提高竞争力，助力中药产业发展。

二、深化产学研合作与技术创新

（一）建立产学研合作平台

1. 政府主导引领深度融合，建立高效协同运行机制

政府是产学研融合的主导者、引领者、管理者与协调者，在中药产业产学研深度融合的过程中起着决定性的作用，政府可在资金、土地、合作方式等层面出台相应政策，引导并推动产学研深度创新合作。江苏省中药学科实力雄厚，省内拥有南京中医药大学、中国药科大学、苏州大学等多所具有中药学学科的高校，具有与中药研发制造相关的国家重点实验室、国家级工程技术平台、省级中药研究平台等，拥有扬子江药业集团有限公司、金陵药业、恒瑞医药、南京同仁堂等医药企业，加强产学研融合，以南京中医药大学与康缘、苏中药业结合的成功案例进行推广学习。

为保证产学研合作平台良好运行，必须在融合过程中建立创新、稳固的运行机制。各方应在合作平台建设过程中，建立起协调的组织管理体制、人才流通体制、利益分配机制等，以政策为引领，以市场为导向，打破各自原有的体制格局，突破壁垒，高校、企业、科研机构与医院等应及时调整内部管理制度，响应政府政策。

2. 高效整合各方资源，打通资源流通渠道

建立产学研合作平台，需将各方资源主要从人力、物力、财力、信息四方面进行有效整合。根据各项目领域，鼓励交叉型人才共同完成，设立各项科研基金和奖学金，吸引科研机构、院校高素质人才进入中药企业实际生产领域的研究；高校和企业、科研机构应充分整合科研设备、产品等硬性物力资源，在合作领域打通资金流动，以经济利益为枢纽带动产学研合作；建立产学研合作信息平台，拓宽信息沟通渠道，并通过信息资源的共享带动人、财、物等资源的共享。

（二）加大技术创新投入

1. 加大各方研发资金投入

在企业层面，可增加相应研发预算，提高研发资金所占开支比例，以市场为导向，根据市场供求及时调整资金投入；吸引外部投资，通过不断增强企业核心竞争力，确定企业在中药领域的独特价值和市场定位，可吸引外部风险投资及与私募股权融资等；关注政府出台的相关政策，积极申请研发补贴、创新基金等，利用税收优惠政策；积极参与政府组织的招标项目，提升业务收入，塑造品牌形象。

在政府层面，逐年增加财政预算中对中药产业创新研发的专项资金投入比例；实施税收优惠政策，进一步扩大中医药企业研发费用加计扣除政策的适用范围和扣除比例；鼓励企业加大研发投入，降低企业创新成本，引导金融机构加大对中医药企业科技创新的信贷支持；通过设立风险补偿基金、贴息贷款等方式，降低金融机构的风险。

2. 加大人力资源投入

(1)优化教培体系，加强人才教育

由于各大院校培养的中药资源人才往往转向药剂学、药理学、化学等领域，中药资源研究、中药炮制与调剂方面人才缺乏，在中药饮片企业及中成药制药企业中，具有配方、制丸、制膏、炮制等专业技能的专业人才也明显不足。对此，应优化教培体系，加强专业人才的教育，针对缺乏人才的产业，扩大招生规模与专业设置，优化中医药院校教育，增加中药技术相关专业，增设如中药炮制、质量控制、研发等课程的比重，培养学生创新思维；加强高校与企业合作，建立实训基地，让学生掌握实际操作能力；针对医院在职人员，定期举办专业培训、学术讲座等，及时更新技术和创新成果，提升一线工作者的综合素质和能力。

(2)引进专业人才，建立激励机制

设立专项科研资金，通过政产研学合作，设立中药专项创新基金，支持人才开展科研项目，建立科研成果奖励制度，对在中药技术创新方面取得重大成果的人才给予丰厚奖励；加强国际交流与合作，积极开展国际合作项目，制定人才引进计划，引进国外先进中药技术和创新理念，吸引海外优秀技术人员回国发展。

（三）促进科技成果转化

1. 完善成果转化激励机制，建立利益科学分配机制

当前，许多院校、科研机构及医院并未将成果转化纳入绩效考核、职称评定，导致科研人员成果转化积极性不够、意识不强。因此，要将科研成果转化作为绩效考核、职称评定、评优评先的考核标准之一，并在不同考核中，设置合理的权重比例，还可设立专项基金鼓励教师、科研人员参与科研成果转化，对成功实现成果转化的人员给予奖励，从多角度、多方面探索激发科研人员成果转化热情；使用科学定量化的方法，通过分解价值指标，根据各方实际投入与产出，界定产权归属并以此进行利益分配。

2. 拓宽成果转化渠道，搭建成果转化平台

目前，我国各类科技成果每年数量居多，但具有成果转化和实际产出的成果所占比例较低，许多成果专利脱离社会、市场需求。各科研机构、院校应及时关注市场动态，在科研项目的申报、研究环节，以市场需求为导向，杜绝“闭门造车”，对中药产业来说，应结合最新医学研究，关注社会公众健康，获悉人民健康需求，实现有利于社会实际运用的有效成果转化供给，可通过引入第三方机构，针对科研机构、医学院校与企业的不同需求提供个性化服务，解决医学院校创新成果与市场需求间信息不对称的问题。

国家层面已具有科技成果信息服务平台，可提供成果登记、成果统计、成果交流等服务。首先，江苏省相关部门应在此基础上进行细化和创新，搭建省域中药科技成果转化平台；其次，应在平台投入使用前，对平台的运营管理模式、各项制度做好顶层设计，围绕中药创新成果主体，通过精细化管理满足科技成果转化过程中各主体的共性和个性需求，把“按需供给”“创新驱动”“打破信息壁垒”等观念作为平台服务的中心；最后，应利用“互联网＋中药产业”让中医药高校、科研机构、中医院、中药材生产销售企业在平台上实现技术和信息资源的互通，使中医药农业、工业、服务业三大板块互相激活、互促互进，为促进中药成果转化、技术进步提供源源不断的动力。

3. 加强知识产权保护，推动科技成果转化

最高人民法院颁布的《关于加强中医药知识产权司法保护的意见》中指出要“全面加强中医药知识产权司法保护，促进中医药传承精华、守正创新，推动中医药事业和产业高质量发展”。中药产业知识产权保护至关重要，不仅影响着科技成果转化的动力与效果，而且还会影响企业的品牌形象及市场竞争力。江苏省应以政府为主导，在《江苏省知识产权促进和保护条例》《江苏省中医药条例》等现有政策法规的基础上，进一步完善中药知识产权保护的法律法规体系，特别是针对中药专利、商标、商业秘密等不同类型的知识产权制定更为详细和具体的保护措施；鼓励中药企业增强知识产权保护意识，通过培训和宣传等方式提升从业人员对知识产权重要性的认识。

三、拓展市场渠道与品牌建设

（一）完善产业链，优化供应链

1. 产业链协同

现代中药产业链以中药制造为核心，引入了现代化的科学技术和标准规范，是集药材种植、药物研发、药材制造、物流运输及产品销售等为一体的产业体系，为使得产业链协同发展，应从产业链源头入手。首先，加强对中药材资源的保护，注重道地大品种药材种子种苗繁供基地建设，着重解决种子资源匮乏、种子种苗供应问题；其次，推进规范化种植，创建更完备的中药材标准园和道地药材标准化基地建设，严格按照GAP标准，营造良好种植环境，制定统一操作规范；再次，针对中药材加工制造环节，制定规范化加工程序，不断扩大加工规模，提升加工水平，推动中药材资源的深度开发与利用；建设中药材生产、加工、仓储、物流、质量检测销售等共享服务平台，实现产业链上下游信息互通、资源共享，打造大数据、电子交易、智慧仓储、技术服务于一体的中药材产业链协同服务平台。

2. 供应链优化

建设中药材专属物流基地，配备先进的、适合中药材的仓储设施和物流设备，在此基础上建立中药材与中药产品的物流信息平台，整合供应链各环节信息，及时更新药材与产品的库存、物流状态、销售情况和市场需求，实现信息共享和协同运作；发展智能仓储，建设自动化仓库，采用智能设备进行货物搬运、分拣等；运用物联网、大数据等技术，借助射频识别、二维码技术和信息技术，对中医药完整的供应链进行全程追溯，对中药材的选种育种、种植、加工、生产、仓储、物流等关键环节进行信息处理，建立来源可追溯、去向可查询、高度透明的供应链。建立区域内中药材物流配送中心，与第三方专业物流服务商进行合作，提高运输、配送效率。

（二）培育塑造优势品牌

1. 制定品牌战略，提升品牌形象

省内各中药企业品牌尤其是知名企业，应注重制定适宜企业的品牌战略，明确品牌定位，确定产品的目标市场和受众群体，创新产品，满足多元需求。充分挖掘企业的独特价值和竞争优势。将各种秘方、传统文化、独特的炮制工艺等融入品牌塑造中。提升产品质量，严格把控中药材的来源渠道，建立稳定可靠的药材采购渠道，确保药材道地性、安全性；遵循严格的生产标准和生产工艺，例如南京同仁堂秉承“炮制虽繁，必不敢省人工；品味虽贵，必不敢减物力”的古训，严格把关产品质量，对各道工艺精益求精。

2. 讲好品牌故事，提升企业附加值

江苏省中医药历史文化悠久，拥有吴门医派、孟河医派、龙砂医派等学术流派，拥有具有深厚历史文化底蕴的南京同仁堂等企业。讲好品牌故事，挖掘品牌历史，梳理企业所承载的中医药文化内涵，讲述中医药所富含的哲学思想，有利于传承和弘扬中医药传统文化；通过强调工艺和配方的传承，展现产品优势，概括文化内涵，能够提升品牌的附加值，增加产品的吸引力。

3. 利用多种渠道，推广中药品牌

在当今科技快速进步的新时代，中药企业应运用多种渠道传播品牌故事、塑造品牌形象。在官方网站上设立品牌故事专栏，用文字、图片、视频等多种形式展现企业的历史文化、价值观、产品等；在社交媒体中，通过传统模式如电视、广播、报纸等，以及新媒体模式“三微一端”等进行品牌推广和营销；同时，积极开展线下活动，通过举办中医药知识讲座、健康义诊等提高品牌知名度；通过提高产品质量和服务态度，创新技术降低成本进而降低药物价格，让消费者感受到品牌安全、可靠、值得信赖，鼓励消费者成为故事的传播者，形成良好的口碑效应。

4. 加强产业建设，打造龙头企业

针对江苏省中药产业“有高原无高峰”——江苏省中药饮片、中成药企业及销售企业规模较小，国际竞争力不足，现代化程度较低，创新性不够强等现状，应在以政府为主导的政产研学合作的基础上，不断加大政策支持与资金投入，以省内大型企业如南京同仁堂、扬子江药业集团有限公司、济川药业等为重点，鼓励中药生产企业围绕高端化、智能化、绿色化、服务化方向进行技术改造，实施工艺创新，支持省内知名中药生产企业进一步扩大规模，引导中小型中药企业通过兼并、重组、联合和产权制度改革等多种形式做大做强。不断加强技术创新和研发，进行人才培养和团队建设，完善中药产业链、供应链，提升产品质量，以市场为导向，打造国际高精尖药业品牌，打破江苏省中药产业“有高原无高峰”的发展瓶颈，构建具有竞争力的中药产业创新高地，推动产业实现高质量发展。

（三）开拓国内外市场

1. 深耕国内市场，满足多元需求

中药企业应拓宽视野，以市场需求为导向。随着健康意识的提高和消费观念的转变，人们对中药产品的需求也在发生变化。例如对养生保健类、皮肤类等个性化定制的中药药剂的需求增加，各中药企业应根据各区域实际健康状况，进行具有针对性的中药产品研发；针对不同群体，如老人、儿童、女性等进行市场细分，满足人们对于健康的多元化需求。

江苏省政府及各方中药产业相关者，应立足于本省实际情况，加强长三角地区中药产业的协作与交流，充分发挥长三角地区信息共享、资源互通、区域互联的优势，牵头探索中药产业合作路径，注重长三角地区中药“政产研学”融合。

2. 拓展国外市场,加强海外交流合作

近年来,随着“一带一路”倡议的影响力不断扩大,中医药文化在世界的影响逐渐加深。江苏省政府应积极引导企业参与共建“一带一路”国家的中医药合作项目,专注提升产品质量,积极推进中医药国际标准制定工作,并鼓励企业按照国际标准生产经营,确保产品的安全性;与共建“一带一路”国家的科研机构、医院、高校等开展中医药科研合作项目,建立联合科研平台,提升中药产品的科技含量及创新水平;建设海外中医药诊疗中心,为当地居民开展中医药诊疗工作,并销售中药产品,让其亲身感受中药疗效,提升对中药产品的认识度与信任度;利用“一带一路”贸易通道,加强中药国际贸易,探索建立跨境中药产业电商平台,拓展销售渠道,提高交易效率,降低交易成本,实现国内外中药产品买卖无中介对接。

3. 推动中药产业跨界合作,拓宽市场渠道

推动中药产业与现代科技、旅游、时尚等产业融合,跟随时代潮流,拓宽市场渠道。加强中药产业和现代科技的融合,结合最新科技成果进行研发创新,利用大数据、人工智能等技术,分析患者的健康需求、用药数据和疗效反馈,在中药产业的生产和质量控制过程中,引入自动化生产设备和生产线提高生产效率和产品质量的稳定性;利用物联网技术对中药材生产链进行实时监测与数据采集,利用现代分析技术对中药产品的成分、纯度等进行质量控制。加强中药产业与时尚产业的融合,倡导“时尚中药”理念,将中药元素与时尚设计相结合,开发具有时尚潮流感的相关产品,例如中药香囊、中药手链、中药面膜等护肤品;在中药产品的包装设计、宣传推广中,加入时尚元素,与时尚品牌、设计师合作,打造符合现代审美的中药产品外观。加强中药产业与旅游业的合作,以孟河中医药特色小镇为例,在省内打造以中医药为主题的旅游景区和特色小镇,建设中药文化博览馆、中药材种植基地等集中药与观光旅游为一体的景区;创新中药旅游服务,将与中药产业相关的景点、企业、医疗机构等串联起来,结合不同地区的中药特色和旅游资源,开发具有地域特色的旅游线路;开发中药旅游特色商品,如中药保健品、各地特色养生食品、纪念品等,进一步推广中药文化和品牌。以泰州建设的中国医药城为例,加强以中医药健康产业为主的产业集群建设,建设集科研开发、生产制造、健康医疗、教育教学等产业为一体的综合性产业园,建设高端化新城市经济增长区、国家级新医药健康产业集聚区,推广中国医药城从整体和谐发展出发整合资源,以产业发展模式做强城市元素,以最优途径改造农业农村,采用产业支撑城市、城市推进产业的互动发展模式,走细胞复制式的有序建设之路。

参考文献

[1] 束雅春, 李丹婷, 李静, 等. 全球视角下中药健康食品专利的可视化分析 [J]. 中草药, 2024, 55 (6): 2040-2047.

[2] 江苏省科技厅. 江苏省科技发展“十一五”规划纲要.[EB/OL](2006-02-18)[2024-09-29]. https://kxjst.jiangsu. gov. cn/art/2006/2/18/art_82579_10128205. html.

[3] 胡容容, 张小凡, 章德林. “一带一路”倡议下江苏海外中医药中心发展研究 [J]. 中医药导报, 2020, 26 (7): 98-102.

[4] 黄滋淳, 张森, 宿树兰, 等. 江苏省中药产业发展现状、存在问题与对策研究 [J]. 南京中医药大学学报, 2023, 39 (6): 580-586.

[5] 许锐, 高华, 何俊. 基层医疗卫生机构中医馆孟河医派传承现状与思考 [J]. 中华养生保健, 2024, 42 (9): 80-83.

[6] 严辉, 陈静梅, 丁虹翔, 等. 2021 年江苏省中药材生产统计分析 [J]. 中国现代中药, 2023, 25 (11): 2301-2307.

[7] 董能峰, 李功辉, 刘盼, 等. 基于 SWOT 分析的宝鸡市中药产业发展战略 [J]. 现代农机, 2022 (3): 43-45.

[8] 江苏省医药行业协会. 医药政策与医药统计 (2023)[R]. 南京: 江苏省医药行业协会, 2023: 69-70.

[9] 陈抗. 智能制造背景下传统制造业转型升级的路径与机制研究 [M]. 南京: 江苏人民出版社, 2021 .

[10] 省发展改革委 省卫生健康委 省中医药管理局关于印发《江苏省“十四五”中医药发展规划》的通知 [R/OL].(2021-12-31)[2025-03-23]. https://wjw. jiangsu. gov. cn/art/2022/1/12/art_49499_10315011. html.

[11] 夏杰长, 刘睿仪. 农旅融合发展能否提高县域经济韧性？——基于“全国休闲农业与乡村旅游示范县”政策的经验证据 [J]. 经济问题, 2024 (7): 1-10.

[12] 江苏省人民政府. 射阳县菊花产业发展引领乡村致富路 [EB/OL].(2023-12-05)[2024-09-28]. https://www. jiangsu. gov. cn/art/2023/12/5/art_89092_11093762. html.

[13] 射阳县人民政府. 洋马镇科技兴农成效显著 [EB/OL].(2018-09-29)[2024-09-28]. https://www. sheyang. gov. cn/art/2018/9/29/art_12119_2278452. html.

[14] 金融赋能乡村振兴盐城洋马镇: 做强做深“菊花 +”产业链, 培育经济新增长点 [EB/OL].(2021-06-24)[2024-09-28] https://www. 163. com/dy/article/GD917CED0514TTJI. html

[15] 程永波. 江苏健康和信息消费服务业发展研究报告 [M]. 南京: 南京大学出版社, 2020.

[16] 于跃. 连云港市医药产业集群中的政府作用研究 [D]. 北京: 中国矿业大学, 2022.

[17] 张望. 康缘药业蓄势: 中药注射液强劲增长, 处方药研发高投入 [N]. 21 世纪经济报道, 2024-03-20 (010).

[18] 周莹, 张国亮. 杏林苦心耕耘四十载写就中药创新传奇 [N]. 连云港日报, 2024-04-30 (031).

[19] 杨昉, 叶真, 付奇. “三链”发力, 中医药大省踏上进阶之路 [N]. 新华日报, 2023-10-18 (011).

[20] 孟培嘉. 构建独特研发体系康缘药业打造现代中药企业 [N]. 中国证券报, 2023-12-22 (A08).

[21] 徐冠英. 扬帆未来,“5G 江苏”绚丽绽放 [N]. 新华日报, 2023-11-01 (005).

[22] 连云港市人民政府. 开发区: 康缘“5G 智慧中药工厂”获工信部认定 [EB/OL].(2023-11-27)[2024-

09-28]. https://www. lyg. gov. cn/zglygzfmhwz/xqdt/content/37989668-1a77-43cc-b84e-d6b00404d1fe. html.

[23] 连云港经济技术开发区管理委员会. 我区三大药企再进中国医药工业百强榜 [EB/OL].(2024-09-24)[2024-09-28]. http://www. lda. gov. cn/lygjjjskfq/bmdt/content/69752189-e257-4865-bf9e-29e027603509. html.

[24] 李燕. 浅析运河古镇孟河的文化基因特质传承 [J]. 文化创新比较研究, 2021, 5 (10): 107-110.

[25] 壮波. 常州市新北区政府推进孟河镇特色小镇建设研究 [D]. 大连: 大连海事大学, 2018.

[26] 常州市人民政府. 关于对常州市政协十五届三次会议提案第 0010 号的答复 [EB/OL].(2024-06-27)[2024-09-29]. https://www. changzhou. gov. cn/gi_news/328171948689889.

[27] 泰州市市场监督管理局。关于推动大健康产业高质量发展若干措施的通知 [EB/OL].(2021-12-08)[2024-09-30]. http://wap. taizhou. gov. cn/dwzw/dzqk/zfgb/2021nd12q/bmwj/art/2023/art_a3bad25d4bf34c26a1a37b5351439688. html

[28] 泰州市人民政府. 苏中药业入选“2024 中成药工业综合竞争力 50 强”榜单 [EB/OL].(2024-09-03)[2024-09-29]. http://www. taizhou. gov. cn/xwzx/sqdt/art/2024/art_3ec3e586f38d4948982ecc39c20347ee. html.

第四篇

政策法规篇

第一章
江苏中药材资源可持续利用及其政策法规完善建议

一、中药材资源可持续利用相关制度规定

为促进中药材资源的保护与发展，江苏以《中华人民共和国中医药法》《中医药发展战略规划纲要（2016—2030年）》《中华人民共和国国民经济和社会发展第十四个五年规划和2035年远景目标纲要》等国家政策法规为指导，结合江苏实际，出台了《江苏省中医药条例》《南京市促进中医药传承创新发展条例》以及《关于促进中医药传承创新发展的实施意见》《江苏省推动中医药振兴发展重大工程实施方案》《江苏省"十四五"中医药发展规划》等政策法规文件，对促进江苏中药材资源可持续利用，推动中药材生产的标准化、规模化和现代化发展有着重大意义。

（一）中医药地方性立法的细化

早在1999年12月，江苏就颁布了地方性法规《江苏省发展中医条例》。该条例第二十四条对加强中药材的开发利用和野生中药材资源的保护、依法规范中药材的加工炮制以及加快研制开发中药新产品、新剂型，促进中药高科技产业发展，第三十一条对自制特色中药制剂及其医保支付等作出了原则性规定。该条例名为"发展中医"，立法目的主要在于继承和发展中医学，发挥中医在卫生事业中的作用。但并未从法规名称、章节设置等方面规制中药保护与发展，仅有的条款规定亦较为原则化，这种"医药分开"的做法并不符合国家的政策方针。随着《关于扶持和促进中医药事业发展的若干意见》和《中华人民共和国中医药条例》的颁布，四川、贵州、山西、云南等省份相继将"中药"加入条例名称。

为了传承和发展中医药，弘扬中医药文化，保障和促进中医药事业及产业发展，2020年7月，江苏颁布《江苏省中医药条例》，1999年颁布实施的《江苏省发展中医条例》同时废止。新条例对照江苏中医药事业发展面临的新形势、新任务、新要求，从地方性法规层面确定了中医药发展的指导思想、发展方针和保障措施。设"中药保护与发展"专章，针

对江苏中药行业发展存在的如缺乏系统科学的种植养殖标准、中药溯源体系不完善等问题进一步作出细化规定。主要体现在：①在中药产业发展规划方面，明确省人民政府制定和完善规划，不断发挥中医药资源优势，加快中药产业发展。②在建立中药标准方面，明确中药材的繁育应当遵循科学的种植养殖标准，执行国家相关标准；没有国家相关标准、需要制定地方标准的，由省人民政府农业农村、自然资源、药品监督管理、中医药主管部门提出，标准化行政主管部门组织制定。③在质量监测方面，明确县级以上地方人民政府药品监督管理部门应当加强对中药材、中药饮片质量的抽查检验，省人民政府药品监督管理部门要定期公告中药材、中药饮片的质量抽查检验结果。④在追溯体系建设方面，明确县级以上地方人民政府有关部门要推动建立中药材、中成药、中药饮片生产流通使用全过程追溯体系。中药材生产经营企业、使用单位应当建立健全信息化追溯管理制度。

为了促进中医药传承创新发展，建设中医药强市，保护人民健康，2023 年 8 月，南京通过了《南京市促进中医药传承创新发展条例》。这是全国首部省会城市中医药立法，是贯彻落实《中华人民共和国中医药法》《江苏省中医药条例》等上位法、建立健全南京市中医药法规的重要举措，为引领、促进和规范南京市中医药事业及产业高质量发展提供重要的法治支撑和保障。该条例设“创新与融合发展”专章，从加强中医药与养生保健、养老、旅游、体育等产业融合，推进中医药健康服务深度融合发展的角度作出细化规定。主要体现在：①在相关发展规划方面，明确市、区人民政府和江北新区管理机构应当制定中医药产业发展规划和扶持政策，将中医药科学研究和技术创新纳入科技创新规划，设立市级中医药科技发展专项。②在中药资源循环利用方面，明确对医疗机构、中药工业等产生的非药用部位、废弃物、副产物等实现高值化利用，推进中药产业绿色发展。③在中药监管方面，明确市场监督管理、农业农村、中医药等主管部门，应当建立跨部门综合监管机制，加强对中药材、中药饮片，以及中药制品的质量抽查检验，依法查处假冒伪劣中药材、中药饮片、中药制品，保障中药质量安全。

此外，《江苏省风景名胜区管理条例》《江苏省云台山风景名胜区管理条例》《徐州市云龙湖风景名胜区条例》等地方性法规还规定了风景名胜区内动植物标本、野生药材的采集应当经风景名胜区管理机构同意，并在限定的数量和范围内进行。

（二）促进中医药传承创新发展等系列政策的细化

为促进中医药和西医药相互补充、协调发展，加快中医药强省建设步伐，根据《中共中央 国务院关于促进中医药传承创新发展的意见》《国务院办公厅关于印发中医药振兴发展重大工程实施方案的通知》等文件精神，江苏发布了《关于促进中医药传承创新发展的实施意见》《江苏省推动中医药振兴发展重大工程实施方案》《江苏省“十四五”中医药发展规划》等政策文件，对加强中药资源保护和利用作出具体规定。主要体现为：①开展中药资源普查，建立中药资源数据库和种质库。依托第四次全国中药资源普查工作成果，健全江苏中药资源动态监测体系。②完善中药材种子种苗和种养标准，建设中药材良种繁育基地，打击种业违法行为。③因地制宜发展中药材种植养殖，引导制定有关中药材种植养殖技术规程，扶持有关林下中药材种植养殖研究和示范推广，将中药材纳入林下种植推荐名录。④推进珍稀濒危中药材保护和道地药材生态种植养殖、仿野生栽培等，做好珍稀濒危中药材繁育相关工作，规范做好相关野生动植物繁育、采集、出售购买利用和进出口许可和监管。

以政策法规所要求的制定中药材种植养殖规范为例，以“中药”以及瓜蒌、银杏、芡实、蟾酥、薄荷等具体中药品种为关键词，在地方标准信息服务平台（https://dbba.sacinfo.org.cn/）进行江苏地方标准检索。目前针对中药材资源种植、加工等，江苏颁布了一系列相关技术标准，包括《中药材种植溯源技术规范》《中药材瓜蒌栽培技术规程》《滨海白首乌实生苗繁育技术规程》《地鳖养殖技术规程》《地理标志证明商标丰县牛蒡》等（表 4-1-1）。

表 4-1-1　江苏中药材种养殖相关地方标准

序号	标准号	标准名称	制定层级	批准日期
1	DB32/T 4557—2023	中药材种植溯源技术规范	江苏省	2023-09-22
2	DB32/T 4224—2022	地方习用对照药材制备能力的通用要求	江苏省	2022-03-18
3	DB32/T 3879—2020	地方习用对照药材制备技术要求	江苏省	2020-10-13
4	DB32/T 2483—2013	铁棍山药栽培技术规程	江苏省	2013-12-30
5	DB32/T 2120—2012	芍药种苗生产技术规程	江苏省	2012-05-08
6	DB32/T 2121—2012	芍药生产及采后处理技术规程	江苏省	2012-05-08
7	DB32/T 2893—2016	“苏乌 1 号”白首乌栽培技术规程	江苏省	2016-03-10
8	DB32/T 2312—2013	白首乌繁殖技术规程	江苏省	2013-12-30
9	DB32/T 2311—2013	“滨乌 1 号”白首乌栽培技术规程	江苏省	2013-12-30
10	DB32/T 2032—2012	地理标志产品　滨海白首乌	江苏省	2012-02-10
11	DB32/T 770—2005	无公害农产品　白首乌生产技术规程	江苏省	2005-02-03
12	DB32/T 2316—2013	地理标志产品　邳州银杏	江苏省	2013-05-30
13	DB3209/T 262—2024	多年生滨海白首乌栽培技术规程	盐城市	2024-01-19
14	DB3209/T 261—2024	滨海白首乌实生苗繁育技术规程	盐城市	2024-01-19
15	DB3209/T 215—2022	白首乌玉米间作栽培技术规程	盐城市	2022-09-27
16	DB3212/T 010—2019	中药材瓜蒌栽培技术规程	泰州市	2019-12-20

续表

序号	标准号	标准名称	制定层级	批准日期
17	DB3208/T 117—2019	瓜蒌搭架栽培技术规范	淮安市	2019-09-26
18	DB3212/T 190—2019	油药牡丹栽培技术规程	泰州市	2019-04-10
19	DB3211/T 049—2022	地鳖养殖技术规程	镇江市	2023-01-06
20	DB3203/T 28—2023	地理标志证明商标 丰县牛蒡	徐州市	2023-06-30

二、法经济学之中药材资源可持续利用的生态经济学评价

法经济学是一门运用微观经济学、福利经济学等经济学基本理论，分析法律形成、法律框架和法律运作以及法律制度所产生的社会经济影响的一门经济学与法学交叉的边缘学科，其旨在使法律制度的原则更为清楚地表达显现，而非改变法律制度本身[1]。如上文所述，国家层面以及江苏省层面已围绕中药材资源保护与发展制定了具体规定，但聚焦于中药材资源可持续利用的具体评价，中药材资源的采收总量如何与预期储存量达到最大限值，以实现中药资源与中药经济、中药生态环境的协调发展成为中药资源经济法学、法经济学研究的重点内容之一。

本部分尝试选取中药材资源中占绝大多数的可再生资源作为研究对象，通过引入中药材资源可持续利用的逻辑斯谛模型（logistic model），以分析中药材资源可持续利用相关政策制度的实施效果。

（一）增长模型

逻辑斯谛模型是一种最基本的可再生资源的增长模型，该模型认为种群瞬时增长速度、种群产生时间及达致饱和的方式等之间有着密切的联系[2]。逻辑斯谛模型的微分式是：$dN/dt=rN(1-N/K)$。其中 N 表示种群现有个体数，r 表示种群的瞬时增长率，K 表示环境最大容量。逻辑斯谛增长曲线是一个呈拉长“S”形的累积增长曲线[3]。曲线在生长开始后很平缓，有时稍呈下凹（适应期）；然后逐渐加快，呈斜直线（对数期）；到一定高度又转平缓，接近于一个平衡的水平线，即接近于 K 的渐近线；如果没有资源补充，曲线开始降落（衰退期）（图 4-1-1）。

该曲线的基本类型包括：纯补偿型、补偿失调型和极端补偿失调型等。在此主要考虑纯补偿型。一般情况下，种群的增长率 $r(N)$ 多为 N 的减函数，而且不一定是线性减函数，N 越小，资源越充足，个体增长率 $r(N)$ 越大。

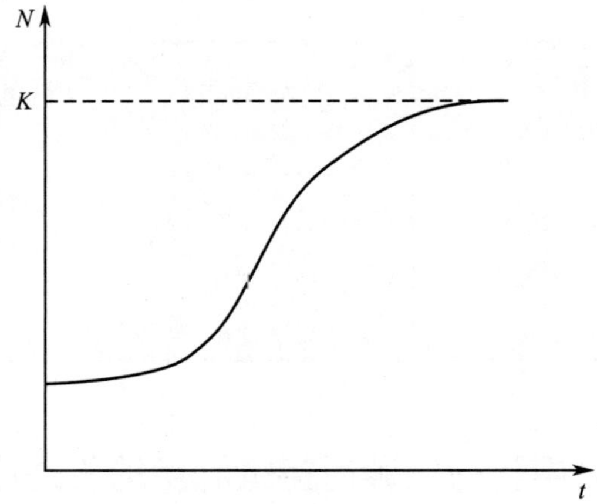

图 4-1-1　种群增长曲线

（二）开发模型

若某种中药材资源的采集率为常数 h，此时中药材资源开发模型可在 logistic 原始模型的基础上增加一项收获项，即 $dN/dt=rN(1-N/K)-h$；若某中药材资源的采集率并不固定，而是采集数量与资源存量 N 成正比例关系，比例系数 E 为资源利用率，则模型为：$dN/dt=rN(1-N/K)-EN$。若某种中药材资源采集率具有时变性，若采集量与时间变量有关，则有：$dN/dt=rN(1-N/K)-h(t)$，$dN/dt=rN(1-N/K)-E(t)N$。

接下来讨论如何控制资源利用率 E，以使得资源利用量最大。记 $f_1(N)=rN(1-N/K)$，$f_2(N)=EN$，它们的图形分别是抛物线和直线。显然 $f(N)=rN$ 是 $f_1(N)$ 在原点的切线；又 $r>E>0$，所以 $f_2(N)$ 与 $f_1(N)$ 的曲线必相交，原方程可表示为：$dN/dt=f_1(N)-f_2(N)$。使 $f_1(N)=f_2(N)$ 的 N' 就是稳定的平衡位置。可解得，最大利用量 $\mathrm{Max}f_2(N)=EN$ 在 $N=K/2$ 处到达，可取 $N'=K/2$；最大中药材资源利用量的可持续利用率为：$E'=r/2$。在此条件下，最大利用量为：$\mathrm{Max}f_2(N)=E'N'=rK/4$。因此，控制利用率 $E=r/2$，即控制 E 使中药材资源的总量为 K 的一半时，就可在保持资源总量稳定的条件下使采集量最大。当 $E\geqslant r$ 时，则射线 EN 与 $f(N)$ 除 $N_0'=0$ 外不再有第二个交点，而且在 N 的正半轴处有 $dN/dt<0$，这时 N_0' 将是稳定的。即采集率大于种群再生率时，较大的采集强度大大增加了种群的死亡率，使得种群不断减少直至完全灭绝，这种情况称为过度采集。

（三）生态经济阈限

1. 生态阈限

设某种中药材资源的现有存量为 N，r 为资源再生率，K 为该中药材资源的环境最大容量。由前面模型分析结果可得出当 $N=K/2$（即当现有存量为环境最大容量的一半）时，最大持续利用量（MSY）为：$MSY=rK/4$。将此指定为此中药材可再生资源利用的生态下限，记为$P_1=rK/4$，其生态上限为资源利用量等于资源再生量，则有$P_2=rN$。可得可再生资源适度利用的生态阈限$E=[P_1,P_2]=[rK/4,rN]$。也就是当$N<K/4$时，即当存量少于最大容量的1/4时，该生态上限小于生态下限。表明要想获得最大持续利用量，暂时不宜对该中药材资源加以利用，此时重点在保护和培育资源，休养生息。一般来说，在实践中难以具体确定正在利用的中药材资源环境最大容量K，但可通过中药材资源利用率加以推测。中药材的资源利用率约为该中药材资源利用量与该中药材资源存量之比。因此中药材资源处于能够提供最大持续产量时的存量（$NMSY$）为：$NMSY=K/2$，则其中药材资源利用率（H_1）为：$H_1=MSY/NMSY=(rK/4)/(K/2)=r/2$。这与上面的分析结果一致，表明可再生中药材资源适度利用的生态下限是中药材利用率等于中药材资源再生率的一半，而利用率等于再生率则是适度利用的生态上限，即有$H_2=r$。此时中药材资源量稳定在K值以下的某一值。这样从中药材资源利用率来推测的生态阈限为：$E=[H_1,H_2]=[r,r/2]$。因此只要了解某中药材资源的再生率，即使不知道该资源的环境最大容量，也可以做出适度利用该中药材资源的选择。

2. 经济阈限

从经济学角度而言，无论是可再生的资源或不可再生的中药材资源，利用的目的是以最适量的中药材资源投入规模取得最佳的经济效益。根据投入产出的报酬递减规律，当中药材资源利用规模很小时，收入小于成本；继续扩大利用规模，收入大于成本；当中药材资源利用规模超过某一临界点后，则得不偿失，收入再次小于成本。于是可得中药材资源利用的经济阈限（G）为：$G=[Q_1,Q_2]$。最佳经济利用量为Q，当$IQ-CQ$时取最大值。

3. 生态经济阈限

中药材资源利用的生态经济阈限（EG）为：中药材资源的利用量不低于经济下限，不高于生态上限。即：$EG=$［经济下限，生态上限］。设生态阈限$E=[P_1,P_2]$，经济阈限$G=[Q_1,Q_2]$，则中药材资源利用的生态经济阈限有以下情形：

当$Q_2<P_1$，即经济上限所界定的中药材资源利用量小于生态下限所界定的利用量。此时，尽管生态系统的自我调节机能允许有更大规模的中药材资源利用，但受技术经济条件或市场需求的限制，中药材资源的最大利用量只能为Q_2，才能有好的经济效益。在此情形下，中药材资源利用严重不足，但不影响生态经济平衡。

当$Q_1<P_1<Q_2<P_2$，即经济下限小于生态下限，而经济上限大于生态下限但小于生态上限，则中药材资源利用的生态经济阈限为：$EG=[P_1,Q_2]$。根据生态经济最大化原则，中药材资源的利用量应定为Q_2，此时既能保持中药材资源的生态平衡，又能最大化地发挥其经济价值。

当$P_1<Q_1<P_2<Q_2$，即经济下限大于生态下限但小于生态上限，经济上限大于生态上限。则中药材资源利用的生态经济阈限为：$EG=[Q_1,P_2]$。在不破坏生态环境的情况下，中药材资源的最大利用量为中药材资源的生态上限。

当 $Q_1<P_1<P_2<Q_2$，即经济下限低于生态下限，经济上限超过生态上限时，中药材资源利用的生态经济阈限与其生态阈限相同，为：$EG=[P_1,P_2]$。此时，中药材资源的最大持续利用量为其生态上限。

当 $P_1<Q_1<Q_2<P_2$，即经济下限超过生态下限，而经济上限低于生态上限。则中药材资源利用的生态经济阈限与其经济阈限相同，为：$EG=[Q_1,Q_2]$。此时中药材资源的最大可持续利用量为其经济上限。

当 $P_2<Q_1$，即经济下限超过生态上限。这种在不低于经济下限情况下的中药材资源利用规模超过生态上限的情形，表明尚不具备该中药材资源利用的技术经济条件。

上述六种情形中，第一种情形一般存在于某种中药材资源开发利用的初始阶段，主要为一些刚被发现的中药材资源，其市场需求尚不足以进行大规模利用，目前属于这一类的中药材资源比较少见。第二种情形至第五种情形都能使得经济效益最大化，并且在生态阈限的范围内，从而能够促进中药材资源的可持续利用。其中第二种情形和第五种情形较多地存在于相对丰富的中药材资源利用中；而第三种情形与第四种情形则较多地存在于相对短缺的中药材资源利用中。第六种情形是要力求避免的，当某中药材资源枯竭，生态系统处于崩溃时常出现此情形，因而此时的重点在于保护和培育中药材资源，休养生息，加强人工养殖，并有效地寻找替代品。

（四）中药材资源生态经济评价案例——以苍术为例

苍术为我国传统大宗药材，有茅苍术和北苍术之分，主要来自野生，市场少见或不见有家种苍术上市的报道。内蒙古、辽宁、吉林、黑龙江四省（区）的道地药材北苍术产量居全国之首，占全国总量的 90% 左右，质量优于其他产地。野生茅苍术资源已趋枯竭，江苏茅山地区一度是茅苍术道地药材的中心产区，然而在 20 世纪 80 年代茅山地区的苍术资源较 60 年代和 70 年代产量已经明显下降，90 年代初茅苍术的商品收购几乎停止[4]。目前苍术市场主要商品为北苍术。20 世纪 80 年代，上述四省区的北苍术蕴藏量约为 20 万吨，2000 年锐减至 1 万吨左右，2004 年再减至 5 000 吨左右，2010 年产量又减至 800 吨左右，2012 年产量已减至 600 吨左右，2013 年的苍术资源总量为 400~500 吨。而其市场需求量则在逐渐增多，2001 年苍术用量为 1 200 吨，2005 年增至 4 000 吨，2011—2012 年增至 5 800~6 200 吨，2013 年增至 6 500~6 800 吨。

根据以上数据，运用中药材资源逻辑斯谛模型可以得出，北苍术的环境最大容量与现有存量分别为：$K>6\,000$ 吨，$N=500$ 吨，$N<K/4$。这意味着北苍术的总量已经低于其生态阈值的下限（P_1），但是由于其疗效逐渐被认可、价格上涨等因素，其需求量在不断增加，北苍术的年开采量远远高于其再生量，北苍术中药材资源逐渐减少。如果追求当下的经济效益，采用过度的开采方式，北苍术资源会呈现枯竭的趋势。

三、中药材资源可持续利用主要问题剖析

（一）中药材种子种苗标准有待建立

中药材种子种苗是指药用植物的种植材料或者繁殖材料，包括籽粒、果实根、茎、苗、芽、叶、花等，以及菌物的菌丝、子实体等。种子种苗是中药材质量的前提条件，也是质量控制体系中的核心要素。从具体的中药材种子种苗的标准制定分析，全国中药材种子（种苗）标准化技术委员会已针对三七、白术、平贝母、丹参、明党参、金莲花等制定了种子种苗国家推荐标准（表 4-1-2）。目前江苏中药材种子种苗标准主要涵盖了桑、莲子、枇杷、芍药、菊花等 14 种中药材的基本种类，其中专门针对中药材种子与种苗的质量标准尚未建立。相较于农作物、草种、烟草种子、食用菌菌种在品种选育及种子种苗标准化方面所取得的进展，中药材在种质资源的保护与利用、品种选育、种子种苗的生产经营、质量控制体系等方面均较为滞后。中药材种子种苗标准缺失，导致中药材市场交易缺乏相关法律依据，致使假冒伪劣种子在市场中流通，不仅扰乱中药材市场秩序，还影响种质质量稳定，容易导致品质退化等问题，制约了中药材资源的可持续发展。

表 4-1-2　国家中药材种子种苗相关标准

序号	标题	归口（主管）单位	公布日期	性质
1	中药材种子（种苗）三七	全国中药材种子（种苗）标准化技术委员会	2022-07-11	国家标准、推荐性
2	中药材种子（种苗）白术	全国中药材种子（种苗）标准化技术委员会	2022-03-09	
3	中药材种子（种苗）平贝母	全国中药材种子（种苗）标准化技术委员会	2022-03-09	
4	中药材种子（种苗）丹参	全国中药材种子（种苗）标准化技术委员会	2022-03-09	
5	中药材种子（种苗）明党参	全国中药材种子（种苗）标准化技术委员会	2022-03-09	
6	中药材种子（种苗）金莲花	全国中药材种子（种苗）标准化技术委员会	2022-03-09	

此外，从中药材种子种苗相关标准收载的中药材基源种类及归属行业来看，现有标准涉及的中药材基源中，植物基源占比 90% 以上；且动物和菌类基源的种苗标准均归属农业或水产，植物基源的中药材种子种苗标准大部分归属农业和林业，部分归属草业，仅少部分归属中医药行业[5]。

（二）道地中药材认定制度与名录的缺失

由于道地中药材比其他地区生产的同类药材在质量、疗效等方面更好，道地中药材的价格通常亦远高于非道地药材价格。非道地中药材冒充道地中药材的现象在中药材市场也较为普遍，这种现象严重损害了道地中药材资源的品牌效应。2016年发布的《中医药发展战略规划纲要（2016—2030年）》提出制定国家道地药材目录，加强道地药材良种繁育基地和规范化种植养殖基地建设。目前国家层面的道地药材目录尚未制定，浙江、山东、安徽、贵州、湖南、广西等多个省（区）相继制定发布了地方道地中药材名录，以打响地方道地中药材区域公用品牌，实现一二三产业联动（表4-1-3）。目前江苏有苏芡实、苏菊、银杏叶/白果、茅苍术、苏薄荷、黄蜀葵花和瓜蒌子/瓜蒌皮/天花粉，为江苏省代表性道地及特色药材[6]。但与上述其他省（区）相比，江苏仍未划定省域道地中药材的具体种植区域、规模，也未制定地方道地中药材目录。

表4-1-3　部分省（区）道地中药材品种目录

序号	标题	品种范围	制定部门	发布日期
1	浙江省道地药材目录（第一批）	浙贝母、浙元胡、浙白术、杭白芍、杭白菊、浙麦冬、浙玄参等44个品种	浙江省中医药管理局、浙江省经济和信息化厅、浙江省农业农村厅、浙江省卫生健康委员会、浙江省林业局、浙江省药品监督管理局	2023-01-19
2	湖南省道地药材目录（第一批）	湘玉竹、湘莲子、常吴萸、湘黄精等35个品种	湖南省中医药管理局、湖南省药品监督管理局、湖南省农业农村厅、湖南省卫生健康委员会	2022-06-08
3	湖北省“十大楚药”道地药材	“十大楚药”：蕲艾、半夏、天麻、黄连、茯苓、福白菊、苍术、龟鳖甲、银杏、紫油厚朴和黄精（并列） “五大特色药材”：资丘木瓜、野菊花、虎杖、金刚藤（菝葜）、马蹄大黄	湖北省农业农村厅、湖北省卫生健康委员会	2022-05-07
4	山东省道地药材名录、特色药材名录和山东省中药材“鲁十味”名单	山东省道地药材名录：大枣、山茱萸、山楂等80个品种 山东省特色药材名录：山药、太子参、牛蒡子、艾叶、石斛、石榴皮、生姜、白芷、白首乌、西洋参、麦冬、芦根、虎杖、荷叶、银杏叶共15个品种 山东省中药材“鲁十味”名单：金银花、阿胶、丹参、西洋参、全蝎、蟾酥、黄芩、北沙参、瓜蒌、山楂	山东省卫生健康委员会、山东省发展和改革委员会、山东省科学技术厅、山东省工业和信息化厅、山东省自然资源厅、山东省农业农村厅、山东省药品监督管理局	2021-11-30

续表

序号	标题	品种范围	制定部门	发布日期
5	贵州省道地药材目录(第一批)	艾叶、白果、百合、党参、葛根、瓜蒌、桔梗、木通、天麻、铁皮石斛、吴茱萸、小茴香、野菊花、薏苡仁、淫羊藿、鱼腥草等95个品种	贵州省农业农村厅、贵州省中医药管理局、贵州省药品监督管理局	2021-11-15
6	"十大皖药"产业基地示范名单	"十大皖药":霍山石斛、灵芝、亳白芍、黄精、茯苓、宣木瓜、菊花、丹皮、断血流、桔梗	安徽省卫生和计划生育委员会、安徽省经济和信息化委员会、安徽省农业委员会、安徽省商务厅、安徽省林业厅、安徽省中医药管理局	2016-12-12

(三) 中药材种植养殖规范的执行困难

2022年发布实施的《中药材生产质量管理规范》(GAP)树立风险管控理念,强调对中药材质量有重大影响的关键环节实施重点管理;强调中药材规范生产与生态环境保护统一,实行高标准、严要求,兼顾中药材生产现实情况及当前技术水平,力争避免"失之于严"或"失之于宽"[7]。江苏在实施中药材规范化生产和管理等方面还存在以下几个方面的问题:①当前江苏中药材的种植与产地初加工尚未形成现代化、规模化的生产经营方式,中药材种植养殖主要以个体经营为主,综合机械化率偏低。其中盐城滨海白首乌作为药食同源特种经济植物和地产中药材,其种植规模呈逐渐扩大趋势,但仍缺乏现代化的种植技术,尤其是综合机械化率仅约为20%[8]。加之江苏中药材生产行业从业人员数量不足、队伍老龄化严重,技术较为落后,导致中药材生产种植缺少规划与指导,基地规范化、规模化水平较低[9]。②中药产业链包括种植养殖、流通贮存、加工炮制、处方使用等环节,横跨第一二三产业,涉及自然资源、农业、市场、卫生健康、药监、中医药等多个政府部门,全过程监管的要求对各部门之间的联动性和灵活性要求高。此外,中药材还兼具农产品和药品的双重属性,给源头治理和生产全过程质量控制带来严峻挑战。

(四) 野生药材资源法律保护缺陷

现行与中药材资源保护相关的法律法规主要有《中华人民共和国药品管理法》(以下简称《药品管理法》)《中华人民共和国中医药法》(以下简称《中医药法》)《野生药材资源保护管理条例》等。其中《野生药材资源保护管理条例》于1987年出台,由于其制定年限久远,规定的违法成本较低,资源违法调查取证执法的难度大,惩治效果有限,已难以适应新形势下中药材资源保护与开发利用的需要[10];《中华人民共和国药品管理法》及其实施条例主要从宏观角度围绕中药发展做出原则规定,并未对野生中药材资源保护作出具体规定;《中华人民共和国中医药法》仅笼统规定,国家保护野生中药材资源,扶持濒危动植物中药材人工代用品的研究和开发利用,难以对当前中药材资源面临的问题作出有效指导和规范。此外,长期以来,对中药材资源生态环境的保护不力及不合理的开发利用,共同导致江苏以及全国范围内野生中药材资源迅速减少,部分种类面临稀有濒危和灭绝的危险,有的品质下降。

相关调研结果显示[11]:①江苏有些地区对中药材资源进行掠夺式采收或捕猎,造成野生资源量的大幅度下降,如丘陵山区的七叶一枝花、徐长卿、茅苍术、春柴胡等;②农业资源开发的大规模进行,荒草地的开垦,围湖围滩造田,森林的不合理砍伐,以及由此带来土地功能的改变和耕作制度的变化,造成中药材资源赖以生长的土地生态环境变化,生态平衡失调,严重危及野生植、动物资源的生长繁衍,导致资源量的迅速减少,甚至处于濒危状态,如京三棱、蒲黄、三泰地区的半夏、沿海滩涂的珊瑚菜等;③丘陵山区大规模开发,发展经济林、果、茶,开山采石,使中药材资源生长栖息地逐年缩小,资源总量下降,茅苍术、白及等部分物种流失。

四、推进江苏中药材资源可持续利用的政策建议

在与国家法律、行政法规、国家政策标准等不相抵触的前提下,建议以问题为导向、从实际出发,利用好现有的地方政策法规标准的制定权限,推进江苏中药材资源的可持续利用。

(一)注重中药安全跨部门合作治理

中药材可持续利用跨部门合作应当是基于中药全产业链,包含中央和地方两个层面的跨部门合作。在中央层面,工业和信息化部门、农业部门、国家药品监督管理部门、中医药管理部门等在制定有关中药材的宏观政策时,应注意建立部门协作机制,考虑中药材具有农产品和药品的双重属性,有关中药材的宏观政策应既能满足农业部门利益,又有利于药品监督管理部门的监管和中医药管理部门中医药发展目标的实现。同时,各部门间应当建立中药材检测和监测信息共享机制,优化各类资源配置,提高中药安全治理效能。在地方层面,目前地方药品监督管理部门隶属市场监督管理部门管理,理论上中药安全治理力量可以覆盖到乡镇一级,但是作为中药饮片源头的中药材种植环节的治理之责仍在农业部门,可以探索整合基层市场监管与农业部门的农产品监管职能,维护药材种子种苗市场秩序,规范农业投入品的使用。

(二)完善地方中药材种子种苗等中药标准体系

《中华人民共和国标准化法》《江苏省地方标准管理规定》已明确省级标准化行政主

管部门可以在农业、工业、服务业以及社会事业等领域制定地方标准。建议：①加强江苏中药全产业链政策法规标准体系建设。中药材标准不应局限于《中国药典》、部颁标准、地方标准等，还包括中药材商品等级标准、道地药材标准、绿色中药材标准、种子种苗标准、产地环境标准、规范化种植规范、安全生产技术规程、采收加工规范、贮藏和包装运输质量规范等。②推进江苏药用植物种质资源库建设，种质基因库可包括药用植物种子库、植物离体库、DNA 库、微生物库和动物种质资源库等。目前国家已依托中国医学科学院药用植物研究所建设并运行国家药用植物种质资源库，设置 1 个长期库（保存年限 45~50 年）、2 个中期库（保存年限 25~30 年），可保存 10 万份药用植物种质资源，入库登记种质资源 1.2 万余份[12]。江苏应在泰州中药材种质资源库的基础上，进一步加强药用植物种质资源库建设，为中药种质资源保存提供平台。③扶持建设一批中药材种子种苗专业化繁育基地，推动制定有江苏地方特色、缺少国家标准的中药材种子种苗标准，确保中药材种子的纯度和稳定性。同时政府相关部门定期对中药材种子种苗的质量进行抽查，建立种子种苗的认证体系，推动种子种苗的品种登记和种质资源保护，打击种业领域的各类违法行为。

（三）制定江苏道地中药材、特色中药材认定与名录

根据《“十四五”中医药发展规划》要求，到 2025 年底国家要制定发布全国道地药材目录。《全国道地药材生产基地建设规划（2018—2025 年）》也明确了华东道地药材产区主攻方向，即恢复生产茅苍术、苏芡实、建泽泻等传统知名药材，大力发展凤丹皮、江栀子、温郁金等产需缺口较大的药材。建议：①制定江苏道地中药材和特色中药材认定标准。明确产于江苏区域内，收载于《中国药典》或者中药材标准的品种，可纳入认定范围。其中，道地药材认定标准应主要依据药材的道地性，即现今流通药材基源或者加工工艺与文献记载一致、历史悠久、品质优良，且有资源分布或者有一定的种植、养殖、加工规模。特色药材认定标准主要针对未纳入道地中药材范围的药材，重点考虑经济性，要有较大的种植、养殖规模，市场潜力较大，产业示范带动作用明显；或者规模较小，但具有明显区域特色。②发布江苏道地中药材、特色中药材品种目录。根据上述认定标准，依据“三代本草、百年历史”的遴选指导原则，参考《道地药材标准汇编》等著作，配套发布江苏道地中药材、特色中药材品种目录。③制定江苏中药材等级标准。综合考虑中药材道地性、生长年份、炮制工艺等方面因素，研究制定江苏中药材等级标准，在道地产区优先支持中药企业、专业合作社等有稳定销路的道地药材生产基地开展认证，形成“优质优价”示范和带动效应。

（四）推进实施中药材生产质量管理规范

根据中药材生产质量管理规范，加强对分散农户中药材种植、养殖的指导，推进全省

中药材生产先进适用技术实现有效转化和示范推广。建议：①进一步制定有关江苏道地以及特色中药材的种植养殖技术规程，推进珍稀濒危中药材保护和道地药材生态种植养殖、仿野生栽培等，推进标准化规模化中药材生产基地的建设。②根据《国家中药材追溯标准与管理办法》以及中国中药协会《中药追溯体系实施指南》《中药追溯信息要求 中药材种植》《中药追溯信息要求 植物类中药材种子种苗生产》《中药追溯信息要求 中药饮片生产》等追溯标准，依托江苏现有中药追溯平台，探索建立覆盖全省主要中药材品种的全过程追溯体系。其中，中药材种植追溯体系的关键是：人(种植者)、种(种子种苗)、地(种植药材的自然环境)、管(田间管理)、收(采收和干燥加工)[13]。③落实《南京市促进中医药传承创新发展条例》等政策法规提出的“对医疗机构、中药工业等产生的非药用部位、废弃物、副产物等实现高值化利用”的要求。修订制约中药资源循环利用和循环经济发展的相关领域资源产业政策和法规壁垒，改变目前以消耗利用中药及天然药用生物资源进行新产品生产禁止副产物作为合法原料的限制[14]。

(五) 加强珍稀濒危中药材的保护和替代品研制

当前针对野生中药材等珍稀濒危药材的保护，主要依据《药品管理法》《中华人民共和国野生动物保护法》《中华人民共和国森林法》《野生药材资源保护管理条例》等法律法规。建议：①加强江苏中药材资源可持续利用生态经济学评价。将野生道地中药材资源作为重大战略措施加以发展和保护，建立野生资源人工抚育区或粗放式散养(种植区)。根据野生中药资源的生产能力制订合理的资源保护开发计划，当该地区野生中药资源达到一定生产能力时限量开发；反之，将生产能力降至一定指标时转为保护状态。②根据2024年《国家药监局 国家中医药局关于支持珍稀濒危中药材替代品研制有关事项的公告》要求，依托江苏现有的国家重点实验室、国家工程研究中心等科技创新平台，加强珍稀濒危中药材人工繁育、野生抚育等相关研究和成果转化，并为相关部门政策和文件制定提供参考。

第二章

江苏中药饮片管理及其政策法规完善建议

一、中药饮片管理相关制度规定

(一) 地方中药饮片炮制以及医疗机构中药饮片临方炮制备案

1. 省级中药饮片炮制规范

根据《药品管理法》第四十四条规定,中药饮片应当按照国家药品标准炮制;国家药品标准没有规定的,应当按照省级药品监督管理部门制定的炮制规范炮制。2022年12月,国家药监局发布《国家中药饮片炮制规范》,该规范属于中药饮片的国家药品标准。省级饮片炮制规范是对国家药品标准中未收载的地方临床习用饮片品规和炮制方法的补充,是地方饮片加工、生产、经营、使用、检验、监督管理的法定依据。根据《药品管理法》第四十四条规定,《江苏省中医药条例》《关于促进中医药传承创新发展的实施意见》《江苏省推动中医药振兴发展重大工程实施方案》《江苏省"十四五"中医药发展规划》等政策法规文件均对执行江苏本省中药饮片炮制规范、加快修订完善省级中药材标准和中药饮片炮制规范作出明确规定。其中,江苏省药品监督管理局先后制定了《江苏省中药饮片炮制规范》1992年版、2002年版和2020年版,2022年版炮制规范纳入154个中药饮片品种规格,成为省域中药饮片加工、生产、经营、使用、质量检验以及监督管理等各个环节必须严格遵循的法定技术基准。此外,2022年3月江苏省药品监督管理局还出台《江苏省中药饮片不符合药品标准,尚不影响安全性、有效性的认定指导意见(试行)》,旨在规范江苏中药饮片案件办理,统一处罚标准。

2. 医疗机构中药饮片临方炮制备案制

根据《中医药法》第二十八条规定,对市场上没有供应的中药饮片,医疗机构可以根据本医疗机构医师处方的需要,在本医疗机构内炮制、使用。医疗机构炮制中药饮片,应当向所在地设区的市级人民政府药品监督管理部门备案。上述规定突破了《药品管理法》关于医疗机构不能炮制中药饮片的规定。为进一步规范医疗机构临方炮制备案制,《江苏省中医药条例》进一步规定了医疗机构根据本单位医师处方的需要炮制市场上没有供应的中药饮片,应当具备与之相适应的条件、设施和质检制度,向所在地设区的市人民政府药品监督管理主管部门备案,并由具有三年以上炮制经验的中药学专业技术人员负责。按照麻醉药品管理的中药饮片和毒性中药饮片,医疗机构不得在本单位内炮制。

(二)中药饮片质量抽检制度

1. 全国中药饮片抽检情况

我国中药饮片市场一度存在严重的掺伪掺杂、染色增重、不规范炮制、重金属及农药残留超标等问题。为此,2019 年版《药品管理法》设"监督管理"专章,对假药、劣药的认定与查处、药品检查员队伍的职业化和专业化、药品质量抽查检验和定期公告等作出明确规定。此外,为加强对中药材及饮片的质量监管,药监部门持续强化中药饮片专项检查工作,依法查处各类违法违规企业和不合格饮片,中药饮片总体质量状况得以明显好转。从 2013 年至 2022 年,我国中药材及饮片抽检合格率从 64% 稳步攀升至 2022 年的近 98%[15]。据国家药监局《国家药品抽检年报(2023)》显示,全国范围共完成 132 个品种 18 762 批次制剂产品与中药饮片的抽检任务,其中 18 626 批次合格,全国平均合格率高达 99.27%。

2. 江苏中药饮片抽检情况

《江苏省中医药条例》第二十九条进一步规定,县级以上地方人民政府药品监督管理部门应当加强对中药材、中药饮片质量的抽查检验。省人民政府药品监督管理部门应当定期公告中药材、中药饮片的质量抽查检验结果。《关于促进中医药传承创新发展的实施意见》规定,强化中药质量安全监管。加强中药饮片和中成药市场抽检,依法严厉打击中药饮片染色增重、掺杂使假和中成药非法添加化学品等违法行为。此外,江苏药品监管等相关部门制定了《关于印发江苏省中药饮片、医用气体、体外诊断试剂实施 GMP 方案的通知》《关于加快推进中药饮片生产企业实施 GMP 工作的通知》《江苏省中药饮片监督管理工作方案的通知》《关于进一步加强流通环节中药饮片质量监管的通知》《江苏省中药饮片质量集中整治工作实施方案的通知》,以便于对中药饮片质量安全的监管。

2019—2024 年江苏省药品监督管理局共发布了 22 期药品质量公告,涉及 252 批次不合格中药饮片,涵盖 13 个地级市。2023 年江苏共完成 4 458 个品种 18 548 批次抽检,其中中药饮片抽检 2 503 批次,总体合格率高达 99.80%。对上述 22 期药品质量公告涉及中药饮片的内容予以梳理分析,结果如下:

1)不合格批次的中药饮片品种。不合格批次排在前十位的品种分别为白鲜皮、山药、蜜款冬花、炒酸枣仁、春柴胡、炙甘草、路路通、五加皮、红花和大黄等,共计 91 批次,占不合格中药饮片的 36.40%(图 4-2-1)。

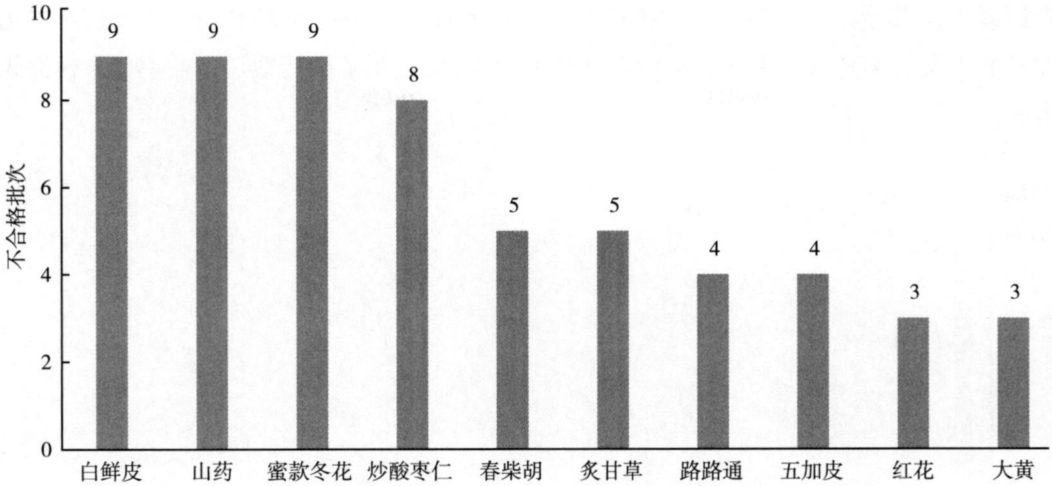

图 4-2-1　2019—2024 年江苏不合格中药饮片批次排名前十品种

2）中药饮片不合格检测项。从涉及批次来看，排在前三位的检测项是性状项（123 批次）、检查项（86 批次）和含量测定项（54 批次），共计 263 批次。另外，对中药饮片不合格检测项分析发现，部分中药饮片品种有多个检测项不合格，其中 2 个检测项不合格的中药饮片有 23 批次，3 个或 3 个以上检测项不合格的中药饮片有 7 批次，共计 30 批次，占不合格中药饮片的 11.90%（图 4-2-2）。

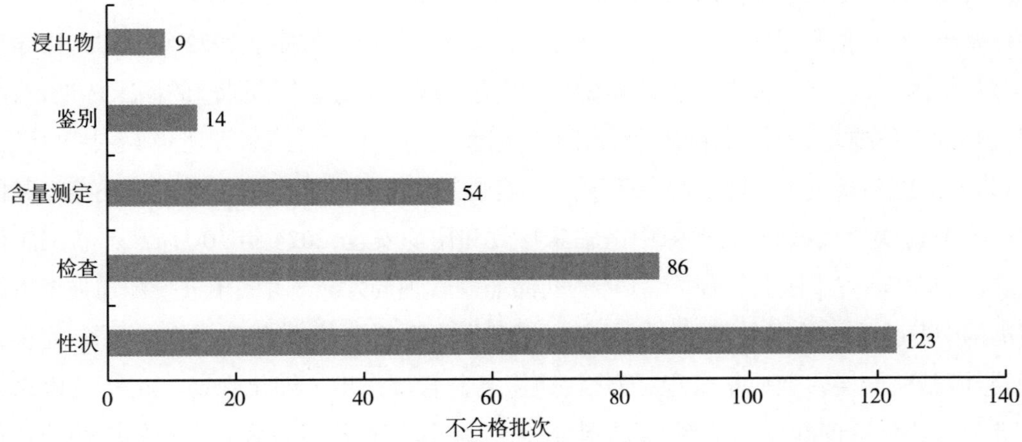

图 4-2-2　2019—2024 年江苏中药饮片检测项不合格的批次

3）不合格中药饮片来源地。江苏市场上不合格中药饮片有 56 批次（22.22%）来源于本省中药饮片生产企业，有 153 批次（60.71%）来源于安徽（图 4-2-3）。

4）非法渠道的中药饮片购进。中药饮片企业的生产、检验、管理等水平参差不齐，特别是一些中小型企业仍处于散、乱、差的状态，个别企业受利益驱使，存在非法渠道购进中药饮片的现象。如江苏中药饮片抽验中，有 80 批次不合格中药饮片所标示的生产企业核查回复不是其生产，17 批次不合格中药饮片未标示生产单位（含错误标示），非正规渠道购进的不合格中药饮片占不合格中药饮片的 21%，这说明了中药饮片企业主体责任意识薄弱。

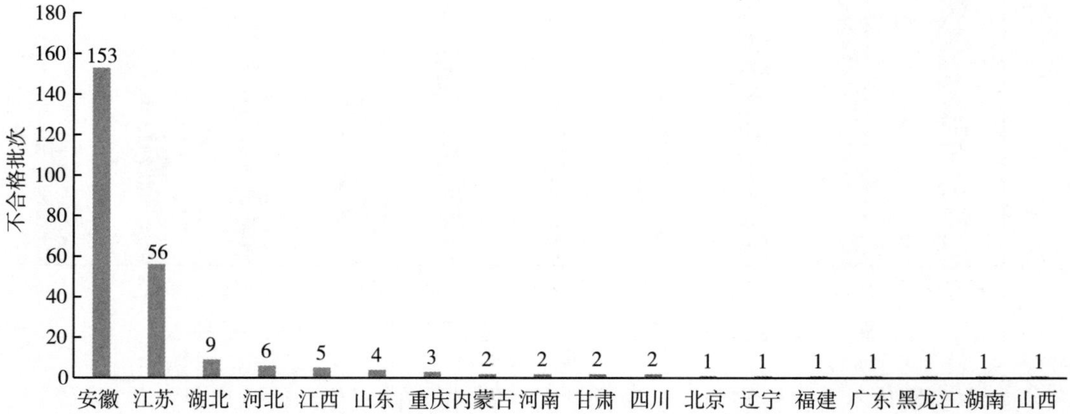

图 4-2-3　2019—2024 年江苏不合格中药饮片来源地

（三）中药饮片代煎服务规范

汤剂作为中药传统剂型之一，其煎煮规范直接关系到汤剂质量及中医临床疗效。2009 年 3 月，卫生部、国家中医药管理局颁布《医疗机构中药煎药室管理规范》，对设施与设备要求、人员要求、煎药操作方法、煎药室的管理等作出了规定。2022 年 12 月，国家市场监督管理总局、国家标准化管理委员会制定了《煎药中心通用要求》的国家标准，对煎药中心的总体要求、卫生及安全等作出了通用性规定。目前《药品管理法》《中医药法》《江苏省中医药条例》等均未对中药饮片代煎服务作出相关规定。为进一步规范江苏医疗机构中药饮片代煎服务，保障中医临床疗效和用药安全，2024 年 10 月，江苏省卫生健康委员会、江苏省中医药管理局、江苏省药品监督管理局发布了《关于进一步加强全省医疗机构中药饮片代煎服务管理的通知》，对提升代煎服务能力、规范委托代煎服务、完善代煎处方管理、严格代煎质量管理、强化代煎服务监管等作出了细化规定。此外，《南京市促进中医药传承创新发展条例》第二十八条明确，医疗机构可以为患者提供中药饮片代煎服务，或者委托具有相应条件的单位提供代煎服务。中药饮片代煎服务质量管理规范由市中医药主管部门会同市场监督管理行政主管部门制定。根据《2024 年度南京市地方标准制修订计划》，《中药饮片代煎服务质量管理规范》已由南京市卫生健康委员会提出，并由南京市中医院负责起草（表 4-2-1）。

表 4-2-1　我国中药煎药相关服务规范与标准

文件名称	目录框架	发文主体	发文时间
医疗机构中药煎药室管理规范	总则、设施与设备要求、人员要求、煎药操作方法、煎药室的管理、附则	卫生部、国家中医药管理局	2009-03-16
煎药中心通用要求	范围、规范性引用文件、术语和定义、总体要求、卫生及安全	国家市场监督管理总局、国家标准化管理委员会	2022-12-30
关于进一步加强全省医疗机构中药饮片代煎服务管理的通知	提升代煎服务能力、规范委托代煎服务、完善代煎处方管理、严格代煎质量管理、强化代煎服务监管	江苏省卫生健康委员会、江苏省中医药管理局、江苏省药品监督管理局	2024-10-16
关于进一步加强本市医疗机构中药饮片代煎服务管理的通知	加强煎药服务能力建设、完善煎药处方管理、强化质量监管、保障信息安全	上海市卫生健康委员会、上海市中医药管理局	2020-08-19
天津市药品零售环节中药代煎服务技术指南	总则、场地设施和设备、人员与培训、调配与煎药、质量管理	天津市药品监督管理局	2023-06-15
关于开展中药集中配制和代煎服务工作的指导意见	中药集中配制和代煎服务的基本要求	陕西省药品监督管理局、陕西省中医药管理局	2013-01-29
关于中医医疗机构委托企业开展中药饮片代煎试点工作的通知	加强煎药服务能力建设、受托企业规范代煎服务	广西壮族自治区中医药管理局、广西壮族自治区药品监督管理局	2021-05-21
湖北省社会药房中药代煎服务质量管理规范	总则、场地设施和设备、人员与培训、调配与煎药、质量管理	湖北省药品监督管理局	2021-11-22
关于加强医疗机构中药煎药室建设管理工作的通知	规范设置和建设、规范化管理和服务、严格煎药方法、鼓励科研创新、相关要求	辽宁省卫生健康委员会	2021-05-25
关于发布深圳市标准化指导性技术文件中药饮片煎煮规范的通知	范围、规范性引用文件、术语和定义、人员资质要求、设施与设备要求、煎药操作方法、各类方剂中中药饮片煎煮方法	深圳市市场监管局	2011-10-26

二、江苏中药饮片社会共治调查及其相关问题剖析

设计江苏中药饮片安全社会共治问卷和访谈提纲。其中，问卷采取线上线下相结合方式，共收回线上线下有效问卷 262 份。线上通过使用问卷星发放问卷 53 份，全部收回

且有效。线下对江苏省中医院、南京鼓楼医院、苏北人民医院等 8 家医院的院内饮片消费者进行随机抽选，共发放问卷 230 份，收回有效问卷 226 份，剔除 17 份多填、漏填无效问卷，共收集线下有效问卷 209 份。此外，邀请江苏省内中药饮片监管工作负责人、中药产业负责人、医疗机构中药饮片管理者与中药饮片安全领域专家学者共 9 人参与访谈，指导完成《中药饮片安全社会共治研究——以江苏省为例》[16]。

（一）中药饮片安全治理的认知调查

1. 中药饮片安全认知情况

90.46% 的被调查者表示并未遇到过中药饮片安全问题，仅有 9.54% 的被调查者曾遭遇中药饮片安全问题。此外，81.68% 的被调查者认为所在地区中药饮片比较安全或非常安全，无调查者选择“完全不安全”（表 4-2-2）。

表 4-2-2　消费者对江苏中药饮片安全认知现状

题项	选项	消费者样本数	占比 /%
您是否遇到过中药饮片安全问题?	是	25	9.54
	否	237	90.46
您觉得您所在地区目前中药饮片安全状况如何?	非常安全	56	21.37
	比较安全	158	60.31
	一般	39	14.89
	不太安全	9	3.44
	完全不安全	0	0

2. 中药饮片安全主要负责人认知情况

45.80% 的被调查者选择“中药饮片相关企业”，27.48% 的被调查者选择“政府”，17.94% 的被调查者选择“医疗机构”，其余主体选择人数较少（图 4-2-4）。

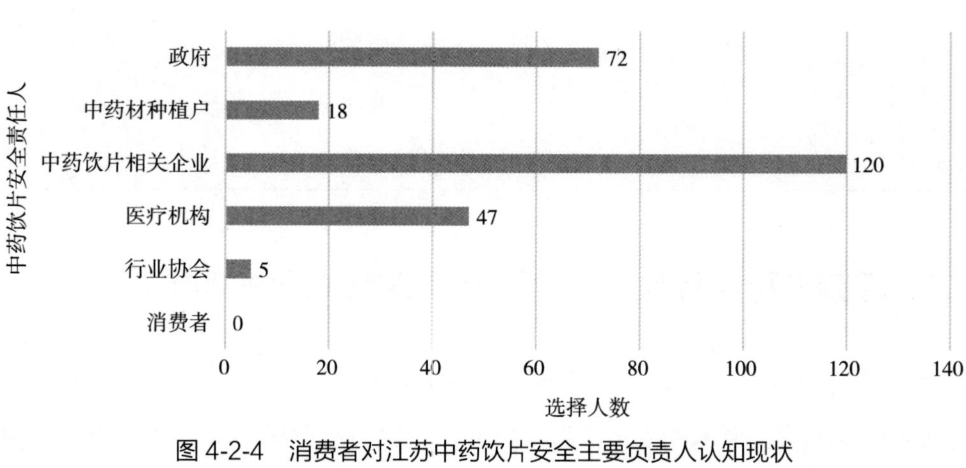

图 4-2-4　消费者对江苏中药饮片安全主要负责人认知现状

3. 中药饮片安全问题内在原因的情况

58.40% 的被调查者认为中药饮片安全问题主要由企业不规范生产经营导致，51.91% 的被调查者认为是政府部门监管不力导致，47.33% 的被调查者认为是中药材种植户不规范种植导致（图 4-2-5）。说明企业、政府部门与中药材种植户的能力不够或操作不当是消费者认为江苏省中药饮片出现安全问题的首要原因。

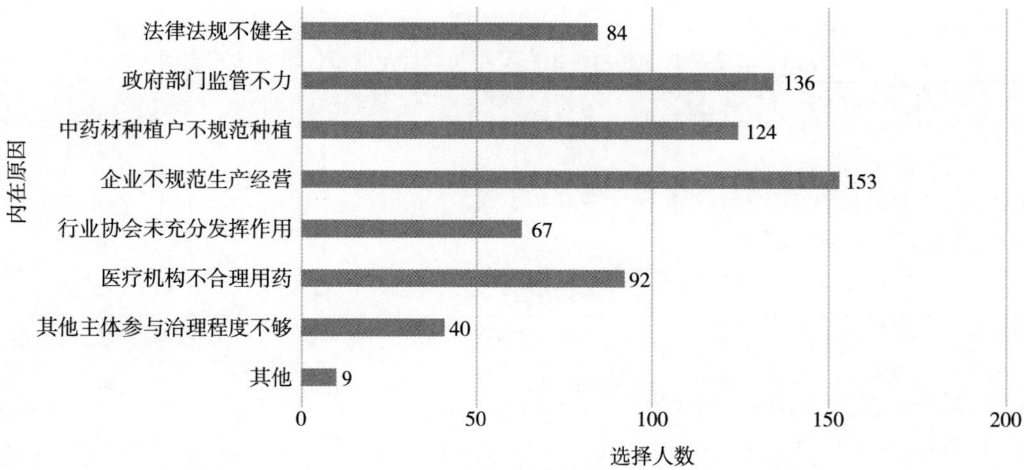

图 4-2-5　消费者对江苏中药饮片安全问题认知现状

（二）江苏中药饮片安全社会共治存在问题调查

1. 中药饮片安全监管问题认知

当被问及政府在中药饮片安全监管中存在什么问题时，有 115 名（43.89%）被调查者认为政府对涉事企业的惩罚力度不够，109 名（41.60%）被调查者认为政府还存在饮片的监管盲区。此外，还有 39.31% 的被调查者认为政府的监管专业度不够，27.48% 的被调查者认为政府监管手段单一，12.21% 的被调查者认为政府未按照法律法规进行监管（图 4-2-6）。

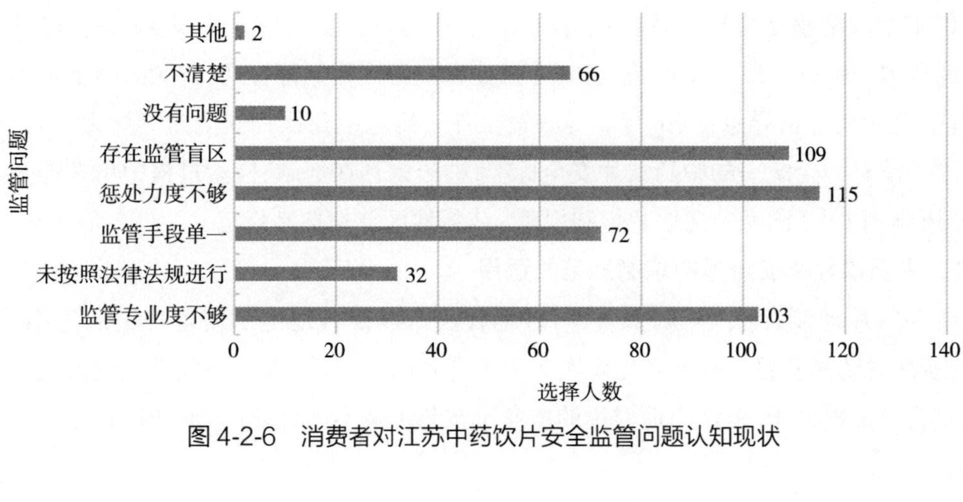

图 4-2-6　消费者对江苏中药饮片安全监管问题认知现状

2. 中药材种植户及中药饮片企业的社会责任履行程度

目前中药饮片安全治理应将风险管理向前端的中药材种植环节、加工炮制环节延伸。中药材种植户和饮片生产企业是前端环节质量管理的主要负责人。当被问及对中药材种植户及中药饮片生产经营企业的责任履行情况时，大部分被调查者均认为“落实了但不够”“履行了但不够”（表 4-2-3）。调查发现，消费者对中药饮片生产经营企业履行社会责任的满意程度要高于中药材种植户。

表 4-2-3　消费者对中药材种植户及中药饮片企业责任履行认知现状

题项	选项	消费者样本数	占比 /%
您认为中药材种植户是否落实了主体责任（规范种植、采收等）？	落实了	12	4.58
	落实了但不够	90	34.35
	没落实	18	6.87
	不清楚	142	54.20
您认为中药饮片生产经营企业是否履行了社会责任（具有社会道德、安全生产等）？	履行了	14	5.34
	履行了但不够	117	44.66
	没履行	15	5.73
	不清楚	116	44.27

（三）江苏中药饮片安全相关政策法规问题

1. 法规标准方面

有 32.06% 的消费者认为法律法规不健全会导致中药饮片出现安全问题，有一位被调查者在“其他选项”中回答“好像没有一个完善的标准”。目前我国并无中药饮片专项法律条例和统一的中药饮片安全标准可供参考。在法律法规方面，江苏主要依靠《药品管理法》《中医药法》等对中药饮片进行管制，而《药品管理法》主要对药品大类进行管理规制，少有针对中药饮片的管理规定。《中医药法》对中药安全性的规定较少，侧重弘扬和促进中医药事业发展。目前仅有《江苏省中药饮片监督管理方案》《关于进一步加强流通环节中药饮片质量监管的通知》《江苏省中药饮片不符合药品标准，尚不影响安全性，有效性的认定指导意见（试行）》等政策文件来规范中药饮片安全监管行为。此外，目前我国并没有一个统一的中药饮片安全标准，中药饮片在炮制、检验过程中更多的是参考《中国药典》以及《国家中药饮片炮制规范》或各地区饮片炮制规范。

2. 中药饮片跨省流通的炮制规范的适用

中药饮片炮制存在“一药多法”“各地各法”，以及各地炮制规范冲突的适用问题。其中，浙江省药品监督管理局在监管实务中曾遇到以下问题：浙江甲生产企业委托乙经营企业收购一批覆盆子，浙江当地惯用的覆盆子常与山莓不区分使用（但浙江官方从未认可覆盆子可与山莓混用,亦未收入地方规范中),在《湖南省中药饮片炮制规范》(2010年版)中,将覆盆子分为华东覆盆子及山莓。甲在委托乙收购时并未说明收购的成品中不可混有山莓,乙在收购中也未将山莓与覆盆子区分。甲将乙收购的覆盆子验收入库后,当地市场监督管理局对其进行取样抽查,当地食品药品检验检测研究院给出检验报告认为样品中含有非覆盆子的成分,即药品所含成分与国家药品标准(药典)所规定的成分不符,被以假药论处,并将案件移交公安处理,当地公安发出通缉后,甲、乙遂去公安局解释,被公安以自首情节羁押。

目前江苏中药饮片大部分来自安徽、贵州等省,这就决定了江苏在保障中药饮片安全方面需要依靠省际的区域协同,而地方饮片炮制标准不一成为中药饮片跨区域流通中的重要问题。江苏省药品监督管理局认为,各省之间对于中药饮片的炮制规范不同、检验标准不同,江苏企业是否能按照外省企业规范进行生产、生产后是否可以在江苏流通、流通以后同品种质量差异协调解决等问题均有待进一步明确。以姜黄连炮制方法为例,江苏省中药饮片炮制规范与其他省份相比存在一定的差异。具体体现在:①姜汁用量与制备方法的差异。江苏每100kg黄连用生姜12.5kg,中药饮片规范中未明确提及姜汁的具体制备方法,但通常遵循常规姜炙法的制备流程。其他省份中药饮片炮制规范中姜汁用量有所不同,如上海中药饮片炮制规范中每100kg黄连用生姜25kg,广东中药饮片炮制规范中每100kg黄连用生姜20kg。②炮制过程的描述差异。江苏省中药饮片炮制规范中提到用姜汁拌匀黄连后,闷润至透,再用文火炒干,经炮制后的黄连"形同黄连片,表面棕黄色,有姜的辛辣味"。其他省份中药饮片炮制过程描述相似,但部分省份强调闷润的时间以及炒制过程中的火候控制(如文火炒干)。炮制后的黄连性状描述也相似,但部分省份提供了更详细的描述,如上海中药饮片炮制规范提到"外表皮表棕褐色,切面木部棕黄色,有的可见焦斑"。③特殊规定的差异。江苏省中药饮片规范中未提及特殊规定或要求。部分省份在规范中加入了特殊规定,如北京规定了姜汁的制备方法,并给出具体的姜汁量和黄连的用量比例。上海则强调炒制后的黄连应"具姜气而微带焦香",这在其他省份的规范中较少提及[17]。总体来说,江苏省中药饮片炮制规范与其他省份在姜汁用量、炮制过程描述、炮制后性状描述以及特殊规定等方面存在一定的差异。这些差异可能源于不同地区的炮制传统、用药习惯以及药材资源的差异。各省规范都遵循了基本的炮制原则,即确保药材的安全性和有效性,同时尽量保留药材的有效成分和药用价值。但各省中药饮片炮制规范的冲突也给药品监管部门带来了更大的挑战。

(四)中药饮片监管能力和职责协调

1. 监管能力存在不足

问卷调查有超过半数的消费者认为政府存在监管专业度不够、监管手段单一、存在监管盲区,甚至未按照法律法规进行监管等问题。在专家访谈中江苏省药监局认为,对于药品监管而言长期存在监管人员短缺问题,省级药监部门需要管理上万家药品生产、医疗器械以及化妆品等企业,对监管人员数量和能力提出了较高要求。近两年江苏省药监局通过在各地新组建审核产业分中心并新增了330名分中心工作人员。虽然监管人员有一定增加,但人员工作能力和监管能力仍需要一定的培养过程。由于药品行业的特殊性,不同药品需要对应专业知识结构管理,因此还存在着管理人员知识结构是否契合中药管理的问题。

2. 多头管理的协调问题

中药饮片安全监管不能仅依靠药品监督管理部门,还需要农业部门、自然资源、中医药管理、工业与信息化部门等之间的协作。但多部门协同却容易导致部门之间缺乏协作进而影响中药饮片安全监管效果。如中药材归类于农副产品,由农业部门进行监管,但江苏中药材种植面积占比较小,农业部门监管人员的中药专业知识水平相对有限,难以将其单独划分出来进行管理,而采取与农产品近乎一致的管理方法,利益诉求也更多在于保证中药材产量。但药品监督管理部门负责监管中药饮片生产经营使用行为,其利益诉求更多在于管控中药饮片市场秩序,提高中药饮片安全性。不同的利益诉求,会产生一定的利益冲突,再加上各部门权责划分不清晰,彼此沟通不畅,容易出现重复治理与治理空缺并存的现象。此外,当前我国中药饮片安全社会共治仍属行政主导型,但是中药饮片安全社会共治本质上要求充分调动各方社会主体(如行业协会、消费者等)的有效参与,而实践中各方社会主体并未有效参与中药饮片安全社会共治,这也是中药饮片的安全问题未能有效解决的原因[18]。

(五) 医疗机构中药饮片临方炮制管理

1. 炮制规范缺失引发中药饮片质量风险

目前中药饮片生产企业需严格遵守《中国药典》《国家中药饮片炮制规范》以及省级炮制规范方可开展饮片的炮制工作。2003年1月国家中医药管理局颁发《中药饮片、医用气体GMP补充规定》,要求自2008年1月1日起,中药饮片企业的加工生产条件必须符合国家GMP的各项标准,否则不予生产。由此可见,我国企业所生产的中药饮片是国家相关质量标准与生产规范严格把控下的产品,质量可以得到相应保证。反观当前被授予中药饮片炮制权限的医疗机构,其临方炮制主要依赖于炮制人员的专业素养与炮制经验。而医疗机构中专业的中药饮片临方炮制人员数量不足,中药炮制专业在高等教育中的招生规模相对较小,一些炮制人员可能更倾向于选择药品生产企业等单位就业,导致医疗机构难以吸引和留住高素质的炮制人才。此外,医疗机构还普遍缺乏符合中药饮片GMP相关规定的饮片炮制条件,包括炮制场所、设备等,难以充分保证院内所炮制之中药饮片的质量安全,这在客观上阻碍了医疗机构炮制中药饮片制度的推行[19]。

2. 备案要求低增大行政监管难度风险

根据《中医药法》规定，医疗机构炮制中药饮片不再需省级药监部门审批，仅向其所在地县人民政府药监部门备案即可，这客观上极大增加了医疗机构的自主权，但容易引发炮制不规范、饮片质量不达标等问题，增加药监部门的监管负担。同时，规定中并未说明“向县级药监部门备案”为事前备案，还是事后备案，也未解释备案是按照中药饮片品种备案还是一方一备，使得医疗机构炮制中药饮片的备案制度存在监管漏洞，不利于药监部门的实际监管。

三、推进江苏中药饮片管理的政策建议

（一）加强中药饮片安全治理等中药监管能力建设

2018年国务院机构改革确立“大市场 - 专药品”治理模式，抓住当前药品安全治理的关键：药品监管的特殊性和专业性。我国药品安全监管不再是独立的监管模式，对包括药品、疫苗、医疗器械、化妆品等相关健康产品在内的流通使用监督职能，随其他市场监管功能一并分解到基层监管部门，形成了大市场监管体制下的药品安全监管模式。然而，由于中央层面的机构改革不仅有某些地方政府“三合一”职能整合，另外还整合了反垄断、物价监管等职能，现有的基层市场监管力量更为薄弱。此外，部分基层监管人员缺乏对于药品的法定名称、执行标准、产品标识，中药饮片的性状鉴别、掺假掺杂质量鉴别等方面的专业理论基础，对于法律法规条款适用性的把握不够准确。建议：①从外部招聘专业型人才。专业人才短缺是限制中药饮片安全治理效果的重要因素，在这种情况下，地方政府行政编制和事业编制可以适当向基层中药饮片安全治理领域倾斜，增加基层执法人员的数量，同时在招聘时注重专业要求如中药学、法学或具备中药学、法学等复合专业背景。②通过加强基层市场监管机构内部管理，增强中药饮片安全治理能力，适当增加中药饮片安全治理的财政预算，保证中药饮片安全治理所需的治理经费、办公场所以及检测设备等；同时对现有的市场监管综合执法人员开展中药知识、法律知识等的培训，使其具备能够独立解决中药饮片安全治理中问题的能力。③加强中药饮片在内的药品智慧监管能力建设。目前江苏已搭建全省药品智慧监管综合平台，涵盖药品、医疗器械、化妆品等，涉及行政许可、监管稽查全流程，纵向打通省局机关（含检查分局）、直属单位、设区市市场监管局、区（县）市场监管局和基层分局全监管层级，横向与卫生健康、医保、市场监管部门、公安等跨部门互联共享，形成江苏药品监管“一企一档”“一品一档”“一园一档”“一人一档”。④进一步健全智慧监管信息化系统管理制度、拓展数据采集渠道、加强数据安全保护、强化数据分析应用、注重信息化建设人才培养，有效提升药品数字化管理能力。

(二) 完善中药饮片相关法规标准

调研发现,中药饮片安全问题以及中药饮片安全社会共治中存在的问题与目前我国中药饮片相关政策法规不完善、没有统一标准有直接关系。因此完善中药饮片相关法规标准,构建中药饮片安全社会共治机制是需要引起政府重视的重要举措。建议:①尽快制定我国统一的中药饮片安全标准。国家制定的统一标准需要尽可能地覆盖我国常用中药饮片,且各地方标准中需删去国家标准已规定的中药饮片,减少后续中央和地方之间由于中药饮片安全标准问题产生的矛盾。针对没有国家标准的省内常用中药材及中药饮片,江苏应当积极补充该药品的安全标准,减少因标准缺失所产生的矛盾冲突。②减少省际中药饮片安全标准的差异性,协调中药饮片安全标准的互认。除个别地区存在中药材性质、使用差异外,全国应尽量统一中药饮片安全标准。各地方政府应成立专门管理部门,共同研究如何设定标准,如何解决因标准不同而产生的中药饮片跨区域流通问题,协调区域间标准互认。③进一步明确中药饮片代煎服务规范。中药集中代煎服务是医疗机构药学服务的延伸,主体是医疗机构,载体是药品生产、经营企业,以此提高中药煎煮规范化、规模化水平。目前国家尚无针对中药饮片集中代煎代配管理的具体规范要求,江苏发布的《关于进一步加强全省医疗机构中药饮片代煎服务管理的通知》仍较为模糊,建议在南京市地方标准《中药饮片代煎服务质量管理规范》的基础上,推进省级中药饮片代煎服务规范的制定,明确企业资质的合法性、处方流转的合理性、处方审核的准确性、煎药过程的规范性、包装标签的合规性、药渣处理的经济性等。

(三) 建立健全中药饮片等药品安全社会共治机制

中药饮片安全社会共治是指中药饮片企业、医疗机构、行业协会、消费者等不同社会主体通过交流、竞争、协调、合作等方式参与中药饮片安全治理,而不再仅由政府单一主体负责监管工作。为达到中药饮片等药品安全社会共治,政府部门需要改变以往垄断式的管理思想,构建服务型政府,适当放权给市场、行业和社会,制定相关政策激励多元主体主动参与中药饮片安全治理。建议:①鼓励消费者参与中药饮片安全社会共治。消费者具有天然的内在动力参与中药饮片安全治理,在政策法律标准的制定及监督执法等环节,应充分发挥消费者参与治理的积极性。如在中药饮片治理政策和法律制定环节应当健全公开征求意见机制,除通过政府网站发布征求意见信息外,还可以在纸质媒体、行业协会等平台向相关利益主体传达征求意见信息。②建立对中药饮片在内的药品质量安全内部举报人举报实施奖励制度。为进一步发挥药品、医疗器械产业链内部监督作用,及时发现和控制药品、医疗器械安全风险,2024 年 10 月国家药品监督管理局综合司组织起草了《关于对药品、医疗器械质量安全内部举报人举报实施奖励的公告(征求意见稿)》,并向社会公开征求意见。该征求意见稿提出内部举报人的定义范畴,对公开举报渠道、药品监督管理部门收到举报后的处置、内部举报人获得举报奖励应当符合的条件、奖励标准、奖励程序等进行规定。③积极推动行业协会参与中药饮片安全治理。建议积极推动行业协会改革，充分发挥行业协会为中药饮片生产经营企业服务的功能，发挥行业协会与政府的协调职能。此外，通过建立中药饮片行业自律规范、职业道德准则以及奖惩机制，引导中药饮片企业遵守职业道德，依法生产经营。同时建立健全中药饮片行业信息公开和诚信监督机制，对失信企业及时惩戒并曝光。

第三章
江苏医疗机构中药制剂配制调剂及其政策法规完善建议

一、医疗机构中药制剂配制及调剂使用相关制度规定

（一）应用传统工艺配制中药制剂备案制度

1. 医疗机构传统中药制剂管理从审批许可到备案管理

2016年《中医药法》颁布前，根据《药品管理法》《中华人民共和国药品管理法实施条例》《医疗机构制剂注册管理办法（试行）》《医疗机构制剂配制质量管理规范（试行）》以及《关于印发加强医疗机构中药制剂管理意见的通知》等相关规定，我国对全部医疗机构制剂均实行审批许可制，即医疗机构配制中药制剂需经省级药品监督管理部门批准。鉴于医疗机构使用传统工艺配制的中药制剂与使用现代工艺配制的化学药制剂相比，风险相对较低，根据风险分级管理的原则，可以对这类制剂实施备案管理。为此，《中医药法》第三十二条作出突破性规定，仅应用传统工艺配制中药制剂品种，向医疗机构所在地省级药监部门备案后即可配制，无须取得制剂批准文号。即配制传统中药制剂品种由审批许可变为备案管理。医疗机构中药制剂改为备案制后，并不意味着对中药制剂就不再监管了，而是改变监管方式、实现更加合理有效的监管。

2. 江苏省与其他省（区、市）传统中药制剂备案管理实施细则的比较

2018年2月，国家药品监督管理部门发布《关于对医疗机构应用传统工艺配制中药制剂实施备案管理的公告》，对备案管理的传统中药制剂类型、禁止备案的情形等作出进一步明确。2018年12月，江苏省药品监督管理局制定了《江苏省医疗机构应用传统工艺配制中药制剂备案管理实施细则（试行）》，进一步规定了传统工艺配制中药制剂的具体申报资料要求。此外，其他省（区、市）均制定了省级备案实施细则。

（1）关于传统中药制剂范围

江苏以及各省（区、市）在地方实施细则中所提及备案的传统中药范围基本一致，具体包括：由中药饮片经粉碎或仅经水或油提取制成的固体（丸剂、散剂、丹剂、锭剂等）、半固

体（膏滋、膏药等）和液体（汤剂等）传统剂型；由中药饮片经水提取制成的颗粒剂以及由中药饮片经粉碎后制成的胶囊剂；由中药饮片用传统方法提取制成的酒剂、酊剂。此外，辽宁等省（区、市）还列举传统中药制剂的剂型，具体为：由中药饮片经粉碎或仅经水或油提取制成的丸剂（包括蜜丸、水蜜丸、水丸、糊丸、蜡丸、浓缩丸等）、散剂、丹剂、锭剂、茶剂、煎膏剂（膏滋）、膏药、胶剂、浸膏剂、流浸膏剂、糊剂、汤剂、合剂、口服液剂、糖浆剂、搽剂、洗剂等传统剂型。

（2）关于药效学试验、单次给药毒性试验以及重复给药毒性试验资料及文献资料的免报

江苏以及各省（区、市）在地方实施细则中均规定处方在本医疗机构具有 5 年以上（含 5 年）使用历史的中药制剂，可免报相关资料。此外，安徽的地方实施细则进一步明确对以下两类经典名方中药制剂和名老中医经验方中药制剂开发可以免报：一是处方来源于《古代经典名方目录》，医疗机构能提供其处方组成、药材基源及用药部位、炮制规格、折算剂量、用法用量及功能主治与古代医籍记载一致资料的；二是处方在本医疗机构具有 5 年以上（含 5 年）使用历史的，或处方来源于《安徽省名老中医经验方》能提供在本医疗机构内 3 年以上（含 3 年）使用历史的证明和不少于 100 例的临床病例总结的。四川的地方实施细则亦要求“处方来源于国家药品监督管理部门、国家中医药管理部门及四川省药品监督管理部门认可的古代经典名方目录，其制剂可免报相关资料”。

（3）关于佐证材料的要求

多数省（区、市）的地方实施细则要求佐证材料“如医师处方、科研课题记录、临床调剂记录等，并提供 100 例以上临床病历原始记录和疗效总结报告”。部分省（区、市）还对佐证材料的具体要求予以说明。其中，辽宁的地方实施细则要求提供 100 例以上临床病历，原则上每年至少 20 例。北京的地方实施细则要求提供 100 例临床病历，附相关安全性数据，并对安全性、有效性进行分析。安徽则要求提交不少于 100 例临床病历汇总表和疗效总结，汇总表至少包括姓名、年龄、性别、身份证号码、门诊号或住院号、就诊时间等信息，并提供不少于 10 例相对完整的临床病历[20]。

（二）医疗机构中药制剂调剂使用制度

1.《药品管理法》等相关法律规定

2001 年版《药品管理法》首次对医疗机构调剂使用院内制剂作出明确规定，即特殊情况下，经国务院或者省级药品监督管理部门批准，医疗机构配制的制剂可以在指定的医疗机构之间调剂使用。2002 年《中华人民共和国药品管理法实施条例》对上述特殊情况作出进一步规定，即在发生灾情、疫情、突发事件或者临床急需而市场没有供应时，进行批准调剂。2005 年《医疗机构制剂注册管理办法（试行）》对申请调剂使用的具体要求、调剂使用的制剂范围、审批流程、调剂使用相关主体职责等作出详细规定，标志医疗机构制剂调剂使用制度基本形成。2019 年版《药品管理法》则放宽院内制剂调剂使用的情况，规定经药品监督管理部门批准后，中药制剂就可以在指定的医疗机构之间调剂使用。

2. 江苏等省（区、市）医疗机构中药制剂调剂目录的制定与调剂使用

在江苏省药监局医疗机构制剂品种数据库中分别以“苏药制字 H”“苏药制字 Z”作为检索词进行检索，截至 2024 年 10 月 28 日，江苏共有 3 831 个制剂品种，其中中药制剂 1 835 个，化学制剂 1 996 个。医疗机构中药制剂通常由临床经验丰富的名老中医配制，经长期验证有效、物美价廉而备受关注，如江苏省中医院肺宁合剂，南京儿童医院“抗 601”，苏州儿童医院金蝉口服液，苏州市中医医院宽筋散等中药制剂。由于《药品管理法》对于制剂调剂的限制，现有多数制剂局限于其所在医疗机构内使用，未能进行规模化的配制、推广和使用，其经济价值和社会价值未能得以充分体现。《江苏省中医药条例》第三十七条规定，对临床急需且市场短缺的中药制剂，省级中医药主管部门会同药品监督管理部门可以从医疗机构临床使用 5 年以上，疗效确切、安全稳定、无严重不良反应的医疗机构中药制剂中遴选确定可调剂的品种目录，并确定在全省医疗机构中的使用单位。根据上述规定，2023 年 2 月，江苏省卫生健康委员会、江苏省中医药管理局、江苏省药品监督管理局发布《关于加强医疗机构中药制剂调剂使用管理的通知》，确定 192 个医疗机构中药制剂品种纳入《江苏省第一批医疗机构中药制剂调剂品种目录》，允许在全省范围内开展按品种调剂，并从医疗机构中药制剂调剂工作机制、使用范围、质控监管等方面进一步明确了中药制剂调剂使用的相关要求。此外，《江苏省“十四五”中医药发展规划》规定，支持医疗机构研发、使用和推广中药制剂，加大对临床急需、市场短缺中药制剂的调剂使用力度。

《江苏省中医药条例》在立法过程中在一定程度上借鉴了甘肃的制度经验。2010 年 1 月甘肃省卫生厅制定了《关于推荐全省调剂使用院内中药制剂的通知》，鼓励相关医疗机构填写《全省调剂使用院内中药制剂目录推荐表》，对本单位使用多年，并已做过临床疗效和药效学及安全性评价研究的院内制剂，本着价廉效优的原则，遴选推荐。目前甘肃省调剂使用院内中药制剂推荐目录已推行到第七批，共计 338 个品种。此外，江西、吉林、黑龙江、安徽等省也都制定了加强医疗机构中药制剂调剂使用管理的规定（表 4-3-1）。

表 4-3-1　相关省份医疗机构中药制剂调剂使用管理制度

制定部门	文件名称	调剂品种	调剂范围
江苏省卫生健康委员会、江苏省中医药管理局、江苏省药品监督管理局	关于加强医疗机构中药制剂调剂使用管理的通知	临床使用 5 年以上且疗效确切、安全稳定、无严重不良反应	调出方为省内三级医疗机构。调入方为省内二级及以上医疗机构，或者与调出方有医联体、医共体、医疗集团、专科联盟、对口支援、托管等关系的医疗机构
甘肃省卫生厅	关于推荐全省调剂使用院内中药制剂的通知	本单位使用多年，并已做过临床疗效和药效学及安全性评价研究	未明确

续表

制定部门	文件名称	调剂品种	调剂范围
江西省中医药管理局、江西省卫生健康委员会、江西省药品监督管理局、江西省医疗保障局、江西省财政厅	关于加强医疗机构中药制剂调剂使用管理的通知	临床使用5年以上(非临床需求、制剂质量原因而停产的其他因素除外)、疗效确切、安全稳定、无严重不良反应	调出方为设区市及以上医联体、医疗集团、专科联盟等成员单位，且为三级医疗机构。调入方为医联体、医疗集团、专科联盟内成员单位(限县级及以上医疗机构)
吉林省中医药管理局、吉林省卫生健康委员会、吉林省药品监督管理局、吉林省医疗保障局	关于加强医疗机构中药制剂调剂使用管理的通知	临床使用3年以上，且疗效确切、安全稳定、无严重不良反应	调出方为省内二级以上公立医疗机构。调入方应为省内具备调剂品种诊疗登记范围的医疗机构(包括综合医院、专科医院、中医院、中西医结合医院、社区卫生服务中心、社区卫生服务站、乡镇卫生院和村卫生室)，调出方与调入方应具有协作关系(包括医联体、医共体、医疗集团、中西医协作、专科联盟、远程医疗协作网、对口支援、托管等关系)
黑龙江省药品监督管理局、黑龙江省中医药管理局	关于加强医疗机构中药制剂调剂使用管理的通知	临床使用2年以上(非临床需求、制剂质量原因而停产的其他因素除外)、疗效确切、安全稳定、无严重不良反应的医疗机构中药制剂	调出方为具备《医疗机构执业许可证》和《医疗机构制剂许可证》的医疗机构。调入方为具备《医疗机构执业许可证》的县级以上中医医院(含中西医结合医院、中医专科医院、中医骨伤科医院)和县级以上综合医院(仅限于中医科室、中西医结合科室调剂使用)
安徽省药品监督管理局、安徽省卫生健康委员会、安徽省中医药管理局	关于医疗联合体内调剂使用医疗机构中药制剂的通知	疗效确切、质量可靠、已取得批准文号、尚在有效期内，且临床安全使用2年以上的中药制剂	在安徽组建的医疗联合体，以及已建立长期稳定对口支援关系和托管的单位

二、江苏医疗机构中药制剂配制及调剂使用相关问题剖析

(一) 传统中药制剂及临床病历等有待明确

截至2023年，江苏省药品监督管理局审评中心已完成129件传统工艺配制中药制剂备案审核。整体而言，《江苏省医疗机构应用传统工艺配制中药制剂备案管理实施细则(试行)》在实施过程中还存在以下问题：①部分产品是否纳入传统中药制剂管理仍有待明确。以“三伏贴”中药粉为例，一种意见认为其属于医疗机构制剂[21]。根据《中医药法》

第三十二条以及《关于对医疗机构应用传统工艺配制中药制剂实施备案管理的公告》，配制传统中药制剂，应取得传统中药制剂备案号。另一种意见认为其不属于医疗机构中药制剂。根据《关于加强医疗机构中药制剂管理的意见》，其属于中药加工成细粉，临用时加水、酒、醋、蜜、麻油等中药传统基质调配、外用，不纳入医疗机构中药制剂管理范围。②对传统中药制剂之“液体”的具体类型并未予以细化，如其是否包括合剂、口服液剂、糖浆剂、搽剂、洗剂等剂型。③国家对“100例以上临床病历原始记录和疗效总结报告”并无统一具体的指导细则，江苏亦未能予以进一步明确。如病历处方是否均要求保持一致，每年要求提供多少例临床病例较为合适，100例病例资料是否合格等。因此导致医疗机构中药制剂备案申报提交资料参差不齐。

（二）中药制剂调剂使用的基本前提有待细化

为降低中药制剂调剂使用后的潜在风险，《江苏省中医药条例》第三十七条对作出“临床急需”“市场短缺”“使用5年以上”“疗效确切”“安全稳定”“无严重不良反应”等限定，均由于缺乏具体规范或解释，在政策实施过程中容易产生分歧。如仅江苏省内某市或某医院急需该制剂，但在该院内制剂获得调剂批准后，急需情况得到缓解或解决，其是否还需纳入调剂使用范围内；调入单位因制剂室改造、改建而临时无法生产所需制剂，导致市场缺少类似制剂，或因临时突发事件需调入本院无法及时组织生产的制剂等情形是否属于“临床急需”；“市场短缺”原因较多，如有的药品原料供应具有季节性特点而直接影响药品生产，有的药品用量很小、利润微薄而企业缺乏生产积极性，有的药品供应链条长、环节多而供需双方难以有效衔接；“使用5年以上”仅仅对使用时间作出规定，若该药剂在5年内使用次数过少，在调剂使用中也不应给予批准。此外，现有不良反应监测体系仍存在严重的、新的不良反应报告收集困难问题，难以精确界定该中药制剂是否“无严重不良反应”。

（三）医疗机构制剂配制能力仍显不足

现行《医疗机构制剂配制质量管理规范》《医疗机构制剂注册管理办法》等文件，对医疗机构制剂室的生产标准、面积、设施等按《药品生产质量管理规范》（GMP）进行管理，对院内制剂的临床前研究、使用量及注册申报等均作出严格规定。目前医疗机构中药制剂被要求按照化学药的方式管理，其门槛几乎接近新药注册水准，对医院而言，经费层面和技术层面等存在较大压力。以苏州为例，苏州市中医医院的制剂大楼、苏州大学附属第一医院制剂室等耗资均在千万元以上。而规模一般的医疗机构，由于其中药制剂使用量并不大，缺乏动力去建设高标准的制剂室或开发院内制剂。随着院内制剂在医院之间调拨使用越来越频繁，对产能的需求势必增加，医院增产扩能潜力有限，将不足以满足民众需求。

三、完善江苏医疗机构中药制剂管理的对策建议

（一）引导建立区域性传统中药制剂配制中心

在当前法律环境下，药品监督管理部门和卫生部门可以按照共建共享原则，规划省（区、市）医疗机构制剂室配置，建立区域制剂中心，既能解决制剂生产供应问题，又能避免各医疗机构低效率重复投入。建议：①在全省（区、市）区域内依托某几家三甲医院制剂室，建设省级区域性制剂中心。为解决医疗机构中药制剂小而全、品种繁杂、剂型较多等问题，加快实现由简单生产型向研究开发型转变。即在一个医院相对集中的地区选择规模较大、设备较好、条件较优越的医院，建设符合 GPP（优良制剂规范）要求的制剂室，引进新技术、新设备，确保药品的质量和疗效，大批量生产院内制剂。②整合市域制剂室，组建地区性制剂中心。形成一个中心持证、多个医院受益的网络关系，最大限度地发挥作用，并且可以引导一些条件较差、规模较小的中小医院中药制剂室关、停、并、转，避免制剂室重复建设和制剂的低水平重复生产。③组成联合性区域制剂中心。每家制剂室生产有不同侧重，有的偏于溶液剂，有的偏于片剂、颗粒剂，有的偏于外用膏剂，促进资源共享，避免设备重复购买而使用率低的现象发生，减少资金的浪费。

（二）进一步完善事中和事后监管机制

医疗机构制剂具有疗效确切、质量可控、方便使用以及价格低廉等特点，因其申请调剂使用门槛降低、调剂审批时限缩短及审批流程简化，其在未来将被大范围推广应用。为保证医疗机构制剂质量安全、提高患者合理用药水平，加强调剂使用监管等措施显得尤为重要。建议：①建立医疗机构中药制剂动态调整和退出机制。调剂品种目录由省药品监督管理局和省中医药管理局共同发布，并适时更新发布调剂品种目录，及时增补部分质量稳定、疗效可靠的医疗机构中药制剂，剔除目录内供应不及时、连续一定期限内未调剂等情况的品种，形成动态调节机制。②加强制剂配制、检验、运输、储藏等全过程的质量安全。配制环节应严格根据相关规章制度选择符合条件的工艺用水、原辅料与包装材料，制定一套完整的配制规程并严格按照规程执行；制剂室应具备与配制医疗机构制剂相适应的仪器设备、设施，药检人员要遵循医疗机构制剂规范对成品性状、鉴别、含量测定、微生物限度、pH 值及装量等进行检查；对质量不稳定、不适合长途运输或受外界环境因素影响较大的医疗机构制剂，禁止长时间在外运输或者可以采取相应措施；不同品种医疗机构制剂对贮藏环境的温度、湿度、日光、空气、微生物、昆虫及存放时间等要求不同，应按照各医疗机构制剂贮藏规定合理存放[22]。③在医疗机构制剂调剂使用监管方面，建议省级药品监督管理部门应完善医疗机构制剂采购管理制度，加强对医疗机构制剂销售记录的监管，

严禁医疗机构滥售医疗机构制剂或医疗机构制剂通过网购平台进行不合法交易。

（三）搭建创新平台推动中药新药转化

在全省范围内开展名医名方类医疗机构中药制剂及创新中药遴选，探索构建“名医-名方-名药”中药创新发展新路径。建议：①推动建立省级中药新药研发合作平台，鼓励有条件的设区市建立市级中药新药研发合作平台，集中全省产学研资源开展指导帮扶，支持基于古代经典名方、名老中医方、医疗机构制剂的中药新药申报。②根据《中药注册管理专门规定》等相关规定，鼓励企业提前介入医疗机构中药制剂研发阶段，紧扣中医药理论、人用经验和临床试验相结合的审评体系，引入传统中医方法，围绕临床定位、敏感人群、用药方式、疗效标准、不良反应等方面做好桥接研究，推动临床数据转化为审评证据，助力江苏省更多中药新药获批。

参考文献

[1] 史晋川, 吴晓露. 法经济学: 法学和经济学半个世纪的学科交叉和融合发展 [J]. 财经研究, 2016, 42 (10): 50-79.

[2] COOK M L. Oscillation in the simple logistic growth model [J]. Nature, 1965, 4994: 316.

[3] XING X U, BO W, YU W U, et al. Parameter estimation of s-shaped growth model: a modified particle swarm algorithm [J]. Wuhan University Journal of Natural Sciences, 2012, 17 (2): 7.

[4] 贺善安, 贺慧生, 吕晔, 等. 茅苍术资源的保护和利用 [J]. 植物资源与环境, 1993, 2 (1): 1-6.

[5] 姚霞, 曹海禄. 中药材种子种苗标准现状及分析 [J]. 中国中药杂志, 2021, 46 (3): 754-755.

[6] 严辉, 陈静梅, 丁虹翔, 等. 2021 年江苏省中药材生产统计分析 [J]. 中国现代中药, 2023, 25 (11): 2304.

[7] 魏建和, 王文全, 王秋玲, 等.《中药材生产质量管理规范》修订背景及主要修订内容 [J]. 中国现代中药, 2022, 24 (5): 743-751.

[8] 张明, 朱丽, 陈镭, 等. 江苏滨海白首乌发展现状、存在问题与对策研究 [J]. 中国种业, 2024 (8): 42-46.

[9] 黄滋淳, 张森, 宿树兰, 等. 江苏省中药产业发展现状、存在问题与对策研究 [J]. 南京中医药大学学报, 2023, 39 (6): 583.

[10] 臧运森, 田侃, 喻小勇. 现阶段我国中药资源保护政策刍议 [J]. 时珍国医国药, 2015 (2): 453-455.

[11] 江苏省政协 2019 年提案. 规范江苏省道地药材种植 提高本土中药材基地化建设水平 [EB/OL]. (2019-12-06)[2024-10-15]. http://www. jszx. gov. cn/zxta/2019ta/201912/t20191206_28279. html.

[12] 国家中医药管理局. 对十四届全国人大一次会议第 6496 号建议的答复 [EB/OL].(2023-10-26) [2024-10-25]. www. natcm. gov. cn/bangongshi/gongzuodongtai/2023-12-19/32834. html.

[13] 赵润怀, 温川飙, 焦炜, 等. 中药材追溯体系建设 10 年回顾与展望 [J]. 中国现代中药, 2022, 24 (10): 1827.

[14] 段金廒, 郭盛, 宿树兰, 等. 中药资源化学学科引领中药资源全产业链循环利用与绿色发展的创新与实践 [J]. 南京中医药大学学报, 2024 (10): 1120.
[15] 张萍, 郭晓晗, 金红宇, 等. 2022 年全国中药材及饮片质量分析概况 [J]. 中国现代中药, 2023, 25 (10): 2046-2054.
[16] 陈佳璐. 中药饮片安全社会共治研究: 以江苏省为例 [D]. 南京: 南京中医药大学, 2024.
[17] 李颖, 王云, 贾哲, 等. 姜黄连的炮制历史沿革及现代研究进展 [J]. 中国实验方剂学杂志, 2025, 31 (6): 275-282.
[18] 吴颖雄, 田侃, 喻小勇, 等. 我国中药饮片安全社会共治的困境与改革 [J]. 中草药, 2019, 50 (4): 1027-1028.
[19] 田侃, 杨毅, 贺云龙, 等. 医疗机构临方炮制中药饮片制度评鉴 [J]. 中国医院, 2016, 20 (5): 75.
[20] 陈燕霞, 刘钊晖, 蔡庆群, 等. 各地医疗机构中药制剂注册和备案申报要求浅析 [J]. 中国医药导刊, 2022, 24 (5): 440-445.
[21] 陈兴国. 未经备案开展 “三伏贴” 服务, 应如何定性处罚 [N]. 中国医药报, 2021-07-19 (003).
[22] 吴曼妮, 田侃, 王圣鸣. 我国医疗机构制剂调剂使用制度研究 [J]. 中国药房, 2022, 33 (9): 1044-1048.